高等卫生职业教育"双证书"人才培养
纸数融合系列教材

供护理、助产、临床医学、预防医学、
药学、医学检验技术、康复治疗技术、
医学影像技术等专业使用

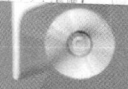

附数字资源增值服务

营养与膳食

YINGYANG YU SHANSHI

主　编　朱　兵　孙　艳

副主编　战则凤　王玉平　王高峰　李秋香

编　委　（以姓氏笔画为序）

王玉平　邢台医学高等专科学校

王高峰　贵州工程职业学院

宁　超　西京学院

朱　兵　西安培华学院

孙　艳　枣庄科技职业学院

李秋香　长治医学院

战则凤　枣庄科技职业学院

梁　霓　贵州工商职业学院

秘　书　蒙　萌　西安培华学院

樊晓辉　西京学院

华中科技大学出版社
http://www.hustp.com
中国·武汉

内容简介

本书是高等卫生职业教育"双证书"人才培养纸数融合系列教材之一。

本书共分八章,主要内容包括绪论、营养学基础、不同生理状况人群的营养、营养管理方法、食品安全与卫生管理、临床营养学基础、主要临床疾病的营养和项目化实训技能参考。

本书适合高职高专护理、助产、临床医学、预防医学、药学、医学检验技术、康复治疗技术、医学影像技术等专业使用。

图书在版编目(CIP)数据

营养与膳食/朱兵,孙艳主编.—武汉:华中科技大学出版社,2021.1(2024.8重印)
ISBN 978-7-5680-6892-5

Ⅰ.①营⋯　Ⅱ.①朱⋯　②孙⋯　Ⅲ.①膳食营养-教材　Ⅳ.①R151.4

中国版本图书馆 CIP 数据核字(2021)第 017356 号

营养与膳食
Yingyang yu Shanshi

朱　兵　孙　艳　主编

策划编辑:蔡秀芳
责任编辑:余　雯
封面设计:刘　婷
责任校对:张会军
责任监印:周治超
出版发行:华中科技大学出版社(中国·武汉)　　电话:(027)81321913
　　　　　武汉市东湖新技术开发区华工科技园　　邮编:430223
录　　排:华中科技大学惠友文印中心
印　　刷:武汉市洪林印务有限公司
开　　本:889mm×1194mm　1/16
印　　张:11.25
字　　数:315千字
版　　次:2024 年 8 月第 1 版第 3 次印刷
定　　价:39.80 元

高等卫生职业教育"双证书"人才培养纸数融合系列教材

编委会

委员（按姓氏笔画排序）

王　霞	山西老区职业技术学院	张　捷	上海中侨职业技术大学
王志亮	枣庄科技职业学院	张志明	顺德职业技术学院
王高峰	贵州工程职业学院	陈学政	内蒙古医科大学
艾力·孜瓦	新疆维吾尔医学专科学校	宛淑辉	铁岭卫生职业学院
卢　兵	镇江高等专科学校	赵明范	大兴安岭职业学院
申社林	邢台医学高等专科学校	郝春艳	锦州医科大学
白梦清	湖北职业技术学院	胡鹏飞	上海震旦职业学院
朱　红	山西同文职业技术学院	段亚平	贵州工商职业学院
朱　兵	西安培华学院	桂　勤	惠州卫生职业技术学院
李朝鹏	邢台医学高等专科学校	夏金华	广州卫生职业技术学院
沈小平	上海思博职业技术学院	柴喜春	渭南职业技术学院

编写秘书　居　颖　蔡秀芳　陆修文

网络增值服务使用说明

欢迎使用华中科技大学出版社医学资源网yixue.hustp.com

1.教师使用流程

（1）登录网址：**http://yixue.hustp.com**〔注册时请选择教师用户〕

注册　登录　完善个人信息　等待审核

（2）审核通过后，您可以在网站使用以下功能：

管理学生

建立课程　　　　　　布置作业

下载教学
资源　　　　教师　　　查询学生学习
记录等

2.学员使用流程

建议学员在PC端完成注册、登录、完善个人信息的操作。

（1）PC端学员操作步骤

①登录网址：**http://yixue.hustp.com**〔注册时请选择普通用户〕

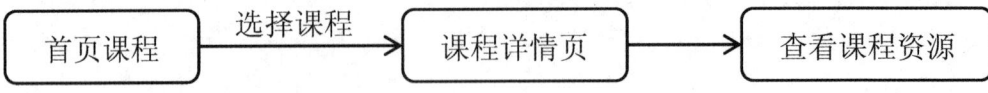

注册　登录　完善个人信息

② 查看课程资源

如有学习码，请在个人中心-学习码验证中先验证，再进行操作。

首页课程　——选择课程——→　课程详情页　——→　查看课程资源

（2）手机端扫码操作步骤

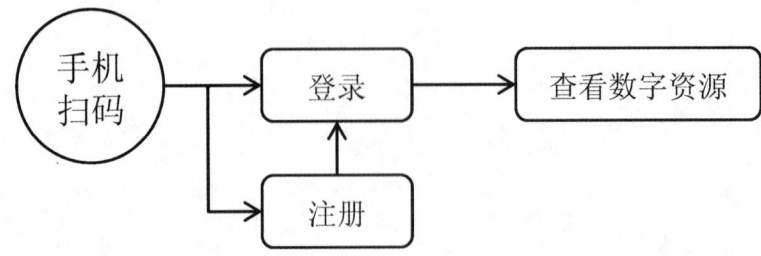

手机
扫码　——→　登录　——→　查看数字资源

注册

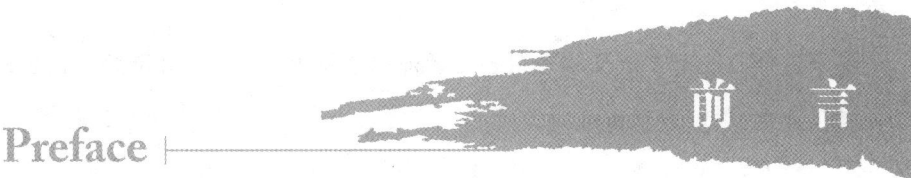

前　言

Preface

　　本教材在当前国家医疗卫生改革进一步深入、全国实施"健康中国 2030"战略背景下编写，是高等卫生职业教育"双证书"人才培养纸数融合系列教材之一。

　　本教材的编写立足于这样的定位。

　　一是明确学生的知识与素质培养，以"必需""够用"为尺度，以专业培养目标为导向，以职业技能培养为根本，培养高素质技能型护理、助产人才，使学生融会贯通医学基础知识、基础护理知识、营养学基本知识以及临床各科营养性疾病知识，掌握合理膳食的理论基础、营养风险筛查与营养状况评估方法，在今后的护理工作中能利用所学到的营养学知识和技能，有效提高护理服务质量。

　　二是搭建学生能力培养框架，使学生通过课程的学习，具备组织策划能力、贯彻执行能力、实践动手能力、营养健康管理能力、营养健康宣教感召能力以及自主学习能力。

　　三是通过本课程的学习，希望学生能充分认识到营养工作对四种人群即健康人群、亚健康人群、特殊人群(孕妇、婴幼儿、老年人)以及疾病人群的重要性；了解各种营养素的生理意义和作用，理解营养不良与营养支持的临床意义及营养与疾病的关系。

　　本教材的编写力求与以往教材有所区别。一是保留部分经典内容，即营养学基础、中国居民膳食指南解读、不同生理状况人群的营养等内容。二是根据现代健康管理的理论，首次引入营养管理的概念和内涵。增加了营养与人体健康关系的相关内容，阐述了现代健康与亚健康的观念，讲述营养与四种人群健康的关系。三是增加常见慢性病的营养管理内容，增加我国最常见的慢性病(高血压、糖尿病)以及影响健康因素肥胖症的营养管理内容。四是增加实践能力培养内容，根据健康管理和健康评估的先进理论，保留营养风险筛查与营养状况评定内容，增加营养状况追踪调查方法、现代化营养测量方法以及营养健康宣传教育方法的内容。五是增加以案例为引导的项目化教学内容，强化以此为基础的翻转课堂教学。六是减少临床疾病营养学内容，保留最常见的临床疾病，如高血压、冠心病、贫血、糖尿病、血脂异常、肥胖症、消化系统疾病、呼吸系统疾病、外科疾病等；增加老年性疾病如老年性营养不良、老年痴呆等疾病的营养。

　　鉴于这样的改革尝试及编写组各位老师的水平所限，本教材难免有诸多疏漏。敬请各位同行提出宝贵意见，以利再版时改进。

朱　兵　孙　艳

目　录
MULU

第一章 绪 论

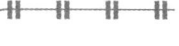

能力目标

1. **掌握**:健康的定义,营养与健康的关系,能量的概念与单位。

2. **熟悉**:健康管理与营养管理的概念,人体的能量消耗内容与计算,常见的身体活动强度和能量消耗。

3. **了解**:人体能量摄入的调节。

没有全民健康就没有全面小康。随着国家《"健康中国 2030"规划纲要》的颁布,健康中国已经上升为国家发展战略。在当前和今后很长一段时期,我国医疗卫生服务的各个领域,将围绕国家的健康战略来制定其发展规划。作为健康中国战略的重要环节,营养健康管理的理念已经开始深入人心,它打破了传统营养学的概念和框架,把传统营养学和现代健康服务与管理理念相结合,以不同人群的健康状况为关注点,以现代营养学的理论、方法与技术为支撑,以现代大健康服务与管理的理念和理论为引导,对健康人群、亚健康人群、疾病人群、特殊人群进行营养管理,有效地提高了公众的健康水平、较长时间地维护了公众的生存质量。

第一节 人体健康与营养

健康的英文是 health,许多词典把它定义为"机体处于正常运作状态,没有疾病",这是传统的健康观念。传统观念认为没有疾病就是健康,这一直为广大群众所认可,甚至也为一些医疗工作者所认同。但是在现代生物-心理-社会医学模式下,这种观念显然不能准确把握真正的人体健康内涵。

一、健康的含义

世界卫生组织(WHO)早在 1948 年建立之初就在《宪章》中指出:健康是一种在身体上、心理上、社会功能上的完好状态,而不仅仅是没有疾病和虚弱的状态。1978 年又在《阿拉木图宣言》中重申了健康概念的内涵:健康不仅仅是没有疾病和痛苦,而是包括身体、心理、社会功能各方面的完好状态。在 1984 年《保健大宪章》中再次强调了上述健康的概念。1990 年,世界卫生组织又进一步完善了现代健康观念:健康是在躯体健康、心理健康、社会适应良好和道德健康四个方面全部健全的一种状态。

二、亚健康的含义

近年来的调查数据显示,所谓"健康人群"中约有 70% 的人并非符合上述意义上的健康,

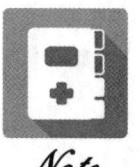

Note

但也并非真正意义上的疾病病人。我们把这类人群称为"亚健康"人群。他们并未达到求医问药的地步，但是他们由于不健康的生活方式、饮食习惯，加上精神压力等原因，比真正意义上的健康人群又存在这样或那样的健康问题，如乏力、疲倦、思想涣散、注意力不集中、记忆力减退、烦躁、焦虑、易受惊吓，或头痛、眩晕、耳鸣、面痛、眼睛视物不清，或四肢发凉、手足麻木、腰酸腿痛，或便秘、睡眠障碍、心慌、气短、出汗、晕车、起立时眼前发黑、食欲不振等。所以，亚健康是介于健康与疾病之间的一种状态，又称为"第三状态"或"灰色状态"，是指机体在内外环境的不良刺激下引起的心理和生理异常变化，但是又尚未达到明显病理性反应的程度。从生理学角度讲，就是人体各器官功能的稳定性失调但尚未引起器质性病变和损伤，在此状态下如果能够及时调控是可以恢复健康的，否则会进而转为疾病。因此亚健康又称为功能性疾病。

世界卫生组织认为，亚健康是健康与疾病之间的临界状态。这种状态下各种物理诊断、仪器检查及常规实验室检查结果多为阴性，但是人体有各种各样的不适感。亚健康与现代社会中人们不健康的生活方式、不良饮食习惯以及承受不断增大的各种压力有直接关系。在我国亚健康人群呈逐年快速增加的趋势。

三、当代中国人的健康状况

根据《中国城市白领健康状况白皮书》的数据显示，我国主流城市的白领亚健康比例高达76％，真正意义上的"健康人"比例不到3％。在我国，一些营养不良和营养缺乏疾病依然存在；慢性非传染性疾病呈快速增长趋势；青少年近视率排名世界第一；每年猝死人口高达55万人；皮肤病病人超过1.5亿人；肠胃病病人约1.7亿人；高血压人口达1.7亿人；糖尿病病人达9240万人；超重或肥胖症者有7000万～1亿人；血脂异常者达1.6亿人，脂肪肝病人达1.2亿人……可见，中国人的健康状况十分堪忧！亚健康状态已经成为国民健康的重大隐患，如果再不重视这个问题，就会给个人、社会和国家带来严重的后果。

四、营养与健康的关系

营养是什么？营养不是食物，不是进餐。营养是一个过程，即人体摄取、消化、吸收和利用食物中的营养物质以满足机体各项生理需要的生物学过程。

营养与健康的关系是通过合理营养、均衡膳食的方法，也就是通过合理的膳食搭配和科学的烹饪加工，为人体提供足够的能量和各种营养素，并保持摄入的能量以及各种营养素之间的均衡比例，最终达到满足人体生长发育和生理功能需要、维持和维护人体健康的目的。1992年，世界卫生组织在国际心脏病健康会议上发表了著名的《维多利亚宣言》。宣言认为：当前需要在科学论据和人民大众之间构架一座健康金桥，使医学科学更好地为大众服务。由此提出了健康的四大基石：合理膳食、适量运动、戒烟限酒、心理平衡，在这里营养占据了首位。如果大众都能采取以此四大基石构成的健康生活方式，就能使高血压发生率降低55％，脑卒中发生率降低75％，糖尿病发生率降低50％，肿瘤发生率降低1/3，人的平均寿命延长10年以上。

五、健康管理与营养管理

健康管理这个概念最早由美国保险业在20世纪60年代提出，是由医生采用健康评价的手段和预防医学的干预措施来指导病人自我保健，从而达到降低医疗保险费用、控制医疗保险风险的目的。当前，健康管理已经发展为成熟的管理化医疗模式，其重点从关注单个病人扩展到覆盖各类人群、从关注单一疾病扩展到关注人体健康、从注重疾病的治疗扩展到注重针对性的预防干预，从而成功地阻断、延缓甚至逆转疾病的发生和发展进程，进而达到维护人体健康的目的。

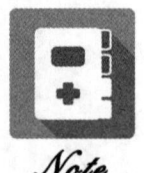

在这样的现代健康管理理念下,营养学的作用也从过去单纯倡导合理膳食、均衡营养的状态进入和参与了健康管理,形成了"营养管理"的理念。并通过营养管理参与了慢性病的危险因素干预过程、控制了其中的营养风险,阻断、延缓和逆转慢性病的发生和发展。反过来说,个体从健康到疾病需要经过一个漫长而完整的,从低危险状态到高危险状态,再到发生早期病变出现临床症状的发生发展过程;对于慢性病,这个过程往往很长,如几年、十几年甚至几十年。其间的变化不易被轻易觉察,各阶段之间没有明显界限(即亚健康状态)。在此期间通过营养管理进行有针对性的预防性干预,如控制"三高一糖一肥胖"等慢性病发生过程中的碳水化合物、脂肪摄入过多,蔬菜水果(维生素、矿物质与膳食纤维)摄入不足的营养风险,从而降低这些慢性疾病的发生率或改善其症状甚至逆转其发展进程,以达到防控疾病的目的。

(朱 兵)

第二节 能 量

 案例导入

营养门诊咨询

一位年龄近 70 岁的老奶奶,领着一名 5 岁的男孩来到营养门诊咨询,讲述到她孙子不好好吃饭,近期体弱多病、体重未增长,并询问解决的办法。营养师首先询问膳食情况、检查了孩子的身高体重;了解到孩子身高在正常范围之内,但体重在标准数值 3SD 以下、膳食有营养不平衡问题。

案例思考:

请结合本内容的学习,思考回答。

1. 该男孩一天应该摄入的能量是多少?

2. 该男孩的能量来自哪些营养素?

3. 这些营养素适宜的供能百分比是多少?

一、概述

能量(energy)是一切生物维持生命活动的基础。人体通过摄取食物中的产能营养素(碳水化合物、脂肪和蛋白质)来获取能量,以维持机体的各种生理功能和生命活动。这三种营养素进入人体,经过消化吸收后,可在生物氧化过程中释放能量,其中一部分转变成热能以维持体温,另一部分满足其他生命活动的需要。机体内能量的释放、转移和利用的过程称为能量代谢。物质代谢和能量代谢共同构成生物的新陈代谢。

(一) 能量单位

营养学上惯用的能量单位是卡(cal)或千卡(kcal),1 kcal 是指 1 个标准大气压下,1 kg 纯水由 15 ℃ 上升到 16 ℃ 时所需要的能量。国际通用的能量单位是焦耳(J)、千焦耳(kJ)或兆焦耳(MJ)。1 J 是指用 1 牛顿的力把 1 kg 物体移动 1 m 的距离所消耗的能量。能量单位换算关系如下:

1 kcal=4.186 kJ 1 kJ=0.239 kcal 1 MJ=239 kcal 1 MJ=1000 kJ=10^6 J

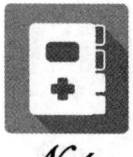
Note

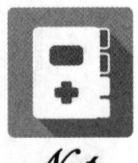

（二）能量系数

每克碳水化合物、脂肪和蛋白质在体内进行氧化分解（或在体外燃烧）时所产生的能量值称为能量系数或食物的热价（energy coefficient/calorific value）。1 g 产能营养素在体内氧化所产生的能量称为生理价，在体外燃烧所释放的能量称为物理价。1 g 碳水化合物、脂肪和蛋白质在体外完全燃烧时产生的能量分别为 17.15 kJ（约 4.10 kcal）、39.54 kJ（约 9.45 kcal）、23.64 kJ（约 5.65 kcal）。在体内氧化时，碳水化合物和脂肪的最终产物均为二氧化碳和水，与体外燃烧相同，产生的能量也相同。蛋白质在体外燃烧时的最终产物为二氧化碳、水、氨和氮气等，而在体内氧化时，其最终产物为二氧化碳、水、尿素、肌酸及其他含氮有机物，即在体内氧化不如在体外燃烧充分。若将 1 g 蛋白质在体内氧化产生的尿素等有机含氮物收集起来，在体外继续燃烧，还可产生 5.44 kJ（约 1.30 kcal）的能量，由此可推算 1 g 蛋白质在体内氧化产生的能量：23.64−5.44＝18.2(kJ)（约 4.35 kcal）。正常人普通混合膳食时，碳水化合物的平均吸收率为 98%，脂肪为 95%，蛋白质为 92%。因此计算膳食的能量时，还应考虑吸收率。通常将 1 g 产能营养素在体内氧化时实际为机体提供的能量称为营养学热价。三种营养素的能量系数见表 1-1。

表 1-1　三种营养素的能量系数

营养素	物理热价 /(kcal/g)	生理热价 /(kcal/g)	吸收率 /(%)	营养学热价 /(kcal/g)
蛋白质	5.65	4.35	92	4.0
脂肪	9.45	9.45	95	9.0
碳水化合物	4.10	4.10	98	4.0

此外，每克酒精在体内产生的能量约为 29 kJ（约 6.93 kcal）；不可利用的碳水化合物（膳食纤维）虽然不能在小肠内消化吸收，但可在大肠内发酵，产生短链脂肪酸进而生成能量，每克膳食纤维在体内产生的能量约为 8 kJ（约 1.91 kcal）。

二、人体的能量消耗

健康成年人的能量消耗主要用于维持基础代谢、身体活动和食物热效应三方面。

（一）基础代谢

基础代谢（basal metabolism）又称基础能量消耗（basic energy expenditure，BEE），是指维持机体最基本生命活动所需要的能量消耗，如维持体温、呼吸、心脏搏动、血液循环及其他组织器官和细胞的基本生理功能的需要。占人体总能量消耗的 60%～70%。基础代谢的水平用基础代谢率（basal metabolism rate，BMR）表示，指每小时每千克体重（或每平方米体表面积）人体基础代谢所消耗的能量。BMR 的单位为 kJ/(kg·h) 或 kcal/(kg·h)、kJ/(m² ·h) 或 kcal/(m²·h)。

通常可按以下几种方法计算出每天基础代谢的能量消耗。

1. 用体表面积计算　我国赵松山于 1984 年提出了一个相对适合中国人的体表面积（M）计算公式：

$$M^2＝0.00659×身高(cm)＋0.0126×体重(kg)−0.1603$$

根据这个公式计算出体表面积，再按年龄、性别在表 1-2 中查出相应的 BMR，即可计算出 24 h 基础代谢消耗的能量。

2. 直接用公式计算　Harris 和 Benedict 提出以下公式，可根据年龄、身高和体重直接计算 24 h 的基础代谢能量消耗。

男性 BEE(kcal/24 h)＝66.5＋13.8×体重(kg)＋5.0×身高(cm)－6.8×年龄(岁)

女性 BEE(kcal/24 h)＝655.1＋9.5×体重(kg)＋1.8×身高(cm)－4.7×年龄(岁)

更为简单的方法是成年男性按每千克体重每小时 1 kal(4.186 kJ)、女性按每千克体重每小时 0.95 kal(3.977 kJ),与体重相乘直接计算,其结果相对粗略。

3. 世界卫生组织建议的计算方法 目前最为公认的推算 BEE 的公式是 Schofield 公式(表 1-2)。按照此公式计算中国人的基础代谢偏高,中国营养学会建议将 18～59 岁人群按此公式计算的结果减去 5%,作为该人群的基础代谢能量消耗参考值。

表 1-2 按体重计算基础能量消耗的公式

年龄/岁	男		女	
	kcal/d	MJ/d	kcal/d	MJ/d
18～	15.057 W+692.2	0.0629 W+2.89	14.818 W+486.8	0.0619 W+2.03
30～	11.472 W+873.1	0.0479 W+3.65	8.126 W+845.6	0.0340 W+3.53
>60	11.711 W+587.7	0.0490 W+2.457	9.082 W+658.5	0.0379 W+2.753

注:W 为体重(kg)。

影响基础代谢的因素很多,包括体型和机体构成、性别、年龄、环境温度、内分泌功能、应激状态等。基础代谢与体表面积的大小成正比,体表面积越大,向外环境散热越快,基础代谢能量消耗亦越高。瘦体组织(包括肌肉、心脏、肝脏、肾脏及脑等)是代谢活跃的组织,其消耗的能量占基础代谢能量消耗的 70%～80%,明显高于脂肪组织消耗的能量。因此,同等体重情况下,瘦高且肌肉发达者的基础代谢能量消耗高于矮胖者。当年龄和体表面积相同时,男性瘦体组织所占比例一般高于女性,其基础代谢能量消耗比女性高 5%～10%。基础代谢随年龄增加而逐渐降低,成年人比儿童低,老年人比成年人低。环境温度 18～25 ℃时,人体感觉舒适,基础代谢率最低,温度升高或降低时基础代谢率都会不同程度升高。甲状腺素、肾上腺素等分泌异常时会使基础代谢率受到影响,如甲状腺功能亢进者基础代谢率升高,而甲状腺功能减弱者基础代谢率可比正常平均值低 40%～50%。寒冷、大量摄入食物、体力过度消耗以及精神紧张均可增高基础代谢率水平。而禁食、饥饿或少食时,基础代谢能量消耗相应降低。

（二）身体活动

身体活动(physical activity)是指任何由骨骼肌收缩引起能量消耗的身体运动,占人体总能量消耗的 15%～30%。体力活动能量消耗随人体活动量的增加而大幅度增加。不同的身体活动水平是导致人体能量需要量不同的主要因素,人体可通过调整身体活动水平来控制能量消耗,保持能量平衡和维持健康。

影响身体活动能量消耗的因素包括:肌肉越发达者,活动时消耗能量越多;体重越重者,做相同的运动所消耗的能量也越多;工作越不熟练者,消耗能量就越多。成年人能量推荐摄入量的多少以估算基础能量消耗(BEE)为重要基础,再用其与身体活动水平(physical activity level,PAL)的乘积来估算成年人总能量消耗量(total energy expenditure,TEE)。中国营养学会将中国人群成年人身体活动强度分为三级,即轻体力活动水平(PAL1.50)、中等体力活动水平(PAL1.75)和重体力活动水平(PAL2.00),但如果是明显的体育运动或重体力休闲活动者,PAL 增加0.3。中国成年人身体活动水平分级见表 1-3。

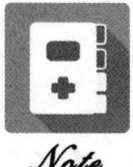

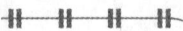

表 1-3　中国营养学会建议的中国成年人身体活动水平分级

活动水平	PAL	生活方式	从事的职业或人群
轻度	1.50	静态生活方式/坐位工作,很少或没有重体力的休闲活动;静态生活方式/坐位工作,有时需走动或站立,但很少有重体力的休闲活动	办公室职员或精密仪器机械师;实验室助理、司机、学生、装配线工人
中等	1.75	主要是站着或走着工作	家庭主妇、销售人员、侍应生、机械师、交易员
重度	2.00 (+0.3)	重体力职业工作或重体力休闲活动方式;体育运动量较大或重体力休闲活动次数多且持续时间较长	建筑工人、农民、林业工人、矿工、运动员

注:有明显体育运动量或重体力休闲活动者(每周4～5次,每次30～60 min),PAL增加0.3;摘自中国营养学会,《中国居民膳食营养素参考摄入量(2013版)》。

国际上身体活动强度的通用单位是能量代谢当量(metabolic equivalence of energy, MET),1 MET 相当于能量消耗为 1 kcal/(kg·h)或消耗 3 mL O_2/(kg·min)的活动强度。身体活动强度一般以 7～9 MET 为高强度身体活动,<3 MET 为低强度身体活动。常见的身体活动强度和能量消耗见表 1-4。

表 1-4　常见的身体活动强度和能量消耗

活动项目		代谢当量(MET)	千步当量数	能量消耗[kcal/(标准体重·10 min)]	
				男(66 kg)	女(56 kg)
家务活动	收拾餐桌(走动)做饭	2.5	4.5	27.5	23.3
	手洗衣服	3.3	6.9	36.3	30.8
	扫地,拖地板,吸尘	3.5	7.5	38.5	32.7
步行	慢速(3 km/h)	2.5	4.5	27.5	23.3
	中速(5 km/h)	3.5	7.5	38.5	32.7
	快速(5.5～6 km/h)	4.0	9.0	44.0	37.3
跑步	走跑结合(慢跑少于 10 min)	6.0	15.0	66.0	56.0
	慢跑(一般)	7.0	18.0	77.0	65.3
球类	乒乓球	4.0	9.0	44.0	37.3
	篮球(一般)	6.0	15.0	66.0	56.0
	排球(一般)	3.0	6.0	33.0	28.0
	羽毛球(一般)	4.5	10.5	49.5	42.0
	网球(一般)	5.0	12.0	55.0	46.7
	保龄球	3.0	6.0	33.0	28.0
游泳	爬泳(慢),自由泳,仰泳	8.0	21.0	88.0	74.7
	蛙泳(一般速度)	10.0	27.0	110.0	93.3

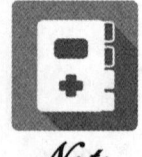

续表

活动项目		代谢当量 （MET）	千步当 量数	能量消耗［kcal/（标准体重·10 min）］	
				男（66 kg）	女（56 kg）
其他	俯卧撑、舞蹈（中速）	4.5	10.5	49.5	42.0
	健身操（轻或中等强度）	5.0	12.0	55.0	46.7
	太极拳	3.5	7.5	38.5	32.7
	跳绳中速（一般）	10.0	27.0	110.0	93.3

注：1 MET＝1 kcal/（kg·h）；MET＜3 低强度，MET 3～6 中等强度，MET 7～9 高强度，MET 10～11 极高强度；千步当量数：进行相应活动项目 1 小时相当的千步数。

（三）食物热效应

食物热效应（thermal effect of food，TEF）指人体在摄食过程中引起的额外能量消耗，也称食物特殊动力作用（specific dynamic action，SDA）。目前认为主要是进食后一系列的消化、吸收、合成活动以及营养素及营养素代谢产物之间的相互转化过程中消耗的能量。食物热效应与食物营养成分、进食量和进食速度有关。摄入蛋白质时的 SDA 最高，相当于蛋白质本身产生能量的 20%～30%，碳水化合物为 5%～10%，脂肪为 0～5%。一般成年人摄入混合膳食时，由 SDA 引起的能量消耗为每日 150 kcal 左右，相当于基础代谢的 10%。摄食越多，能量消耗也越多；进食快者比进食慢者食物热效应高，进食快时中枢神经系统更活跃，激素和酶的分泌速度更快、数量更多，吸收和储存的速率更高，能量消耗也相对更多。

（四）特殊生理阶段的能量消耗

特殊生理阶段包括孕期、哺乳期和婴幼儿、儿童、青少年等阶段。孕期额外能量消耗的增加主要包括胎儿生长发育和孕妇子宫、乳房与胎盘的发育及母体脂肪的储存以及这些组织的自身代谢等；哺乳期乳母产生乳汁及乳汁自身含有的能量等也需要额外的能量消耗。婴幼儿、儿童、青少年阶段生长发育额外能量的消耗，主要指机体生长发育中合成新组织所需的能量。

人群或个体的能量需要应根据人体的能量消耗量来确定。能量消耗的测定方法包括直接法和间接法。直接法是指测定机体耗氧量和二氧化碳产生量的各种方法；间接法则是通过总能量摄入量和心率推算出能量消耗量。

1. 直接测热法 测量总能量消耗量（TEE）最准确的方法，其原理是将受试者置于密闭测热室内，通过测定身体向环境的散热量来计算 TEE。但该方法测量复杂，应用较为受限。

2. 间接测热法 间接测热系统的经典方法是道格拉斯袋（Douglas bag），即采用密闭的口袋收集在一定时间一定活动条件下人体呼出的全部气体，分析 O_2 和 CO_2 的含量，与空气对比，测出该段时间内耗氧量和 CO_2 的产生量，间接得到人体的能量消耗量。

3. 双标记水法 一种测定人体在日常生活和工作环境中自由进行各种活动的总能量消耗的计算方法。优点是不干扰人体的一切活动。目前被作为测量 TEE 的金标准。原理是受试者摄入定量的双标记水（^2H_2O 和 $H_2^{18}O$）后，体内被这两种稳定同位素所标记，当它们在体内达到平衡时，^2H 参与 H_2O 的代谢，^{18}O 参与 CO_2 的代谢，这样可计算出 CO_2 的生成率，最后用 WEIR 公式计算单位时间内平均能量消耗量。虽然双标记水法准确度和精度较高，且适用于任何人群或个体的测定，但实验费用较高，因此使用较为局限。

4. 心率监测法 心率是比较容易测量的生理指标之一，且与人体机能活动状态及能量代谢密切相关。因此心率监测法已成为简易而科学的监测和评价 TEE 和身体活动的方法。但心率易受情绪、环境等影响，因此在应用本方法时，应尽量控制好相关的干扰因素。

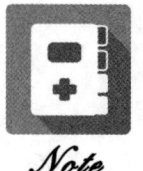

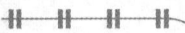

5. 运动感应器测量法 常见的运动感应器有计步器和加速度计,其原理是通过佩戴运动感应器来记录运动的相关信息,从而计算得出能量消耗情况。

6. 调查记录法 该方法简单易行,通过身体活动记录、活动问卷调查,参考身体活动强度后计算得出 TEE。但该方法较为主观,因此准确性在很大程度上取决于受试者的代表性和依从性。

三、人体的能量平衡

人体消耗的能量须从外界摄取食物才能得以补偿,使机体消耗和摄取的能量趋于相等,营养学上称为能量的平衡。能量的平衡并不是要求每个人每天的能量摄取都要做到平衡,而是要求成年人在 7 天内消耗与摄入的能量平均值趋于相等。能量平衡能使机体保持健康,并能胜任必要的工作、学习和劳动。

饥饿或疾病等原因可引起能量摄入不足。当摄入能量低于消耗能量时,机体将动员储存的糖原或脂肪,甚至消耗自身组织来满足生命活动所需的能量,进而导致体力、环境适应能力和抗病能力下降以及工作效率低下。如长期能量摄入不足,会引起能量缺乏性疾病,最常见的是蛋白质-能量营养不良。

当机体长期处于能量摄入大于消耗的状态时,过剩的碳水化合物以糖原的形式储存在肝脏和肌肉中或转化为脂肪,并与过剩的脂肪一样以甘油三酯的形式储存在脂肪组织中,则会导致肥胖症、原发性高血压、心脏病、糖尿病和某些癌症发病率明显上升。

四、能量来源与参考摄入量

人体所需能量主要由蛋白质、脂肪和碳水化合物三大营养素提供。这三类营养素普遍存在于各种食物中。其中碳水化合物主要存在于粮谷类、薯类和根茎类食物中,是最主要、最经济的膳食能量来源;脂肪主要存在于植物油和肉类中;蛋白质主要存在于动物类和豆类食物中;蔬菜和水果中脂肪和蛋白质含量较低,但坚果例外。另外,酒中的酒精也能提供较高的能量。

三大产能营养素提供的能量应该有合理的摄入比,才能满足机体需要。按我国人民的膳食结构、饮食习惯和营养状况,建议成年人蛋白质提供的能量占总能量的 10%～15%,脂肪占 20%～30%,碳水化合物占 50%～65%为宜。年龄越小,脂肪供能占总能量的比重越大,但成年人脂肪摄入量不宜超过总能量的 30%。中国营养学会在《中国居民膳食营养素参考摄入量(2013 版)》中推荐了不同年龄、性别、体力活动强度人群的能量摄入量及脂肪供能比,见附录 A。

五、人体能量摄入的调节

食欲行为与能量平衡的调节是生理因素(感官刺激、胃肠信号、内分泌、神经与体液等)和非生理因素(环境、摄食行为等)相互作用的复杂过程。

(一) 神经生理对摄食的调节

食欲和摄食行为主要通过摄食系统和饱食系统来调节摄食启动和终止,是一个短期的生理调节过程。当人体感觉器官(嗅觉、视觉、触觉、味觉)受到食物色、香、味的感觉刺激时,摄食信号迅速通过自主神经系统传递到下丘脑摄食中枢,启动消化过程(包括唾液、胃液、胆汁和胰岛素等分泌增加、胃蠕动或牵拉增强),从而引起饥饿感和食欲,表现为启动摄食过程。食物作用于口腔、食管和胃肠壁上的机械性刺激感受器和化学感受器,通过传入神经和激素(如胰高血糖素、胆囊收缩素和生长激素抑制素)将信号传递给下丘脑饱食中枢,产生饱腹感,食欲得到

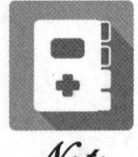

满足,机体终止摄食过程。

（二）营养素及其代谢产物对摄食的调节

食物经过消化、吸收后,血液中营养素及其代谢产物对摄食信号因子和饱食信号因子也具有调控作用。当血糖低于某一阈值时,会导致机体产生饥饿感和食欲增加,并激发摄食行为;而高血糖水平又会产生饱食信号,则摄食停止。脂肪酸及其代谢产物的水平对食物摄入具有负反馈的调节作用:当体内脂肪储存增加时,过多的脂肪作为饱腹信号反馈作用于中枢神经系统,通过调节饱腹感,终止摄食行为。同时,三大产能营养素的食物热效应引起体温升高,也可抑制摄食行为。

（三）蛋白和肽类因子对摄食的调节

组织细胞中多种蛋白和肽类因子能够调节食欲和能量代谢,如生长素释放肽和胰多肽能促进食欲和能量代谢。中枢神经系统能分泌多种蛋白和肽类因子,如分布于下丘脑的神经肽Y和下丘脑外侧区、穹隆周围核分泌的食欲肽A和B能促进食欲和调节能量代谢,而饱腹因子和促肾上腺皮质激素释放激素则可抑制摄食行为。

（四）蛋白因子对能量消耗的影响

解偶联蛋白是一组存在于脂肪细胞、骨骼肌和脑细胞等细胞线粒体内膜上的跨膜蛋白质,通过产热与能量消耗来调节机体的能量平衡。β_3-肾上腺素受体主要分布于脂肪细胞上,受到交感神经介质儿茶酚胺类物质的调控作用,主要参与脂肪组织的产热、脂肪分解、提高机体代谢率、调控体脂恒定等过程。

（五）非生理因素对能量摄入的影响

进食环境和食物特性(食物品种、包装和体积)、饮食习惯(食物喜好和选择等)、食物信念和态度(食物的益处、食物的消耗量等)以及社会文化因素等非生理因素也会影响摄食行为。

（战则凤）

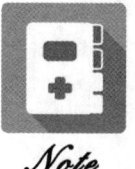

第二章 营养学基础

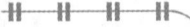

扫码看PPT

能力目标

1. **掌握**：营养、营养素与营养价值的概念，七大营养素的营养学意义和参考摄入量，各种营养素过剩和缺乏所致的疾病。

2. **熟悉**：必需氨基酸、优质蛋白质、蛋白质的互补作用、饱和脂肪酸、单不饱和脂肪酸和多不饱和脂肪酸、反式脂肪酸、必需脂肪酸、水溶性维生素和脂溶性维生素的概念和意义。

3. **了解**：常见膳食结构，食物血糖指数与食物血糖负荷，中国居民膳食指南解读及其应用。

第一节 概 述

一、营养学发展历史沿革

营养学是研究食物、营养与人体健康关系的科学，研究内容包括食物与食物中的营养素及其他生物活性物质对人体的生理作用和影响；研究膳食行为与有关社会因素对健康和疾病的影响及作用的规律，从而保证人类繁衍、生长发育、增强体质、预防疾病、促进健康、延长寿命的干预措施有据可依。

我国在千年以前的中医理论中就有"药食同源"的说法。在传统的营养学专业教科书上，将"营养"定义为人体吸收、利用食物或营养物质过程，也是人类通过摄取食物以满足机体生理需要的生物过程。2005年4月，国际营养学界的几十位专家公布了推动新营养科学的《吉森宣言》，从而赋予了营养科学全新的定义，即研究食物系统、食物和饮料及其所含营养素和其他成分，还包括它们在生物、社会和环境系统之中的相互作用的一门学科。2013年由中国营养学会编著的《营养科学词典》正式出版。在该书中，将营养科学（nutrition science）或营养学（nutriology）界定为是研究人体健康和食物之间关系的科学。它涉及生理学、生物化学、食品化学、医学、预防医学、卫生学、心理学、社会学、经济学等多个学科。营养学研究食物中的各种营养素及其他膳食成分，研究这些物质对人体健康与疾病的作用和关系及这些物质之间的相互作用。研究不同条件下人体对营养素的需要量；研究人体摄入、消化、吸收、运转、利用、排泄食物中这些物质的各个过程；研究保存与强化食物中营养素含量的方法以及合理膳食结构的科学依据等。现代营养学还包含了饮食与环境保护等营养生态学的内容。

营养学是人类在自然界长期谋求生存的过程中逐渐形成和发展起来的。现代营养学起始于18世纪中叶文艺复兴开始之后，在自然科学的发展过程中由化学、生物学、生物化学、解剖

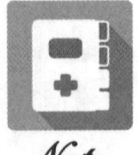

学、生理学乃至整个医学而衍生出来,以认识食物与人体基本化学元素组成为基础,逐渐形成了营养学的专业概念和理论。早期的营养学,主要是研究食品化学从而认识其营养成分,通过生物化学和生理学方法研究营养物质对吸收代谢、人类繁衍和人体生长发育及营养缺乏病的预防和影响。20世纪以来,营养学的研究内容大大扩展,不但探讨了食物以及营养素在机体的代谢规律、生物学功能,而且也探讨了包括身体素质提高、疾病状态下的营养缺乏(病)、营养支持及慢性疾病预防理论和措施以及如何通过营养管理达到保障人体健康的目的;在营养教育、营养政策研究等方面也取得了很大进步,我国营养学的发展基本与国外同步,特别是近三十年以来,随着社会经济的快速发展和国家大健康战略的部署,中国营养学上一些观念也被更新,取得了长足的进步。

二、营养、营养素与营养价值

(一) 营养

从字面上讲"营"的含义是"谋求","养"的含义是"养生"。营养就是"谋求养生"。如前所述,科学地表述营养(nutrition)就是机体摄取、消化、吸收和利用食物中的营养物质以满足人体各项生理需要的生物学过程。营养也可简单表述为人类的摄食过程。

(二) 营养素

营养素(nutrients)是指在食物中可以为人体提供能量、构成机体的成分和修复机体组织、能够调节机体生理功能的化学物质。按照结构和功能可分为蛋白质、脂类、碳水化合物(糖类)、维生素、矿物质(无机盐)、水和纤维素七大类。其中蛋白质、脂类、碳水化合物(糖类)和水这四类营养素机体需要量较多,称为宏量营养素,而维生素、矿物质(无机盐)和纤维素这三类营养素机体需要量相对较少,因而称为微量营养素。蛋白质、脂类、碳水化合物(糖类)在机体内可以经过氧化分解释放能量,所以这三类营养素又被称为三大产能营养素。

(三) 营养价值

营养价值(nutritional value)是指食物中营养素能够满足人体需要的程度,其中涉及特定食物中营养素的质和量的关系。一般认为含有一定量的人体所需营养素的食品,就具有一定的营养价值;含较多营养素且质量较高的食品,则营养价值较高。

食品营养价值的高低,取决于食品中营养素的含量是否齐全、数量多少、相互间的比例是否适宜、人体吸收后是否易于消化和吸收等,一般说来食品中所提供的营养素种类、含量及其易消化、吸收程度越接近人体的需要,则该食品的营养价值就越高。如母乳对于婴儿来说,其营养价值就很高。

(朱 兵)

第二节　碳水化合物

一、概述

碳水化合物(carbohydrate)又称糖类,是由碳、氢、氧三种元素组成的一大类有机化合物,由于它所含的氢氧原子个数比为 2∶1,和水一样,故称为碳水化合物。

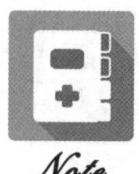

（一）碳水化合物的分类

碳水化合物按照聚合程度分为单糖（1个单糖分子）、双糖（2个单糖分子）、寡糖（3～9个单糖分子）和多糖（10个以上单糖分子）。

1. 单糖 单糖是不能被水解的最简单的糖类，主要有葡萄糖、果糖和半乳糖等。①葡萄糖是构成糖类物质的基本单位，人体血糖就是指血液中葡萄糖的含量；②果糖主要存在于水果、蜂蜜等中，是天然糖类中甜度最高的糖；③半乳糖是乳糖、棉子糖的组成成分，不单独存在于天然食物中。

2. 双糖 主要有蔗糖、乳糖和麦芽糖等。①蔗糖在甘蔗和甜萝卜中含量最为丰富，日常食用的白糖、红糖等都是蔗糖，甜度仅次于果糖；②麦芽糖在发芽的谷粒尤其是麦芽中含量较多，淀粉被淀粉酶水解后可产生少量的麦芽糖；③乳糖仅存在于人和动物的乳汁中，甜味只有蔗糖的1/6，母乳中含量为6%～7%，牛、羊乳中含量为4%～5%，乳糖不刺激胃肠黏膜，可促进肠道益生菌的生长，有益于婴儿补充营养素。

3. 寡糖 由3～9个单糖分子结合而成的糖，也叫低聚糖，如棉子糖和水苏糖。寡糖的共同特点是难以被胃肠消化吸收，甜度低、热量低，基本不影响血糖和血脂，因此可用于制作保健食品。

4. 多糖 可分为两类，一类是能被机体吸收的多糖如淀粉、糊精、糖原；另一类是不被机体消化吸收的多糖如纤维素、半纤维素、果胶等，又称为膳食纤维。①淀粉存在于植物种子、根茎以及干果中，在消化道内可缓慢分解为麦芽糖和葡萄糖而被人体消化吸收。淀粉占膳食中糖类的绝大部分。②糖原也称为动物多糖，是人和动物体内糖的储存形式，在肝脏和肌肉中含量最多。肝糖原可维持血糖浓度，肌糖原提供机体运动所需的能量。

（二）碳水化合物的消化吸收

食物进入口腔后，唾液中的淀粉酶可将淀粉水解为短链多糖和麦芽糖，进入胃后，因胃酸的作用，淀粉酶失活。因此小肠是碳水化合物消化吸收的主要场所，胰淀粉酶将淀粉水解为双糖，再在双糖酶的作用下分解为单糖，主动运输进入小肠细胞，吸收入血，运至肝脏，进而代谢或运送到其他器官被利用。

二、营养学意义

（一）热量的主要来源

碳水化合物是膳食中来源最广、使用最多、价格便宜的能量营养素，我国居民膳食中60%以上的热量来源于碳水化合物。1 g碳水化合物在体内可产生16.7 kJ（4 kcal）的热量。碳水化合物的最终氧化产物是二氧化碳和水。机体缺氧时，进行糖酵解，提供部分热量。

（二）构成机体组织

碳水化合物是细胞的重要物质，这些物质参与许多重要的生理过程。如糖蛋白构成细胞膜，核糖和脱氧核糖参与遗传物质的构成，糖脂参与神经组织的构成。

（三）节约蛋白质

碳水化合物的主要作用是提供热量，摄入充足的碳水化合物可防止机体过多动用蛋白质作为热量来源而消耗，有助于充分发挥蛋白质特有的生理功能，起到节约蛋白质的作用。

（四）抗生酮作用

脂肪的彻底氧化和分解需要碳水化合物的参与。当体内碳水化合物供给不足或身体不能利用糖时（糖尿病病人），则脂肪不能彻底氧化，即生成酮体。如果酮体在体内积存过多，可引起酸中毒。因此供给体内充足的碳水化合物，可防止脂肪氧化不全而造成的酮体堆积，即起到

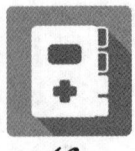

抗生酮的作用。

（五）解毒保肝作用

机体摄取的糖类除提供热量外,多余的部分以肝糖原的形式储存在肝脏中,肝脏中丰富的糖原可保护肝脏免受毒素的侵害,同时保护肝脏正常的解毒功能。当肝糖原储备不足时,肝脏对有害物质如四氯化碳、酒精、砷的解毒作用明显下降。

碳水化合物摄入不足时,机体会出现消瘦、生长迟缓、低血糖、头晕、乏力等症状;摄入过量时,会导致肥胖症、心脑血管疾病、糖尿病的发病率增加。

三、食物来源与参考摄入量

（一）食物来源

膳食中碳水化合物主要由粮谷类及根茎类供给,其中粮食中碳水化合物含量高达70%～80%,薯类为15%～19%,豆类为40%～60%,坚果类（如栗子等）含淀粉较高。

（二）参考摄入量

中国居民膳食碳水化合物的适宜摄入量是按照其供给的热量与总热量的比值来计算的。中国营养学会建议除了2岁以下的婴幼儿外,碳水化合物供应的热量应占膳食总热量的55%～65%。

（王玉平）

第三节 蛋 白 质

一、概述

蛋白质（protein）是构成人体细胞和组织的重要成分,是生命的物质基础。正常人体内蛋白质含量占体重的16%～19%。

蛋白质主要由碳、氢、氧、氮等元素组成,有些蛋白质还含有硫、磷、铁等其他元素。氨基酸是蛋白质的基本结构单位。构成人体蛋白质的氨基酸主要有20种,其中有8种氨基酸不能在体内合成,或合成量不能满足机体需要,必须从食物中摄取,称为必需氨基酸（essential amino acid,EAA）,包括亮氨酸、异亮氨酸、赖氨酸、蛋氨酸、苯丙氨酸、苏氨酸、色氨酸和缬氨酸。婴幼儿由于体内合成组氨酸的能力较弱,所以组氨酸也是必需氨基酸。其余的氨基酸称为非必需氨基酸。组成人体蛋白质时,必需氨基酸和非必需氨基酸具有同等重要的生理功能,缺一不可。只是非必需氨基酸不足时人体可以合成,必需氨基酸不足或缺少时,就会直接影响蛋白质的合成,因此必须从食物中摄取足够量的必需氨基酸。

二、营养学意义

（一）构成、修补、更新机体组织

蛋白质是人体各组织和器官的重要组成成分,人体各组织均含蛋白质。人体内蛋白质处于不断的分解、重建及修复的动态平衡中,每天约有3%的蛋白质进行更新,因此机体必须摄入足够的蛋白质才能维持这些重要的生理功能。

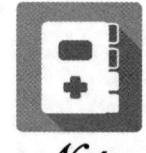

（二）构成生理活性物质

蛋白质是体内构成各种重要生理活性物质的成分，参与调解生理功能。体内新陈代谢过程中起催化作用的酶，调节生长、代谢的各种激素以及具有免疫作用的抗体等都是由蛋白质构成的。此外血红蛋白具有携带、运输氧的作用，白蛋白可以调节渗透压、维持体液平衡等。

（三）供给热能

蛋白质是三大产热营养素之一，1 g 蛋白质在体内氧化分解约产生 16.7 kJ（4.0 kcal）的能量。当食物中碳水化合物和脂肪供给不足，或者摄入蛋白质过多超过机体合成蛋白质的需要时，食物蛋白质就会作为能量来源而氧化分解产热。

三、食物蛋白质营养价值评价

各种食物蛋白质营养价值的高低受很多因素影响，主要是食物中蛋白质的含量及其组成和性质。食物蛋白质的营养价值评价，主要包括三个方面：食物蛋白质的含量、蛋白质的消化率和蛋白质的利用率。

（一）蛋白质含量

蛋白质含量是评价食物蛋白质营养价值的基础。食物中蛋白质是唯一含氮的营养素，而且含氮量基本稳定在 16%，因此用凯氏定氮法测得的含氮量乘以 6.25，即得出食物中蛋白质的含量。

一般情况下，动物食品蛋白质含量较植物食品高。畜禽肉和鱼类蛋白质含量为 10%～20%，蛋类为 11%～14%，鲜奶类为 1.5%～3.8%，大豆类为 20%～40%，粮谷类为 7%～14%。

（二）蛋白质消化率

蛋白质消化率是指食物蛋白质被机体消化酶分解的程度。消化率越高，蛋白质被机体消化利用的可能性越大，营养价值越高。

$$蛋白质消化率（\%）=\frac{吸收氮}{摄入氮}\times100\%$$

$$吸收氮=摄入氮-（粪氮-粪代谢氮）$$

（三）生物价

生物价是反映食物蛋白质消化吸收后被机体利用程度的指标。生物价越高，表明其被机体利用程度越高，蛋白质的营养价值越高。

$$生物价=\frac{储留氮}{吸收氮}\times100\%$$

$$储留氮=吸收氮-（尿氮-尿内源氮）$$

一般动物性蛋白质的生物价高于植物性蛋白质。蛋白质生物价的高低取决于食物中必需氨基酸的含量和比值，其比值越接近人体需要，则该食物蛋白质的生物价越高。常见食物蛋白质的生物价见表 2-1。

表 2-1 常用食物蛋白质的生物价

蛋白质	生物价	蛋白质	生物价	蛋白质	生物价
鸡蛋	94	牛肉	76	玉米	60
牛奶	90	猪肉	74	花生	59
鱼	83	小麦	67	绿豆	58
大米	77	豆腐	65	小米	57

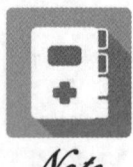

各种食物中必需氨基酸的含量和比值不同,故可将富含某种必需氨基酸的食物与缺乏该种必需氨基酸的食物搭配混合食用,使混合蛋白质必需氨基酸的比值更接近人体必需氨基酸的比值,从而提高蛋白质的生物价,这种现象称为蛋白质的互补作用(complementary action)。如粮谷类中赖氨酸含量较低,与富含赖氨酸的大豆混合食用,其蛋白质生物价明显提高。例如,将大豆(生物价为57)和小麦(生物价为67)按照33%和67%的比例混合食用,可使混合食物生物价提高至77。将谷类、豆类、奶类按照67%、22%、11%的比例混合食用,可将生物价提高至88。因此,将不同的食物混合食用可以提高食物的营养价值。

四、食物来源与参考摄入量

人体所需的蛋白质主要来源于动物和植物食品。动物食品蛋白质含量高、易消化吸收、利用率也高,是优质蛋白质,如奶、蛋、鱼、瘦肉等。植物食品蛋白质一般含量较低,如粮谷类低于10%,但是大豆类含有丰富的蛋白质,因此也是优质蛋白质的来源。食用时,可以充分利用蛋白质互补作用,一般要求动物性蛋白质和大豆蛋白质占膳食总蛋白的30%～50%。

蛋白质参考摄入量根据不同性别、年龄而制订,正常成年人蛋白质的参考摄入量为1.0～1.2 g/(kg·d),蛋白质供能比例一般占总热量的10%～15%为宜,其中儿童青少年为12%～15%,以保证其正常生长发育;成年人为10%～12%,以确保维持正常生理功能。《中国居民膳食营养素参考摄入量(2013 版)》中蛋白质的推荐摄入量:18 岁以上男性为65 g,女性为55 g。

当蛋白质长期摄入不足时,人体会出现疲倦、体重减轻、贫血、营养性水肿、伤口愈合不良、免疫和应激能力下降等现象。儿童还可引起发育迟缓、消瘦、体重过轻,甚至智力障碍。蛋白质摄取过多,一方面动物脂肪和胆固醇摄入量随之增加,导致肥胖;另一方面可增加骨骼中钙的丢失,同时增加肾脏负担。有肾脏疾病者应控制蛋白质的摄入。

(王玉平)

第四节 脂 类

一、概述

脂类(lipids)是人体必需的一类有机化合物,占正常人体重的10%～20%。脂类包括脂肪(fats)和类脂(lipoids)(磷脂和固醇类)。脂肪也称中性脂肪,由1分子甘油和3分子脂肪酸组成,又称甘油三酯。脂肪酸可分为饱和脂肪酸、单不饱和脂肪酸和多不饱和脂肪酸。大多数脂肪酸在人体内可以合成。人体不能合成而又不能缺少,必须由食物供给的脂肪酸称为必需脂肪酸(essential fatty acid,EFA)。

二、营养学意义

(一) 供能和储能

人体正常生命活动所需能量的20%～30%由脂肪提供。1 g脂肪在体内氧化可产生37.7 kJ(9 kcal)能量。脂肪也是人体内重要的储能物质,当机体摄入能量过多或不能被机体利用时,则以脂肪的形式储存在体内。

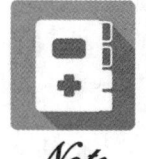

Note

（二）构成机体组织和生理活性物质

脂肪是构成机体组织的重要成分，如在皮下脂肪、肠系膜、大网膜中脂肪可以保护和固定重要脏器，缓冲机械压力。磷脂和胆固醇是细胞膜的重要构成物质，人体内许多活性物质，如性激素、肾上腺素和维生素 D 等都是以胆固醇为原料来合成的。

（三）调节体温作用

脂肪主要分布在皮下，皮下脂肪具有调节体温的作用。

（四）提供必需脂肪酸

必需脂肪酸主要包括亚油酸和 α-亚麻酸。必需脂肪酸在体内具有重要的生理功能。

（1）参与线粒体和细胞膜的合成。

（2）参与合成前列腺素。

（3）参与脂质代谢，能降低血脂含量，减少血液的黏稠性，对保持微血管的弹性有一定作用。

（4）促进生长发育，提高智力。必需脂肪酸缺乏，将导致生长停滞、体重减轻，婴儿可能患湿疹。

（5）促进脂溶性维生素吸收。膳食中的脂溶性维生素常与脂肪并存，脂肪酸是脂溶性维生素 A、维生素 D、维生素 E、维生素 K 的良好溶剂，这些维生素随着脂肪的吸收同时被吸收。

（6）增加食欲和饱腹感。用油脂烹调食物可改善食物的感官性状和口感，增加食欲。同时脂肪进入十二指肠，刺激产生肠抑胃素，使肠蠕动减慢，延缓胃的排空，增加饱腹感。

三、营养价值评价

脂肪中必需脂肪酸和脂溶性维生素的含量、脂肪消化率是评价脂肪营养价值的主要指标。必需脂肪酸和脂溶性维生素含量越多，脂肪的营养价值就越高。一般来说，植物油中必需脂肪酸含量较高，动物脂肪除鱼肝油外必需脂肪酸含量较低。脂肪的吸收率越高，营养价值也就越高。植物油熔点低于动物油，故植物油的吸收率高于动物油。因此，植物油的营养价值高于动物油。几种食用油的脂肪酸含量见表 2-2。

表 2-2　几种食用油的脂肪酸含量　　　　　单位：%

名称	饱和脂肪酸	不饱和脂肪酸	亚油酸
花生油	20	80	26
椰子油	92	8	6
豆油	13	87	53
奶油	60	40	4
猪油	42	58	9

四、食物来源与参考摄入量

（一）食物来源

植物性食物来源于各种植物油、豆类及坚果类食品。动物性食物主要来源于各种动物油、动物内脏、乳类、蛋类和鱼类等。磷脂丰富的食品有蛋黄、脑、骨髓、心、肝、肾等，但这些食品同时含有较高的胆固醇。海产鱼中含有较多的二十碳五烯酸（EPA）和二十二碳六烯酸。

（二）参考摄入量

我国营养学会推荐每日膳食中脂肪供能占总能量的 20%～30%，必需脂肪酸占总能量的

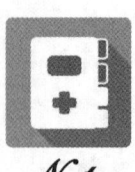

2%。对膳食胆固醇的推荐摄入量已经取消,但是含胆固醇高的食物应该适量摄取。

(王玉平)

知识拓展 2-4

第五节 维 生 素

一、概述

维生素(vitamin)是维持机体生命活动过程所必需的一类微量的低分子有机化合物。其共同特点:以其本体形式或可被机体利用的前体形式存在于天然食物中;在体内既不参与构成组织又不能提供能量,但常以辅酶或辅基形式担负着特殊的代谢功能;机体需要量极少,否则缺乏到一定程度会引起相应疾病;一般不能在体内合成(维生素 D、维生素 K 例外),或合成数量极少,必须由食物供给。根据其溶解性可将维生素分为两大类,即脂溶性维生素和水溶性维生素。脂溶性维生素包括维生素 A、维生素 D、维生素 E、维生素 K;水溶性维生素包括 B 族维生素(维生素 B_1、维生素 B_2、维生素 PP、维生素 B_6、维生素 B_{12},叶酸、泛酸、生物素等)和维生素 C。脂溶性维生素在食物中与脂肪共存,吸收时也与脂肪有关,摄入过多时可在体内蓄积产生有害影响;缺乏时可缓慢出现缺乏症状。水溶性维生素易溶于水,烹调时易损失,一般不在体内蓄积,若摄入过少,可较快出现缺乏症状。

知识拓展 2-5-1

二、脂溶性维生素

(一)维生素 A

维生素 A(vitamin A)又名视黄醇或抗眼干燥症因子,包括只存在于动物性食物中的维生素 A 和植物性食物中的维生素 A 原,一小部分可在小肠和肝细胞内转变成视黄醇和视黄醛的类胡萝卜素。维生素 A 的数量单位过去以国际单位(IU)表示,近年来改为用视黄醇活性当量(RAE)来表示。

1. 理化性质 维生素 A 和胡萝卜素遇热和碱均稳定,一般烹调和罐头加工不易破坏,但在存放过程中,空气中的氧能使其氧化,紫外线可促进维生素 A 和胡萝卜素的氧化。当食物中含有磷脂、维生素 E、维生素 C 或其他抗氧化物质时,均有保护维生素 A 与胡萝卜素稳定性的作用。

2. 生理功能 维生素 A 的生理功能是维持正常视觉,维生素 A 能促进视觉细胞内感光物质合成与再生,以维持正常视觉;维持上皮细胞正常生长与分化;促进生长发育;抑癌作用;维持机体正常免疫功能。

3. 缺乏或过多 维生素 A 缺乏的最早症状是暗适应能力下降,即在黑夜或暗光下看不清物体,在弱光下视力减退,暗适应时间延长,严重者可致夜盲症。维生素 A 缺乏最明显的结果是患眼干燥症,病人眼结膜和角膜上皮组织变性,泪腺分泌减少、发炎、疼痛等,发展下去可致失明;维生素 A 缺乏还会导致指甲出现凹陷线纹、皮肤瘙痒、脱皮、粗糙发干、脱发等;维生素 A 缺乏还会出现血红蛋白合成代谢障碍,免疫功能低下,儿童生长发育迟缓等。摄入大剂量维生素 A 可引起急性、慢性及致畸性毒性;大量摄入胡萝卜素可出现高胡萝卜素血症,易出现类似黄疸皮肤,但停止使用,症状可逐渐消失,未发现其他毒性。

4. 食物来源 维生素 A 最丰富的食物来源是各种动物肝脏、鱼肝油、鱼卵、全奶、奶油、禽

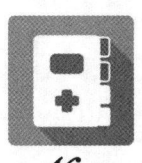

Note

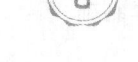

蛋等。维生素 A 原的良好来源是深色蔬菜和水果，如菠菜、冬苋菜、空心菜、莴笋叶、芹菜叶、胡萝卜、豌豆苗、红心红薯、辣椒，芒果、杏子及柿子等。

膳食或食物中总视黄醇活性当量(μgRAE)＝全反式视黄醇(μg)＋1/2 补充剂纯品全反式 β-胡萝卜素(μg)＋1/12 膳食全反式 β-胡萝卜素(μg)＋1/24 其他膳食维生素 A 原类胡萝卜素(μg)。

5. 参考摄入量 中国营养学会推荐摄入量(RNI)：成年男性 800 μgRAE/d，成年女性 700 μgRAE/d。

（二）维生素 D

维生素 D(vitamin D)属于固醇类，主要包括维生素 D_2 和维生素 D_3。在人和动物皮下组织中的 7-脱氢胆固醇，经紫外线照射形成维生素 D_3；存在于藻类植物及酵母中的麦角固醇，经紫外线照射形成维生素 D_2。

1. 理化性质 维生素 D 的化学性质比较稳定，在中性和碱性环境中耐热，不易被氧化破坏，如在 130 ℃下加热 90 min，仍能保持其活性，但在酸性环境中则逐渐分解，当脂肪酸败时可使其中的维生素 D 破坏。

2. 生理功能 维生素 D 的主要功能是调节体内钙、磷代谢，促进钙、磷的吸收和利用，以构成健全的骨骼和牙齿。

3. 缺乏或过多 维生素 D 缺乏或不足，会导致钙、磷代谢紊乱，血中钙、磷水平降低，从而使骨组织钙化发生障碍，在婴幼儿期出现佝偻病；成年人发生骨软化症，多见于孕妇、乳母和老年人。过量摄入维生素 D 也可引起维生素 D 过多症，多见于长期大量给儿童服用浓缩的维生素 D，可出现食欲缺乏、体重减轻、恶心、呕吐、腹泻、头痛等。

4. 食物来源 维生素 D 主要存在于动物性食物(如沙丁鱼、动物肝、蛋黄)及鱼肝油制剂中。

5. 参考摄入量 中国营养学会推荐摄入量(RNI)：0～64 岁 10 μg/d，65 岁以上为 15 μg/d。

（三）维生素 E

维生素 E(vitamin E)又名生育酚，为黄色油状液体，溶于脂肪，对热、酸稳定，遇碱易被氧化，在酸败的油脂中维生素 E 多被破坏，一般的食物烹调方法对其影响不大。

1. 生理功能 抗氧化作用；促进蛋白质更新合成；预防衰老；与动物生殖功能和精子生成有关；调节血小板黏附力和聚集作用。

2. 缺乏症 不能正常吸收脂肪的病人可出现维生素 E 缺乏，导致红细胞膜受损，出现溶血性贫血，给予维生素 E 治疗有望治愈。

3. 食物来源 维生素 E 在自然界分布甚广，通常人类不会缺乏。维生素 E 含量丰富的食物有植物油、麦胚、硬果、种子类、豆类、蛋黄等；绿叶植物中的维生素 E 含量高于黄色植物；肉类、鱼类等动物性食物维生素 E 含量很少。

4. 参考摄入量 中国营养学会适宜摄入量(AI)：青少年、成人 14 mg α-TE/d。

三、水溶性维生素

（一）维生素 B_1

维生素 B_1(vitamin B_1)又称硫胺素，也称抗脚气病因子、抗神经炎因子，是人类发现较早的维生素之一。

1. 理化性质 维生素 B_1 为白色结晶，易溶于水，在酸性中稳定，比较耐热，不易被破坏，在

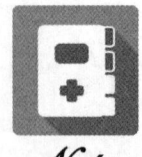

碱性中对热极不稳定,一般加温煮沸可使其大部分破坏。故在煮粥、蒸馒头时加碱,会造成米面中维生素 B_1 大量损失。

2. 生理功能 维生素 B_1 的生理功能:构成脱羧酶的辅酶,参加碳水化合物代谢,即与能量代谢有关;维持神经、肌肉特别是心肌正常功能;维持正常食欲和胃肠蠕动等。

3. 缺乏症 维生素 B_1 缺乏可导致消化、神经和心血管等系统的功能紊乱,主要表现为疲乏无力、肌肉酸痛、头痛、失眠、食欲不佳、心动过速、多发性神经炎、水肿及浆液渗出等。因缺乏维生素 B_1 引起的全身性疾病又称脚气病,临床上可分为干性脚气病、湿性脚气病和混合性脚气病三种类型(表 2-3),主要发生于以精白米面为主食的人群和胃肠道及消耗性疾病病人。

表 2-3 维生素 B_1 缺乏症临床分类

类型	临床表现
干性脚气病	以多发性周围神经炎为主。起病多从肢体远端开始向肢体近端发展,可有灼痛或异样感觉,呈袜套形分布;触觉及痛觉减退,温觉及振动感觉消失;肌力下降,肌肉酸痛,挤压腓肠肌疼痛;腿沉重麻木并有蚁行感,蹲踞时起立和上下楼梯困难;损害累及迷走神经时出现呕吐、眼球震颤(水平多于垂直震颤)、共济失调等症状
湿性脚气病	以水肿和心脏症状为主。表现为心脏扩大,周围血管扩张,静息时心动过速、气促、胸痛、水肿、肝脏大、全身水肿、少尿;心电图可见低电压、右心室肥大
混合性脚气病	兼有干性脚气病与湿性脚气病症状,既有神经炎又有心力衰竭和水肿

4. 食物来源 维生素 B_1 广泛存在于各类食物中,其良好来源是动物内脏,如肝、肾、心、瘦肉及全谷类、豆类和坚果类。目前谷类仍为维生素 B_1 的主要来源。维生素 B_1 主要存在于谷物糊粉层和胚芽中。过度碾磨的精白米、精白面会造成维生素 B_1 大量丢失;清洗、烫漂过程中也会有损失。

5. 参考摄入量 中国营养学会推荐摄入量(RNI):成年男性 1.4 mg/d,成年女性 1.2 mg/d。

(二) 维生素 B_2

维生素 B_2(vitamin B_2)又称核黄素。

1. 理化性质 维生素 B_2 为橙黄色针状结晶,带有微苦味。虽然属于水溶性,但在水中溶解度很低。在酸性溶液中对热稳定,在碱性环境中易于分解破坏。有游离及结合两种形式,结合状态比较稳定。

2. 生理功能 在体内主要以黄素腺嘌呤二核苷酸(FAD)和黄素单核苷酸(FMN)形成黄素酶的辅酶,催化多种氧化还原反应和呼吸链中的电子传递,参与生物氧化过程;FAD 和 FMN 分别作为辅酶参与色氨酸转变为烟酸、维生素 B_6 转变为磷酸吡哆醛的过程;与体内铁的吸收、储存及动员有关,在防治缺铁性贫血中具有重要作用;FAD 可参与体内的抗氧化防御系统和药物代谢;提高机体对环境的应激适应能力。

3. 缺乏症 维生素 B_2 是我国饮食中容易缺乏的营养素之一。维生素 B_2 缺乏症病变主要表现有口角炎、口唇炎、舌炎、阴囊炎、脂溢性皮炎、眼部的睑缘炎,临床上称为口腔生殖综合征。

4. 食物来源 维生素 B_2 良好食物来源主要是动物性食物,以肝、肾、心、蛋黄、乳类尤为丰富。植物性食物中则以绿叶蔬菜类,如菠菜、韭菜、油菜及豆类含量较多;而粮谷类含量较低,尤其研磨过于精细的粮谷类食物。

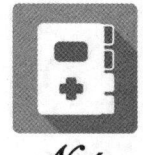

5. 参考摄入量 中国营养学会推荐摄入量（RNI）：成年男性 1.4 mg/d，成年女性 1.2 mg/d。

（三）维生素 PP

维生素 PP(vitamin PP)又名烟酸、尼克酸、维生素 B_3、抗癞皮病因子等，为一种白色结晶，溶于水，性质稳定，在酸、碱、光、氧环境中加热也不易破坏，通常食物加工烹调对其损失极少。

1. 生理功能 维生素 PP 是一系列以 NAD 和 NADP 为辅基的脱氢酶类绝对必需成分，在细胞的生理氧化过程中起着重要的递氢作用，并参与碳水化合物、脂肪、蛋白质的能量代谢；维生素 PP 还是葡萄糖耐量因子的重要成分，具有增强胰岛素效能的作用。

2. 缺乏症 维生素 PP 缺乏症又称癞皮病，主要损害皮肤，口、舌、胃肠黏膜及神经系统。其典型病例可有皮炎(dermatitis)、腹泻(diarrhea)和痴呆(dementia)，又称"三 D"症状。

3. 食物来源 维生素 PP 广泛存在于动植物性食物中，良好的来源为肝、肾、瘦肉、全谷、豆类等，乳类、绿叶蔬菜也含相当数量。玉米中所含的维生素 PP 是结合型的，不能被人体直接吸收，长期以玉米为主食的地区，易患癞皮病。但是色氨酸约占蛋白质总量的 1%，若摄入蛋白质达到或接近 100 g/d，通常不会引起维生素 PP 缺乏。

4. 参考摄入量 中国营养学会推荐摄入量（RNI）：成年男性 15 mgNE/d、成年女性 12 mgNE/d。

（四）叶酸

叶酸(folic acid)最初从菠菜中分离出来而得名，为鲜黄色粉末状结晶，微溶于水，不溶于有机溶剂。

1. 生理功能 叶酸作为辅酶成分，对蛋白质、核酸的合成和各种氨基酸的代谢有重要作用。近年来研究发现，叶酸可以调节致病过程，降低癌症危险性。

知识拓展 2-5-2

2. 缺乏症 饮食摄入不足、酗酒、服用抗惊厥和避孕药物等，会妨碍叶酸的吸收和利用，而导致其缺乏。叶酸缺乏时，临床表现为恶性巨幼细胞贫血或高同型半胱氨酸血症。孕妇摄入不足时胎儿易发生先天性神经管畸形。

3. 食物来源 叶酸广泛存在于动植物性食物中，其良好来源为动物的肝、肾、鸡蛋、豆类、酵母、绿叶蔬菜、水果及坚果等食物。叶酸摄入量通常以膳食叶酸当量（DFE）表示，DFE(μg) ＝膳食叶酸(μg)＋1.7×叶酸补充剂(μg)。

4. 参考摄入量 中国营养学会推荐摄入量（RNI）：14 岁以上者为 400 μg DFE/d。

（五）维生素 C

维生素 C(vitamin c)是一种具有预防坏血病功能的有机酸，故曾称为抗坏血酸。

1. 理化性质 维生素 C 溶于水、有酸味，性质不稳定，易被氧化破坏，尤其遇碱性物质、氧化酶及铜、铁等重金属离子，更易被氧化破坏。在酸性环境中对热稳定，所以烹调蔬菜时加入少量醋可以避免维生素 C 被破坏。

2. 生理功能 维生素 C 是一种生理活性很强的物质，在人体内具有多种生理功能：构成体内氧化还原体系，参与氧化还原过程；促进组织中胶原的形成，维持结缔组织及细胞间质结构的完整性，促进创伤愈合，防止微血管脆弱引起的出血；参与胆固醇代谢，降低血浆胆固醇水平；维生素 C 可将铁传递蛋白中的三价铁还原为二价铁，与铁蛋白结合组成血红蛋白，因而对贫血有一定的治疗作用；具有广泛的解毒作用，如铅、苯、砷等化学毒物进入人体时，给予大量的维生素 C 可增强体内的解毒功能；阻断致癌物质 N-亚硝基化合的形成，从而降低肿瘤形成的风险。

3. 缺乏症 维生素 C 严重摄入不足可致维生素 C 缺乏症，即坏血病。临床症状早期表现为疲劳、倦怠、皮肤出现淤点或淤斑、毛囊过度角化，继而出现牙龈肿胀出血，球结膜出血，机体

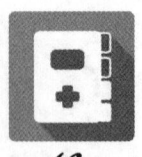

抵抗力下降,伤口愈合迟缓,关节疼痛及关节腔积液等。

4. 食物来源 维生素C主要来源为新鲜蔬菜和水果。一般叶菜类含量比根茎类多,酸味水果比无酸味水果含量多。含量较丰富的蔬菜有柿子椒、番茄、菜花及各种深色叶菜类;含量较多的水果有柑橘、柠檬、青枣、山楂、猕猴桃等。某些野菜野果中维生素C含量尤为丰富,如苋菜、苜蓿、刺梨、沙棘和酸枣等。

5. 参考摄入量 中国营养学会推荐摄入量(RNI):婴幼儿40～50 mg/d,儿童65～90 mg/d,青少年、成年人为100 mg/d,孕妇100～115 mg/d,乳母150 mg/d。

(战则凤)

第六节 矿 物 质

一、概述

人体组织中含有自然界各种元素,目前在地壳中发现的90多种天然元素在人体内几乎都能检测到。这些元素除了碳、氢、氧、氮等主要以有机物的形式存在以外,其余元素均称为矿物质,亦称无机盐或灰分。矿物质中含量大于体重0.01%的元素称为常量元素或宏量元素,如钙、磷、钠、钾、氯、镁与硫等;含量小于体重0.01%并有一定生理功能的元素为微量元素。其中,构成人体组织、参与机体代谢、维持生理功能所必需的矿物质元素有21种,按其需要量的多少又可分为三类:铁、铜、锌、硒、铬、碘、钴、钼是必需微量元素;锰、硅、镍、硼、钒为可能必需微量元素;氟、铅、镉、汞、砷、铝、锡和锂为具有潜在毒性,但低剂量可能具有功能作用的微量元素。矿物质是构成机体组织如骨骼、牙齿等的重要材料,也是维持机体酸碱平衡和正常渗透压的必要条件,参与生理活性物质如血红蛋白、甲状腺素的合成。

二、常见重要矿物质的营养学意义

(一) 钙

钙(Ca)是人体含量最多的矿物质元素,正常人含钙总量为1000～1200 g,相当于成年人体重的1.5%～2.0%,其中99%集中在骨骼和牙齿中;其余1%的钙分布于软组织、细胞外液和血液中,统称为混溶钙池。

1. 生理功能 钙的主要生理功能是构成骨骼和牙齿;维持神经与肌肉活动;促进体内某些酶活性;还参与凝血过程、激素分泌、维持体液酸碱平衡及细胞内胶质稳定性等。

2. 影响钙吸收的因素 促进机体钙吸收的因素有维生素D、蛋白质或氨基酸、乳糖、胃酸和胆汁的分泌等;而抑制钙吸收的因素有草酸、植酸、脂肪酸、膳食纤维、绝经期和老年等。

3. 缺乏或过多 儿童长期钙缺乏和维生素D不足可致佝偻病;中老年人随年龄增加逐渐脱钙易引起骨质疏松症和骨质软化症。缺钙者易患龋齿,影响牙齿质量。钙为毒性最小的一类元素,无明显毒性作用,过量摄入致高钙尿,是肾结石的危险因素。

4. 食物来源 钙的良好食物来源是奶与奶制品,奶与奶制品也是婴儿理想的钙来源。水产品中小虾皮含钙特别多,其次是海带;豆类及其制品及油料种子和蔬菜含钙也不少,特别是黄豆及其制品、黑豆、赤小豆、各种瓜子、芝麻酱、海带、发菜等钙含量丰富。

5. 参考摄入量 推荐摄入量(RNI)为成年人800 mg/d,孕妇800～1200 mg/d,乳母1200

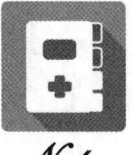

mg/d。成年人钙的可耐受最高摄入量(UL)为 2000 mg/d。

(二) 钠

钠(Na)是人体不可缺少的常量元素,是细胞外液的主要阳离子。钠约占体重的 0.15%。氯化钠是人体获得钠的主要来源。正常情况下每日摄入的钠只有小部分为身体所需,大部分通过肾脏从尿液排出。钠亦可从汗中排出。钠摄入量高时会减少肾小管对钙的重吸收从而增加钙的排泄,故高钠膳食会导致骨中钙的丢失。

1. 生理功能 钠的主要生理功能是调节体内水分与渗透压;维持酸碱平衡;增加神经肌肉的兴奋性;提供钠泵;维持血压正常。研究发现,膳食钠摄入与血压有关,为防止高血压,WHO 建议每日钠的摄入量应少于 2.3 g,相当于食盐 6 g。

2. 缺乏或过多 当胃肠道消化液因腹泻或引流等原因丧失、大面积皮肤烧伤、大量出汗、体液积聚在间隔内、肾脏疾病、放腹水或胸水等情况下,可能会发生钠缺乏。钠摄入量过多,是导致高血压的重要因素,还可导致水肿、血清胆固醇升高等。

3. 食物来源 钠普遍存在于各种食物中,一般动物性食物含量高于植物性食物,但人体钠来源主要是食盐,其次是含盐的加工食品如酱油、腌制品、发酵豆制品或咸味膨胀食品等。

4. 参考摄入量 中国居民膳食钠适宜摄入量(AI)不同年龄段标准不同,18~49 岁、孕妇和乳母为 1500 mg/d,50~79 岁 1400 mg/d,80 岁以上 1300 mg/d。

(三) 钾

钾离子(K^+)为人体重要的阳离子之一,正常人血浆中钾的浓度为 3.5~5.3 mmol/L,摄入人体的钾大部分由小肠吸收,吸收的钾通过钠泵将钾转入细胞内,使细胞内保持高浓度的钾。肾是维持钾平衡的主要调节器官,约 90% 摄入人体的钾由肾脏排出。

1. 生理功能 钾的主要生理功能是维持糖、蛋白质的正常代谢,维持细胞内外正常的酸碱平衡,维持神经肌肉的应激性和正常功能,维持心肌的正常功能,降低血压。

2. 钾缺乏或过多 体内缺钾的常见原因是摄入量不足或损失过多。正常进食一般不易发生摄入不足,但由于疾病或其他原因长期禁食或少食,而静脉补液内少钾或无钾时,易发生钾不足。出现频繁呕吐、腹泻、胃肠引流、长期服用缓泻剂等可使钾损失。患肾小管功能障碍为主的肾脏疾病,以及从事高温作业或重体力劳动导致大量出汗,均可使体内钾大量流失。体内钾总量减少可引起钾缺乏症,可出现肌肉无力、瘫痪、心律失常、横纹肌裂解症及肾功能障碍等。当摄入过多或排出困难时,体内钾浓度增高,血钾浓度达到 5.5 mmol/L 以上,可出现高钾血症,神经肌肉表现为极度疲乏软弱、四肢无力、心率缓慢、心音减弱。

3. 食物来源 大部分食物都含有钾,但蔬菜和水果是钾最好的来源。含钾量在 8 g/kg 以上的食物有紫菜、黄豆和冬菇等,谷类含钾 100~200 mg,蔬菜和水果为 200~500 mg,肉类为 150~300 mg。

4. 参考摄入量 中国营养学会提出的膳食钾适宜摄入量(AI)与年龄段有关,14 岁以上为 2000 mg/d,乳母为 2400 mg/d。

(四) 铁

铁(Fe)是人体必需微量元素中含量最多的元素,成人体内铁总量为 4~5 g。其中 65%~70% 的铁存在于血红蛋白,3% 在肌红蛋白,1% 在含铁酶类(如细胞色素、细胞色素氧化酶、过氧化物酶、过氧化氢酶等)、辅助因子及运铁载体中,此类铁称为功能性铁。剩余 25%~30% 为储存铁,主要以铁蛋白和含铁血黄素形式存在于肝、脾和骨髓的网状内皮系统中。

1. 生理功能 铁的主要生理功能是作为血红蛋白与肌红蛋白、细胞色素 A 及某些呼吸酶的成分,参与体内氧与二氧化碳的转运、交换和组织呼吸过程;铁与红细胞形成和成熟有关;铁还可促进胶原合成,参与许多重要功能。

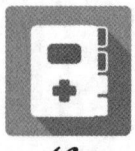
Note

2. 影响铁吸收的因素 食物中的铁有两种形式,即血红素铁(Fe^{2+})和非血红素铁(Fe^{3+})。血红素铁主要存在于动物性食物中,可直接被肠黏膜上皮细胞吸收而不受其他因素的影响,吸收率可达 $25\%\sim35\%$;非血红素铁主要存在于植物性食物中,需在胃酸的作用下还原成 Fe^{2+} 后才能被吸收,并受很多因素的影响,吸收率一般小于 10%。维生素 C、含巯基氨基酸、胃酸等能促进铁吸收;膳食中的植酸、草酸、磷酸和碳酸等可与铁结合形成难溶的铁盐而抑制铁的吸收。铁的吸收也受体内铁存量和需要量的影响,铁存量丰富时铁的吸收率低,体内需要量高时铁的吸收率高,如在生长发育期和妊娠期铁吸收率较高。

3. 缺乏或过量 缺铁性贫血是常见的营养缺乏病,婴幼儿、孕妇及乳母更易发生。缺铁还可引起智力发育的损害及行为改变,损害儿童的认知能力,降低抗感染能力等。铁过量可引起肝纤维化、肝细胞瘤,增加心血管疾病发生的风险。

4. 食物来源 膳食中铁的良好来源为动物性食物,如肝脏、瘦肉、鸡蛋、动物全血、禽类、鱼类等。但奶的含铁量较少,牛奶的含铁量更低,长期食用牛奶喂养的婴儿应及时补充含铁量丰富的食物。海带、芝麻的铁含量较高,豆类及红蘑、蛏子、蚌肉、油菜、芹菜、藕粉含铁量也较丰富。使用铁锅炒菜也是铁的一个很好来源。口服铁剂和输血可致铁摄入过多。

5. 参考摄入量 铁的适宜摄入量(AI):成年男性 12 mg/d,成年女性 20 mg/d;孕妇及乳母 $24\sim29$ mg/d;老年人 12 mg/d;成年人可耐受最高摄入量(UL)42 mg/d。

(五)锌

正常成年人体内含锌(Zn)量为 $2\sim2.5$ g,主要存在于肌肉、骨骼、皮肤。

1. 生理功能 锌是体内酶的重要成分或酶的激活剂,体内已知含锌酶有 200 多种。锌可促进生长发育与组织再生,促进食欲,促进维生素 A 代谢和生理作用,参与免疫功能。

2. 锌缺乏或过多 锌缺乏表现为生长迟缓、认知行为改变等症状。生长期儿童极易出现锌缺乏,常有食欲缺乏、味觉迟钝甚至丧失、皮肤创伤不易愈合、易感染、第二性征发育障碍等症状。成年人一次性摄入 2 g 以上的锌可致锌中毒,表现为上腹疼痛、腹泻、恶心、呕吐。

3. 食物来源 锌来源广泛,但动物性食物与植物性食物的锌含量与吸收率有很大差异。贝壳类海产品、红色肉类、动物内脏是锌极好来源,干果类、谷类胚芽和麦麸也富含锌。

4. 参考摄入量 我国锌推荐摄入量(RNI):成年男性 12.5 mg/d,成年女性 7.5 mg/d;孕妇(中后期)9.5 mg/d,乳母 12 mg/d。

(六)碘

健康成年人体内含碘(I)$15\sim20$ mg,其中 $70\%\sim80\%$ 存在于甲状腺组织。

1. 生理功能 碘的生理功能通过甲状腺素完成,主要是促进和调节代谢及生长发育。

2. 碘缺乏或过多 机体因缺碘所导致系列障碍统称为碘缺乏病,在成年人可引起甲状腺肿,在胎儿期和新生儿期可引起呆小症(克汀病)。较长时间高碘摄入可导致高碘甲状腺肿。碘过量通常发生于摄入含碘量高的食物及在治疗甲状腺肿等疾病中使用过量碘剂时。

3. 食物来源 机体所需碘主要来自食物,占每日总摄入量的 $80\%\sim90\%$;其次来自饮水与食盐。海产品碘含量高于陆地食品,其中含碘丰富的海产品有海带、紫菜、鲜鱼、蛤干、干贝、虾、海参及海蜇等。陆地食品中蛋、奶的碘含量较高,大于一般肉类,肉类大于淡水鱼,植物性食物含碘量最低,尤其是蔬菜和水果。

4. 参考摄入量 中国营养学会建议碘的推荐摄入量(RNI):成年人为 120 $\mu g/d$,孕妇为 200 $\mu g/d$;成年人可耐受最高摄入量(UL)为 600 $\mu g/d$。

(七)硒

硒(Se)在人体内总量为 $14\sim20$ mg,广泛分布于所有组织和器官中,肝、胰、肾、心、脾、牙釉质及指甲中硒浓度较高,脂肪组织内较低。

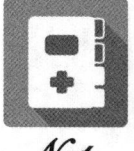

1. 生理功能　进入人体内的硒绝大部分与蛋白质结合,称为硒蛋白,目前认为只有硒蛋白具有生物功能,如:构成谷胱甘肽过氧化物酶;增强免疫作用;保护心血管功能;促进生长、保护视觉器官;抗肿瘤作用;对有毒重金属的解毒作用。

2. 硒缺乏或过多　硒缺乏已被证实是发生克山病的重要病因,克山病是以多发性灶状心肌坏死为主要病变的地方性心肌病。缺硒还可引起大骨节病,主要发生于青少年,严重影响骨发育。硒摄入过多可致中毒,主要表现为头发变干、变脆、易断裂及脱落,其他部位如眉毛、胡须及腋毛也有上述现象。并有指甲变形,肢端麻木,抽搐,甚至偏瘫,严重者可致死亡。

3. 食物来源　动物的肝肾、肉类和海产品都是硒的良好来源。但食物中的硒含量受当地水土中硒含量影响很大。

4. 参考摄入量　中国营养学会提出硒推荐摄入量(RNI):成年人为 60 $\mu g/d$,孕妇为 65 $\mu g/d$。成年人可耐受最高摄入量(UL)为 400 $\mu g/d$。

(战则凤)

第七节　水

　　水(water)是重要的营养物质,是机体的主要成分。体内水主要分布在细胞内液、细胞间液和血浆中。水是人体中含量最多的成分,成年人体内水分含量为体重的 $50\% \sim 60\%$,年龄越小,体内含水量越多。人体除与外界交换水分外,体内各部分体液也不断相互交换。在正常情况下,机体水的摄入量和水的排出量大致相等。如成年人每日水摄入量约 2500 mL,排量约 2500 mL。水的摄入主要通过饮水或饮料、食物获得,少量来源于营养素体内氧化形成的内生水。水的排出通过肾脏、皮肤、肺和胃肠道等组织器官。水摄入不足或丢失过多,可导致各种类型的脱水。根据水与电解质丧失比例的不同,脱水出现不同的临床症状和体征。水的排出量减少或摄入过多同样可引起脑水肿、举止异常等临床表现。

一、水的生理功能

(一) 构成机体细胞和体液的重要组成成分

　　成年人体内水分含量占体重的 $50\% \sim 60\%$,男性约占体重的 60%,女性约占体重的 50%。水广泛分布在组织细胞内外,构成人体的内环境。

(二) 参与体内新陈代谢

　　水是体内一切生化反应的主要介质,促进各种生理活动和生化反应过程,有利于营养物质的消化、吸收、运输和代谢产物的排泄。

(三) 调节人体体温

　　水可吸收代谢过程中产生的热使体温不至于过热,同时高温下体热可随水经皮肤蒸发散热而维持体温恒定。

(四) 润滑作用

　　在关节、胸腔和肠胃道等部位都存在一定水分,以润滑和保护相应组织器官。

二、水的种类

　　通常成年人每日水的需要量约为 2500 mL,其来源途径有 3 个:一是饮水(包括开水、饮

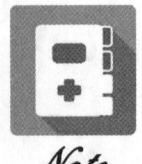

料、菜汤之类），约为 1200 mL，但会因气候、劳动强度、运动和生活习惯等因素而发生较大的变化。二是食物水，即通过摄食进入体内的水，约为 1000 mL。三是代谢水（内生水），即由糖类、脂肪、蛋白质三大营养物质分解代谢产生的水分，每天约为 300 mL，每 100 g 糖类、脂肪和蛋白质彻底氧化分解所产生的水量分别为 55 mL、107 mL 和 41 mL。体内水的这 3 种来源，以饮水为主要的来源途径，每日饮水以定时适量多次饮用至无口渴感为宜，并非多多益善。喝水太多太快，会增加心脏和肾脏的负担，使血液稀释，甚至引起水肿，喝水以喝温开水为好，不喝生水和不洁之水，以防肠道疾病发生。

三、水的需要量

水的实际需要量因年龄、性别、运动量和生理状况等而不同。中国营养学会建议饮水适宜摄入量（AI）：4 岁以上 0.8 L/d；7 岁以上 1.0 L/d；11 岁以上男性 1.3 L/d，女性 1.1 L/d；14 岁以上男性 1.4 L/d，女性 1.2 L/d；18 岁以上男性 1.7 L/d，女性 1.5 L/d。如果在高温或进行中等以上身体活动时，应适当增加水摄入量。

（战则凤）

第八节 膳食纤维

一、概述

膳食纤维（dietary fiber）是植物的可食部分、不能被人体小肠消化吸收、对人体健康有意义、聚合度≥3 的碳水化合物。其组成非常复杂，包括纤维素、半纤维素、木质素、果胶、菊糖。木质素虽然不是碳水化合物，但因检测时不能排除木质素，故仍将它包括在膳食纤维中。根据其水溶性不同，可分为水溶性膳食纤维和非水溶性膳食纤维。水溶性膳食纤维包括果胶和树胶。果胶是不可消化的多糖，多存在于水果蔬菜的软组织中。果胶类物质均溶于水，与糖、酸在适当条件下形成凝冻，一般用作果冻、冰激凌等食品的稳定剂。非水溶性膳食纤维包括纤维素、半纤维素和木质素，存在于植物细胞壁中。谷物的麸皮、全谷粒、干豆、干蔬菜和坚果类等食物含有较多的非水溶性膳食纤维。

二、营养学意义

膳食纤维不仅本身具有重要的功能，而且在肠道益生元的作用下发酵所产生的短链脂肪酸有着广泛的健康作用。

（一）增加饱腹感

膳食纤维进入消化道内，在胃中吸水膨胀，增加胃内容物的容积，水溶性膳食纤维黏度高，使胃排空速度减缓，延缓胃中内容物进入小肠的速度，同时使人产生饱腹感，从而有利于糖尿病和肥胖症病人减少进食量。

（二）促进排便

非水溶性膳食纤维可组成肠内容物的核心，由于其吸水性可增加粪便体积，以机械刺激使肠壁蠕动；可被结肠细菌发酵产生短链脂肪酸和气体以化学刺激肠黏膜，从而促进粪便排泄；膳食纤维可增加粪便含水量，减小粪便硬度，利于排便。

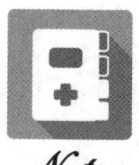

（三）降低血糖和血胆固醇

膳食纤维可以减少小肠对糖的吸收，使血糖不因进食而快速升高，因此也可减少体内胰岛素的释放，而胰岛素可刺激肝脏合成胆固醇，所以胰岛素释放的减少可以使血浆胆固醇水平受到影响。各种纤维因可吸附胆酸，使脂肪、胆固醇等吸收率下降，也可达到降血脂的作用。

（四）改变肠道菌群

某些不易消化的碳水化合物在结肠发酵，有选择性地刺激肠道菌的生长，特别是促进某些有益菌群的增殖，如乳酸杆菌和双歧杆菌；清除肠道毒素（氨和酚等），以减少肠道可能出现的健康风险，维持肠道健康。发酵所产生的短链脂肪酸可降低肠道 pH，从而改变肠内微生物菌群的构成与代谢，诱导益生菌大量繁殖。

三、来源与参考摄入量

目前多数国家对于膳食纤维的建议摄入量为 $25\sim35$ g/d。全谷物、豆类、水果、蔬菜和马铃薯是膳食纤维的主要来源，坚果和种子中含量也很高。

（战则凤）

第九节　膳食与营养

一、食物的营养价值、影响因素及其评定

食物（food）是指各种供人食用或者饮用的成品和原料，以及按照传统既是食品又是药品的物品，但不包括以治疗为目的的物品。食物是人类活动所需能量和各种营养素的基本来源，是人类赖以生存、繁衍的物质基础。其作用是维持生命、促进生长发育、修复机体组织和供给能量与营养素。食物的种类繁多，按其来源和性质可分为植物性食物、动物性食物，以及动植物性食物的制品。

食物的营养价值（nutritional value）是指某种食品所含营养素和能量能满足人体营养需要的程度。食物营养价值的高低，取决于食品中营养素的种类是否齐全、数量的多少、相互比例是否适宜以及是否容易被人体消化吸收和利用。

不同食物因所含营养素的种类和数量不同，其营养价值也就不同，食物的营养价值是相对的。目前，还没有任何一种天然食物能够满足人体的全部营养需要。因此，人们应当根据不同食品的营养价值特点，合理选择多种食品食用，以保证营养平衡，满足人体的营养需要。

（一）食物营养价值的评定

食物营养价值的评定主要是从食物所含营养素种类及含量和营养素的质量两个方面进行。

1. 营养素的种类及含量　对某种食物进行营养价值评定时，首先应对其所含营养素的种类及含量进行测定和分析。食物中所提供营养素的种类及含量越接近人体需要，这类食物的营养价值就越高。在实际工作中，可用化学分析法、仪器分析法、微生物法、酶分析法等来测定食物营养素的种类及含量，另外还可通过查阅食物成分表，初步评定食物的营养价值。

2. 营养素的质量　在评价某种食物或某营养素价值时，营养素的质与量是同等重要的。质的优劣体现在营养素可被人体消化吸收和利用的程度上。食物的消化吸收率和利用率越

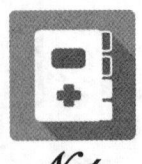

高,其营养价值就越高。蛋白质的优劣体现在其氨基酸的组成及可被消化利用的程度;脂肪的优劣则体现在脂肪酸的组成、脂溶性维生素的含量等方面。

评定食品的营养价值主要是依靠动物喂养实验及人体试食临床观察,将生长、代谢、生化等指标与对照组进行比较所得出的结论。

营养质量指数(index of nutrition quality,INQ)是由 Hansen R. G. 提出并推荐将其作为评价食品营养价值的指标。INQ 即营养素密度(待测食品中某营养素占供给量的比)与能量密度(待测食品所含能量占供给量的比)之比。公式如下:

$$INQ = \frac{营养素含量/该营养素供给量}{所产生的能量/能量供给量标准}$$

INQ=1,表示食物的该营养素与能量含量达到平衡;INQ>1 说明食物中该营养素的供给量高于能量的供给量,故 INQ≥1 为营养价值高;INQ<1 说明食物中该营养素的供给少于能量的供给,长期食用此种食物,可能发生该营养素的不足或能量过剩,该食物的营养价值低。

以一个能量需要量为 2400 kcal 个体的营养素与能量参考摄入量为例,计算鸡蛋、大米、大豆中蛋白质、视黄醇、硫胺素和核黄素的 INQ,见表 2-4。

表 2-4 鸡蛋、大米、大豆中几种营养素的 INQ

	热能 /kcal	蛋白质 /g	视黄醇 /μg	硫胺素 /mg	核黄素 /mg
营养素推荐摄入量	2400	75	800	1.4	1.4
100 g 鸡蛋	144	13.3	234	0.11	0.27
INQ		2.96	4.88	1.31	3.21
100 g 大米	347	8.0	—	0.22	0.05
INQ		0.74	—	1.09	0.25
100 g 大豆	359	35.0	37	0.41	0.20
INQ		3.12	0.31	1.96	0.96

3. 食物利用率 食物利用率是指食物进入人体内后被机体消化、吸收和利用的程度。一般用动物来进行测定。具目的是评价对体重起作用的营养素,如蛋白质、脂肪、碳水化合物的营养水平。计算公式如下:

$$食物利用率 = \frac{饲养期间动物的增重值}{饲养期间总的饲养消耗} \times 100\%$$

式中可见,饲料消耗值越小,动物的体重增加越多,表明这种饲料的营养价值越高。

4. 食物血糖指数与食物血糖负荷 在 1998 年联合国粮食及农业组织(FAO)和世界卫生组织(WHO)专家会议上,食物血糖指数(glycemic index,GI)被建议作为评价食品的一个指标。GI 是可评价食物引起餐后血糖反应的一个生理指标,能真实地反映机体对食物中碳水化合物的利用强度和食物摄入后对人体血糖的影响。

$$GI = \frac{被测食物(50\ g)餐后\ 2\ h\ 血糖曲线下面积}{等量葡萄糖(50\ g)餐后\ 2\ h\ 血糖曲线下面积} \times 100$$

GI≥70 为高 GI 食物,GI 在 56～69 为中 GI 食物,GI≤55 为低 GI 食物。GI 只能反映食物中碳水化合物转变成葡萄糖的速率和能力,与该食物中碳水化合物的含量无关,而影响餐后血糖的因素除了食物中碳水化合物的来源外,更主要的是碳水化合物的总量。食物血糖负荷(glycemic load,GL)可以更全面地反映食物对血糖的影响。

$$GL(\%) = 某食物\ GI \times 该碳水化合物的含量(\%)$$

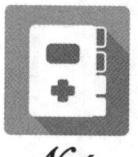

计算 GL 时应注意,该食物碳水化合物的含量指的是可消化的碳水化合物的量,不包括膳食纤维。

GL≥20 为高 GL 食物,GL 在 11～19 为中 GL 食物,GL≤10 为低 GL 食物。

二、食物的分类、营养特点

(一) 食物的分类

食物是人类赖以生存的物质基础,是人类活动所需能量和各种营养素及生物活性物质的主要来源,其主要生理作用是提供能量、营养素,以维持生命,促进生长发育和修复机体组织。食物种类繁多,按其来源可分为两大类,即植物性食物和动物性食物。《中国居民膳食指南(2016)》将食物分为四大类,即谷薯类、蔬菜水果类、畜禽鱼蛋奶类和大豆坚果类。

1. 谷薯类 包括米、面、杂粮,薯类包括马铃薯、甘薯、木薯等,主要提供碳水化合物、蛋白质、膳食纤维和 B 族维生素。

2. 蔬菜水果类 主要提供膳食纤维、矿物质、维生素及有益健康的植物化学物质。

3. 畜禽鱼蛋奶类 主要提供蛋白质、脂肪、矿物质、维生素 A、维生素 D 和 B 族维生素,其中所提供的蛋白质可与谷薯类食物中的蛋白质互补。

4. 大豆坚果类 包括大豆、其他干豆类及花生、核桃、杏仁等坚果类,主要提供蛋白质、脂肪、膳食纤维、矿物质、B 族维生素和维生素 E 等。其中大豆蛋白为优质蛋白质,含有较丰富的赖氨酸,可与谷薯类蛋白质互补。

(二) 食物的营养特点

1. 谷薯类 谷薯类主要提供碳水化合物、蛋白质、膳食纤维和 B 族维生素。

(1)碳水化合物含量最高,占 70% 以上,主要为淀粉,集中在胚乳中,是人类最理想和最经济的能量来源。

(2)蛋白质在 7.5%～15%,主要含谷蛋白和醇溶蛋白,不属于优质蛋白质,可与豆类或动物性食物配餐进食,以提高营养价值。

(3)脂肪含量低,以不饱和脂肪酸为主,含少量卵磷脂和植物固醇,主要集中在糊粉层和胚芽。

(4)矿物质主要是钙和磷,分布在糊粉层,以植酸盐形式存在。

(5)谷薯类是 B 族维生素的重要来源,主要分布在糊粉层和胚芽;加工精度越高,维生素损失就越多;几乎不含维生素 A、维生素 D 和维生素 C。

2. 豆类 豆类包括大豆类和其他豆类。豆类及其制品是我国的传统食品,是最重要的植物性蛋白质来源,也是膳食纤维、矿物质、维生素和生物活性物质的良好来源。豆类可加工成的豆制品包括豆浆、豆腐、豆粉、豆腐干、豆腐皮、发酵豆制品等。

(1)大豆含有丰富蛋白质,含量为 35%～40%,且为优质蛋白质,赖氨酸含量较多。

(2)脂肪含量为 15%～20%,为不饱和脂肪酸,占总脂肪量的 85%,是高血脂、高血压、动脉粥样硬化等疾病病人的理想食品。

(3)碳水化合物含量为 25%～30%,其中只有一半是可被人体利用的可溶性糖,如阿拉伯糖、半乳聚糖和蔗糖,另一半是人体不能消化吸收和利用的棉子糖和水苏糖,存在于大豆细胞浆,在肠道细菌的作用下可产酸产气。

(4)大豆含有丰富的矿物质和维生素,其中钙、铁、维生素 B_1 和维生素 B_2 含量较高,还富含磷、钾、镁、锌等矿物质和维生素 E。干豆几乎不含维生素 C,但经发芽制成豆芽后,其含量显著提高。

3. 蔬菜水果类 蔬菜水果类的营养特点主要是富含维生素、矿物质和膳食纤维,水分含

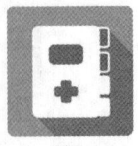

量高,蛋白质和脂肪含量低等。蔬菜按其可食部位和品种可分为叶菜类、根茎类、瓜茄类、鲜豆类和花芽类,按颜色可分为浅色类和深色类,深色类蔬菜的营养价值一般高于浅色类蔬菜。水果按果实的形态和特征分为仁果类、核果类、柑橘类和瓜果类。此外,蔬菜、水果还含有各种有机酸、芳香物质和色素等成分,可增进食欲及帮助消化。

4. 动物性食物 动物性食物包括畜肉类、禽肉类、鱼类、乳类及乳制品和蛋类等。

(1)优质蛋白质:畜肉类含量为 $10\%\sim20\%$,禽肉类含量约为 20%,鱼类含量为 $15\%\sim25\%$,乳类及乳制品含量为 $3\%\sim3.5\%$,蛋类含量一般在 10% 以上。且氨基酸模式与人体氨基酸模式接近,吸收利用率高;畜肉中的含氮浸出物,可使肉汤味鲜浓,刺激消化液分泌,有利于消化吸收。而鱼肉中的含氮浸出物主要是胶原蛋白和黏蛋白,是鱼汤冷却后形成凝胶的主要物质。

(2)脂肪:畜肉类为 $10\%\sim30\%$,以饱和脂肪酸为主,胆固醇在内脏中的含量最高;禽肉类约为 20%;鱼类脂肪含量很少,一般为 $1\%\sim3\%$,主要是多不饱和脂肪酸;乳类脂肪约为 3.5%,颗粒小呈高度分散状态,易于消化吸收,含有必需脂肪酸、卵磷脂等;蛋类脂肪 98% 集中在蛋黄,大部分是中性脂肪,易消化吸收,但蛋黄中的胆固醇含量较高。鱼肉中的必需脂肪酸具有降血脂、预防动脉粥样硬化等作用。

(3)碳水化合物:畜肉类为 $1\%\sim5\%$,主要以糖原形式存在肌肉和肝脏中;乳类含量约为 5%,主要以乳糖形式存在,可调节胃酸,促进胃肠蠕动;蛋类含量较少,蛋清中主要是甘露糖和半乳糖,蛋黄中主要是葡萄糖;禽肉类和鱼类含量极少。

(4)矿物质:畜肉类为 $0.8\%\sim1.2\%$,内脏最多,其次是瘦肉,这些部位铁含量较高,主要以血红素铁的形式存在,生物利用率高,是膳食铁的良好来源;鱼肉类为 $1\%\sim2\%$,钙的含量较畜禽肉高,是钙的良好来源,海水鱼类含碘丰富,是碘的良好来源,锌、铁、硒也较丰富;乳类的钙、磷、钾含量较高,是钙的良好来源;蛋类的矿物质主要集中于蛋黄,其中钙、铁、镁、锌、钠、钾等含量较多,铁含量虽较高,但因以非血红素铁的形式存在,并与磷蛋白结合,故消化吸收率不高。

(5)丰富的维生素:畜肉类以 B 族维生素和维生素 A 为主,肝脏是这两类维生素的良好来源;鱼类是维生素 A 和维生素 D 的重要来源,也是维生素 B_2 的良好来源,维生素 E、维生素 B_1 和烟酸的含量也较高,但几乎不含维生素 C;牛乳中还含有维生素 A、维生素 D、维生素 B_1、维生素 B_2、烟酸等多种维生素,但维生素 D 含量较低;蛋类的维生素主要集中于蛋黄,B 族维生素及脂溶性维生素 A、维生素 D、维生素 E、维生素 K 含量较丰富。

(三)其他

1. 菌藻类 包括香菇、蘑菇、冬菇、酵母、银耳、木耳、海带、海藻和紫菜等,不仅味道鲜美,所含蛋白质也较一般蔬菜高。香菇含蛋白质丰富,含有 30 多种酶和 18 种氨基酸,以及丰富的维生素 B_1 和维生素 A、维生素 D。黑木耳营养丰富,富含铁,味道鲜美,被誉为"素中之荤",有滋养、益胃、活血、润燥的作用。

2. 坚果类 外层包有一层硬壳的籽实类植物性食物,如花生、瓜子、核桃、松子、腰果等。坚果类含有丰富的蛋白质、脂肪、钙等多种营养素,其所含的脂肪主要是不饱和脂肪酸,是构成脑组织的重要物质,是天然的健脑食品。

三、常见膳食结构

(一)膳食结构的类型

膳食结构是指膳食中各类食物的数量及其在膳食中所占的比重。根据各类食物所提供的能量与营养素的数量、比例来衡量膳食的组成是否合理。膳食结构的形成与生产力发展水平、

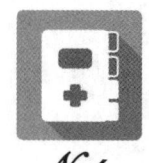

文化、科学知识水平以及自然环境条件等多方面的因素有关,会随着以上因素的变化而改变,因此可以通过适当的干预以促使其向有利于健康的方向发展。同时,一个国家、民族或人群的膳食结构又具有一定的稳定性,不会迅速发生重大改变。

根据膳食中动物性食物和植物性食物所占的比重,以及能量、蛋白质、脂肪和碳水化合物的摄入量作为划分膳食结构的标准,可将世界不同地区的膳食结构分为以下四种类型。

1. 动植物食物平衡的膳食结构 该类型以日本为代表。膳食所提供的能量既能够满足人体需要,又不致过剩,蛋白质、脂肪和碳水化合物的供能比例合理;动物性食物与植物性食物比例比较适当,来自植物性食物的膳食纤维和来自动物性食物的营养素如铁、钙等均比较充足,同时动物脂肪适量,有利于避免营养缺乏和营养过剩。此类膳食结构已经成为世界各国调整膳食结构的参考。

2. 以植物性食物为主的膳食结构 大多数发展中国家属此类型。该类型膳食构成以植物性食物为主,动物性食物为辅,能量基本可满足人体需要,但蛋白质、脂肪摄入量均低,来自动物性食物的营养素如铁、钙、维生素 A 摄入不足。营养缺乏性疾病是这些国家人群的主要营养问题;但因膳食纤维充足、动物性脂肪较低,有利于冠心病和高脂血症的预防。

3. 以动物性食物为主的膳食结构 多数欧美发达国家的典型膳食结构。其膳食构成以动物性食物为主,以高能量、高脂肪、高蛋白质、低纤维为主要特点,谷薯类食物消费量小。营养过剩是此类膳食结构的主要问题。

4. 地中海膳食结构 该膳食结构以地中海命名,是居住在地中海地区的居民所特有的。该膳食结构的主要特点是富含植物性食物,鱼、禽、蛋、奶、畜各类动物性食物比例恰当,食物的加工程度低、新鲜度较高,食用油以橄榄油为主,饱和脂肪所占比例较低。该地区居民心脑血管疾病发生率很低。

(二) 中国居民膳食结构的变化

为及时了解新世纪我国社会和经济发展与居民膳食结构、营养和健康状况变化的规律,2002 年,在国家卫健委、科技部和国家统计局的领导下,由中国营养学会组织,在全国 31 个省、自治区、直辖市(不含台湾、香港、澳门)范围内开展了第四次全国营养调查(2002 年中国居民营养与健康状况调查)。与 1992 年第三次全国营养调查相比,中国居民膳食结构发生了一些变化。

1. 能量的食物来源 全国平均每日谷薯类食物提供的能量占总能量的 57%,其中城市为 47%,农村为 61%。能量来源于动物性食物的比例为 14%,其中城市为 19%,农村为 12%。与 1992 年调查结果相比,全国谷薯类食物供能比平均减少 10 个百分点,动物性食物供能比平均增加 4 个百分点。

2. 蛋白质的食物来源 平均每日蛋白质的食物来源中,50% 来源于谷薯类(城市 38%、农村 54%),7% 来源于豆类(城市与农村相同),28% 来源于动物性食物(城市 39%、农村 24%),15% 来源于其他食物(城市 16%、农村 15%)。与 1992 年相比,城乡居民来源于谷薯类的蛋白质平均下降 12 个百分点,来源于动物性食物和豆类的蛋白质平均上升 11 个百分点。城乡差距仍很明显,特别是动物性食物提供蛋白质的比例,城市是农村的 1.6 倍。

3. 脂肪的食物来源 膳食脂肪提供的能量显著增加,全国城乡平均每日脂肪提供的能量已从 1992 年的 22% 上升到 30%,平均增长 8 个百分点,但城乡差别较大,城市居民已经达到 36%,超过了 WHO 推荐的 30% 的上限。来源于动物性食物的脂肪平均为 41%(城市 38%、农村 42%),与 1992 年相比,城市居民动物性脂肪摄入的比例下降,农村居民动物性脂肪摄入的比例上升。

营养摄入是否科学,营养状况是否合理,直接影响人民群众的健康。制定和实施合理的营

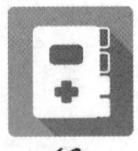

养政策,科学地调整食物结构,指导和教育人民群众采用平衡膳食,形成科学的饮食习惯,就能够达到合理营养,促进健康的目的。

四、中国居民膳食指南解读及其应用

(一)中国居民膳食指南解读

近年来我国城乡居民的膳食状况明显改善,儿童、青少年平均身高增加,营养不良患病率下降。但在贫困农村,仍存在着营养不足的问题。同时,我国居民膳食结构及生活方式也发生了重要变化,与之相关的慢性非传染性疾病,如肥胖、高血压、糖尿病、血脂异常等患病率增加,已成为威胁国民健康的突出问题。

为给居民提供最根本、准确的健康膳食信息,指导居民合理营养、保持健康,我国于1989年首次发布了居民膳食指南,之后结合中国居民膳食和营养摄入情况,营养素需求和营养理论的知识更新,于1997年和2007年对《中国居民膳食指南》进行了两次修订。于2016年正式发布《中国居民膳食指南(2016)》(以下简称《指南》)。

《指南》针对2岁以上的所有健康人群提出6条核心建议,分别为:食物多样,谷类为主;吃动平衡,健康体重;多吃蔬果、奶类、大豆;适量吃鱼、禽、蛋、瘦肉;少盐少油,控糖限酒;杜绝浪费,兴新食尚。

1. 食物多样,谷类为主 每天的膳食应包括谷薯类、蔬菜水果类、畜禽鱼蛋奶类、大豆坚果类等食物。平均每天摄入12种以上食物,每周25种以上。每天摄入谷薯类食物250~400 g,其中全谷物和杂豆类50~150 g,薯类50~100 g。食物多样、谷类为主是平衡膳食模式的重要特征。

2. 吃动平衡,健康体重 各年龄段人群都应天天运动、保持健康体重。食不过量,控制总能量摄入,保持能量平衡。坚持日常身体活动,每周至少进行5天中等强度身体活动,累计150 min以上;主动身体活动最好每天6000步。减少久坐时间,每小时起来动一动。

3. 多吃蔬果、奶类、大豆 蔬菜水果是平衡膳食的重要组成部分,奶类富含钙,大豆富含优质蛋白质。餐餐有蔬菜,保证每天摄入300~500 g蔬菜,深色蔬菜应占1/2;天天吃水果,保证每天摄入200~350 g新鲜水果,果汁不能代替鲜果;吃各种各样的奶制品,相当于每天液态奶300 g。经常吃豆制品,适量吃坚果。

4. 适量吃鱼、禽、蛋、瘦肉 鱼、禽、蛋和瘦肉摄入要适量。每周吃鱼280~525 g,畜禽肉280~525 g,蛋类280~350 g,平均每天摄入总量120~200 g。优先选择鱼和禽,吃鸡蛋不弃蛋黄,少吃肥肉、烟熏和腌制肉制品。

5. 少盐少油,控糖限酒 培养清淡饮食习惯,少吃高盐和油炸食品。成年人每天食盐不超过6 g,每天烹调油25~30 g。控制添加糖的摄入量,每天摄入不超过50 g,最好控制在25 g以下。每日反式脂肪酸摄入量不超过2 g。足量饮水,成年人每天7~8杯(1500~1700 mL),提倡饮用白开水和茶水;不喝或少喝含糖饮料。儿童、青少年、孕妇、乳母不应饮酒。成年人如饮酒,男性一天饮用酒的酒精量不超过25 g,女性不超过15 g。

6. 杜绝浪费,兴新食尚 珍惜食物,按需备餐,提倡分餐不浪费。选择新鲜卫生的食物和适宜的烹调方式。食物制备生熟分开、熟食二次加热要热透。学会阅读食品标签,合理选择食品。多回家吃饭,享受食物和亲情。传承优良文化,兴饮食文明新风。

(二)中国居民膳食宝塔

为了帮助消费者在日常生活中实践《指南》,专家委员会进一步提出了食物定量指导方案,并以宝塔图形表示。它直观地告诉居民食物分类的概念及每天各类食物的合理摄入范围,即消费者每日应吃食物的种类及相应的数量,对合理调配平衡膳食进行具体指导,故称之为中国

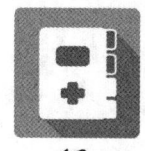

居民平衡膳食宝塔(图 2-1)。

中国居民平衡膳食宝塔提出了一个营养上比较理想的膳食模式。它所建议的食物量,特别是奶类和豆类食物的量可能与大多数人当前的实际膳食情况还有一定距离,对某些贫困地区来讲可能距离还很远,但为了改善中国居民的膳食营养状况,这是不可缺少的,应把它看作是一个奋斗目标,努力争取,逐步达到。

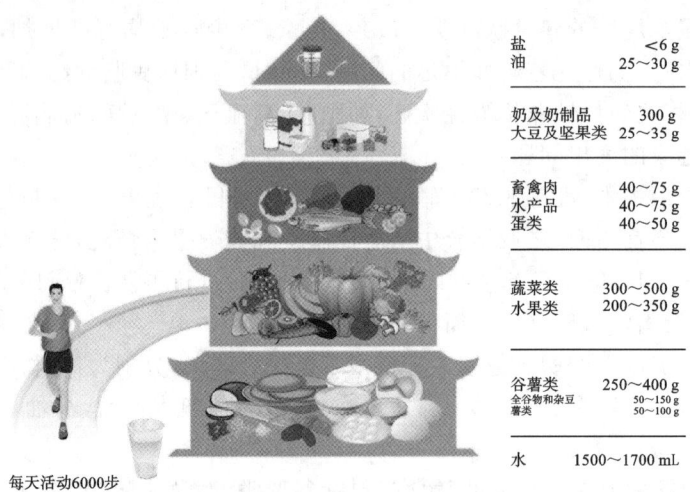

图 2-1　中国居民平衡膳食宝塔(2016)

1. 中国居民平衡膳食宝塔说明

(1)膳食宝塔共分五层,包含每天应摄入的主要食物种类。膳食宝塔利用各层位置和面积的不同反映了各类食物在膳食中的地位和应占的比重。谷薯类食物位居底层,每人每天应摄入 250~400 g;蔬菜和水果类居第二层,每人每天分别应摄入 300~500 g 和 200~350 g;鱼、禽、肉、蛋等动物性食物位于第三层,每人每天应摄入 125~225 g(鱼虾类 50~100 g,畜、禽肉 50~75 g,蛋类 25~50 g);奶类、大豆及坚果类食物合居第四层,每人每天应吃相当于鲜奶300 g 的奶及奶制品和大豆及坚果类 25~35 g。第五层塔顶是烹调油和食盐,每人每天烹调油建议摄入 25~30 g,食盐少于 6 g。由于我国居民现在平均糖摄入量不多,对健康的影响不大,故膳食宝塔没有建议食糖的摄入量,但多吃糖有增加龋齿的危险,儿童、青少年不应吃太多的糖和含糖量高的食品及喝含糖量高的饮料。饮酒的问题在《指南》中也有说明。

新膳食宝塔增加了水和身体活动的形象,强调足量饮水和增加身体活动的重要性。水是膳食的重要组成部分,是一切生命必需的物质,其需要量主要受年龄、环境温度、身体活动等因素影响。在温和气候条件下生活的轻体力活动成年人每天至少饮水 1200 mL(约 6 杯);在高温或强体力劳动条件下应适当增加。饮水不足或过多都会对人体健康带来危害。饮水应少量多次,要主动,不应感到口渴时再喝水。目前我国大多数成年人身体活动不足或缺乏体育锻炼,应改变久坐少动的不良生活方式,养成天天运动的习惯,坚持每天多做一些消耗体力的活动。建议成年人每天进行累计相当于步行 6000 步以上的身体活动,如果身体条件允许,最好进行 30 min 中等强度的运动。

(2)中国居民平衡膳食宝塔建议的各类食物摄入量都是指食物可食部分的生重。各类食物的重量不是指某一种具体食物的重量,而是一类食物的总量,因此在选择具体食物时,实际重量可以在互换表中查询。

2. 中国居民平衡膳食宝塔的应用

(1)确定适合自己的能量水平:膳食宝塔中建议的每人每天各类食物适宜摄入量范围适用于一般健康成人。在实际应用时要根据个人年龄、性别、身高、体重、劳动强度、季节等情况

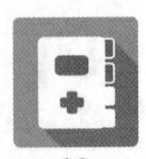

适当调整。从事轻微体力劳动的成年男子如办公室职员等,可参照中等能量(2400 kcal)膳食来安排自己的进食量;从事中等强度体力劳动者如钳工、卡车司机和一般农田劳动者可参照高能量(2800 kcal)膳食进行安排;不参加劳动的老年人可参照低能量(1800 kcal)膳食来安排。女性一般比男性的食量小,因为女性体重较轻及身体构成与男性不同。女性需要的能量往往比从事同等劳动的男性低 200 kcal 或更多。一般说来,人们的进食量可自动调节,当一个人的食欲得到满足时,他对能量的需要也就会得到满足。表 2-5 列出了三个能量水平各类食物的参考摄入量。

表 2-5 三个能量水平各类食物的参考摄入量

食物	低能量(1800 kcal)	中等能量(2400 kcal)	高能量(2800 kcal)
谷类	300	400	500
蔬菜	400	450	500
水果	100	150	200
肉、禽	50	75	100
蛋类	25	40	50
鱼虾	50	50	50
豆类及豆制品	50	50	50
奶类及奶制品	100	100	100
油脂	25	25	25

(2) 根据自己的能量水平确定食物需要:膳食宝塔建议的每人每天各类食物适宜摄入量范围适用于一般健康成年人,按照 7 个能量水平分别建议了 10 类食物的摄入量,应用时要根据自身的能量需要进行选择。

(3) 食物同类互换,调配丰富多彩的膳食:应用膳食宝塔可把营养与美味结合起来,按照同类互换、多种多样的原则调配一日三餐。

(4) 要因地制宜充分利用当地资源:我国幅员辽阔,各地的饮食习惯及物产不尽相同,只有因地制宜充分利用当地资源才能有效地应用膳食宝塔。

(5) 要养成习惯,长期坚持:膳食对健康的影响是长期的结果。应用平衡膳食宝塔需要自幼养成习惯,并坚持不懈,才能充分体现其对健康的重大促进作用。

中国居民平衡膳食宝塔建议的各类食物摄入量是一个平均值和比例。每天膳食中应当包含宝塔中的各类食物,各类食物的比例也应基本与膳食宝塔一致。日常生活无须每天都样样照着"宝塔"推荐量吃。例如,烧鱼比较麻烦就不一定每天都吃 50 g 鱼,可以改成每周吃 2~3次鱼、每次 150~200 g 较为切实可行。实际上平日喜欢吃鱼的多吃些鱼、愿意吃鸡的多吃些鸡都无妨碍,重要的是一定经常遵循宝塔各层各类食物的大体比例。

(王高峰)

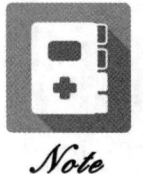

第三章　不同生理状况人群的营养

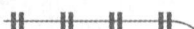

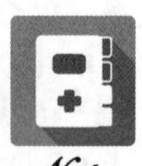

能力目标

1. **掌握**：不同生理状况人群膳食原则。
2. **熟悉**：不同生理状况人群的生理特点及营养需要。
3. **了解**：不同生理状况人群常见营养问题。

生命周期是一个连续的过程，不同生理阶段的人群生理状况和营养代谢各不相同，对营养需求有着很大的差异。

第一节　婴幼儿营养

从出生到3周岁为婴幼儿期，包括婴儿期（从出生到1周岁）和幼儿期（1~3周岁）。其中从出生至28天又为新生儿期。婴幼儿期生长发育迅速，是一生中身心健康的重要时期，良好的营养是其一生体格和智力发展的基础，而且对于某些成年或老年疾病的发生也具有预防作用，所以婴幼儿期科学喂养尤为重要。

一、婴幼儿的生理特点

婴幼儿的生长发育是机体各组织器官生长和功能成熟的过程，这一过程由遗传因素和环境因素的共同作用决定，其中营养因素是十分重要的一方面。

（一）生长发育

1. 体重　新生儿的平均出生体重为 3.2 kg；1 岁时体重约为出生时的 3 倍；3 岁时约为出生时的 4 倍。

2. 身长　新生儿的平均出生身长为 50 cm，1 岁时增至约 75 cm；到 3 岁时增长约 1 倍，达 100 cm 左右。

3. 脑和神经系统的发育　出生时脑重 370 g 左右，6 个月时脑重约增加至出生时的两倍（600~700 g），约成年人脑重的 1/2，出生后 6 个月内是大脑和智力发育的关键时期；2 岁时达 900~1000 g，接近成年人脑重的 2/3。

此外，婴幼儿时期头围、胸围、心理、感知、运动、语言等也迅速发育，并逐渐体现出个性特征与独立性。

（二）消化与吸收功能

婴幼儿的消化系统尚属发育阶段，胃容量较小，各种消化酶的活性较低，功能不完善，对食物的消化吸收受到一定限制，如果喂养不当，易发生腹泻和各种营养素的丢失。

1. 胃肠道 婴幼儿期生长虽旺盛,但胃肠道尚未发育成熟,出生时 25～50 mL,6 个月时约 200 mL,1 岁以后可增加至 300～500 mL。婴儿的胃呈水平位,幽门括约肌发育良好,而贲门括约肌发育不完善、关闭不紧,若喂养不当易出现溢乳或呕吐。

2. 消化酶 由于胃酸和各种消化酶较少,消化功能较弱,导致婴儿对母乳以外的食品不易耐受,常易发生腹泻导致营养素丢失。婴儿期后,各种消化酶的分泌及活性才逐渐达到成人水平。

3. 咀嚼功能尚未发育完善 婴幼儿有乳牙 20 颗,6～8 个月开始萌出,咀嚼能力尚未发育完善,故影响营养物质的消化和吸收。

二、婴幼儿的营养需要

婴幼儿一方面生长发育迅速、代谢旺盛,需要足量的营养供给;另一方面婴幼儿的消化吸收功能尚不完善,对营养素的吸收和利用受到一定限制。因此,科学喂养是婴幼儿在这一特殊阶段正常生长发育的重要保证。

(一) 能量

婴幼儿对能量的需要相对较高。婴幼儿的能量消耗主要包括基础代谢、生长发育、体力活动、排泄能量及食物热效应。婴儿期基础代谢需要的能量消耗占总能量的 50%～60%,以后随着年龄的增长而逐渐减少。中国营养学会建议能量的推荐摄入量(RNI)为:0～6 月龄为 0.38 MJ/kg(90 kcal/kg・d),7～12 月龄为 0.33 MJ/kg(80 kcal/kg・d);1～2 岁男女每天分别为 3.77 MJ(900 kcal)、3.35 MJ(800 kcal);2～3 岁男女分别为 4.60 MJ(1100 kcal)、4.18 MJ(1000 kcal)。

(二) 蛋白质

婴幼儿正处于生长发育阶段,需要足量的优质蛋白质。一般要求蛋白质所供能量要达到膳食总能量的 12%～15%,其中优质蛋白质应达到 50%。如果膳食中的蛋白质供给不足,婴幼儿极易发生蛋白质缺乏症,表现为生长发育迟缓或停滞、消化吸收障碍、肝功能障碍、抵抗力下降、消瘦、腹泻、水肿、贫血等。由于婴幼儿的肾及消化功能尚不成熟,过量的蛋白质摄入也会增加对肾的负担,对机体产生不利影响。在充足母乳喂养时,婴儿蛋白质摄入量相当于 1.6～2.2 g/(kg・d)。中国营养学会建议蛋白质的适宜摄入量(RNI)为:0～6 月龄(AI)为 9 g/d,7～12 月龄为 20 g/d,1～3 岁为 25 g/d。

(三) 脂类

婴幼儿对脂肪的需要相对高于成年人。脂肪为婴幼儿能量和必需脂肪酸的重要来源,还有助于脂溶性维生素的吸收和利用。脂肪摄入过多或过少对婴幼儿的生长发育均不利。脂肪摄入太多,会影响蛋白质和碳水化合物的摄入以及钙的吸收;脂肪摄入太少,会导致必需脂肪酸缺乏及过量的蛋白质或碳水化合物摄入。2013 年中国营养学会建议脂肪适宜摄入量(AI):0～6 月龄为总能量的 48%,7～12 月龄为总能量的 40%,1～3 岁婴儿为总能量的 35%。

(四) 碳水化合物

碳水化合物是重要的供能物质,有助于脂肪氧化供能和节约蛋白质。1 岁以内的婴儿,尤其是 0～6 月龄的婴儿,乳糖是其主要的能量来源,4 月龄后淀粉酶的活性逐渐增强。因此,婴儿期由碳水化合物供给的能量应占总能量的 40%～50%。2 岁以后可逐渐增加来自淀粉类食物的能量,随着年龄的增长,碳水化合物的供能占总能量的比例上升至 50%～60%。

(五) 矿物质

婴幼儿时期必需而又容易缺乏的矿物质主要有钙、铁、锌。此外,内陆地区甚至部分沿海

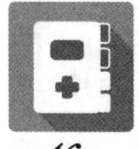

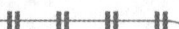
地区碘缺乏病也比较普遍。

1. 钙　新生儿体内的钙含量约占体重的 0.8%，到成年人时约为体重的 1.5%，这表明生长发育过程中体内需储存大量的钙。营养状况良好的哺乳期妇女所分泌的乳汁基本能满足婴儿钙的需要，幼儿所需的钙主要来源于奶及奶制品。中国营养学会建议蛋白质的适宜摄入量（AI）为：0～6 月龄 200 mg/d，7～12 月龄 250 mg/d；1～3 岁 600 mg/d。

2. 铁　铁供应不足可导致缺铁性贫血，正常新生儿体内有足够的铁储备，通常可满足 4～6 个月的生长需要，早产儿及低出生体重儿的铁储备相对不足，在婴儿期容易出现铁缺乏。由于乳汁中的含铁量低，母乳喂养的足月婴儿在出生 6 个月后，体内储存的铁已基本耗竭，应及时添加富含铁的辅食；人工喂养儿 3 个月后，早产儿和低出生体重儿 2 个月后应添加含铁辅食。中国营养学会建议铁的适宜摄入量（AI）为 6 个月以下 0.3 mg/d，0.5～1 岁 10 mg/d，1～3 岁 9 mg/d。

3. 锌　锌与婴幼儿的健康关系密切，当锌摄入不足时，可出现生长发育缓慢，味觉减退，食欲缺乏、异食癖，伤口愈合缓慢、免疫力下降等表现，还会影响智力发育。母乳喂养的婴儿在 4～5 个月后体内储存的锌逐渐消耗，需要从膳食中补充。中国营养学会建议锌的推荐摄入量（RNI）为 6 个月以下 2.0 mg/d，0.5～1 岁 3.5 mg/d，1～3 岁 4.0 mg/d。

4. 碘　缺碘可致甲状腺功能低下，智力发育受影响。我国采取了碘盐措施，碘缺乏病已较少发生，中国营养学会建议碘的推荐摄入量（RNI）为 0～6 月龄 85 μg/d，7～12 月龄 115 μg/d，1～3 岁 90 μg/d。

5. 维生素　维生素对婴幼儿的生长发育有重要作用，除从母乳中获取外，还必须通过食物的补充来满足需要，几乎所有维生素缺乏都会影响婴幼儿的生长发育，婴幼儿维生素 A 摄入不足可引起生长发育障碍，影响体重增长，反复呼吸道感染等，并可出现上皮角化、眼干燥症、夜盲症等，但维生素 A 摄入过多也可引起中毒，表现为呕吐、昏睡、头痛、皮疹等症状，用浓缩鱼肝油补充维生素 A 时应适量。维生素 D 缺乏可导致佝偻病，我国婴幼儿患病率一直较高，主要原因就是膳食中维生素 D 含量较低，因此，应给婴幼儿适量补充维生素 D 制剂（需在医师指导下），并且多晒太阳，但维生素 D 摄入过量也会引起中毒。B 族维生素需要量随能量增加而增加；人工喂养的婴幼儿还应注意维生素 E 和维生素 C 的补充；早产儿更应注意补充维生素 E；对新生儿尤其是早产儿出生初期要注射补充维生素 K，出生 1 个月后一般不易出现维生素 K 缺乏，但长期使用抗生素时，则应注意补充维生素 K。

6. 水　婴幼儿体内的含水量占体重的 75%～80%，一般每日每千克体重需水量为 100～150 mL，年龄越小，需水量越大。所以，婴儿一旦发生腹泻或呕吐，很容易出现脱水和电解质紊乱等严重后果。

三、常见的营养问题及合理营养

（一）营养问题

1. 佝偻病　佝偻病是婴幼儿常见病，以 2 岁以下婴幼儿最多见，我国北方地区的佝偻病发病率高于南方。

2. 缺铁性贫血　该病多发生在出生后 5～6 个月，早产、双胎及低出生体重儿更易且更早发生。有调查显示 2 岁以内婴幼儿贫血患病率为 24.2%。

3. 锌缺乏症　幼儿及学龄前儿童发生较多，多为边缘性缺乏。

4. 维生素 A 缺乏症　婴幼儿缺乏维生素 A 会引起皮肤干燥、夜盲、眼干燥症等，表现为生长发育迟缓、抵抗力下降、易患呼吸道和消化道感染性疾病。

5. 蛋白质-能量营养不良　可分为原发性和继发性两种，原发性是由于食物蛋白质和能

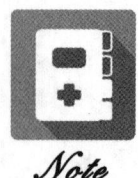

量摄入不足引起的,继发性常见于其他疾病的并发症。

(二)合理营养

1. 6月龄内婴儿的合理营养

(1)《中国居民膳食指南》推荐:①分娩后尽早让婴儿反复吸吮乳头,坚持新生儿第一口食物是母乳;②坚持6月龄内纯母乳喂养;③顺应喂养,建立良好的生活规律;④出生后数日开始补充维生素D,不需补钙;⑤婴儿配方奶是不能纯母乳喂养时的选择;⑥监测体格指标,保持健康生长。

(2)纯母乳喂养:母乳是6个月以下婴儿最适宜的天然食物,也是最能满足生长发育所需的食物。应大力宣传和提倡母乳喂养。

母乳成分:母乳分为初乳、过渡乳、成熟乳和晚乳。初乳指产后7天以内的乳汁,呈淡黄色且黏稠,蛋白质含量高,约占初乳的10%,还含有丰富的免疫活性物质、微量元素等,有助于婴儿早期免疫系统的建立;过渡乳指第8天到2周时的乳汁,其脂肪含量高,蛋白质与矿物质含量有所减少;2周后称为成熟乳。

母乳喂养的优点:①母乳营养齐全,蛋白质、脂肪、糖的比例适当,易消化吸收;②母乳喂养有益于母婴健康,母乳可提高婴儿免疫力,降低婴儿患感染性疾病的风险,降低婴幼儿非感染性疾病及慢性疾病的发生,有利于防止儿童过敏性疾病的发生,降低母亲乳腺癌的发生危险;③母乳喂养经济、方便、卫生,乳量随小儿的生长而增加,温度及吸乳速度也合适,可直接喂哺,不易污染,几乎无菌;④母乳喂养有利于增进母子交流,促进母体的恢复。

因此,WHO建议全世界婴儿至少母乳喂养4个月,4~6个月开始添加辅食,有条件者可遵循WHO推荐,坚持母乳喂养2年。由于各种原因不能进行母乳喂养时,可采用牛乳、羊乳等动物乳或婴儿配方奶粉进行人工喂养。

(3)混合喂养:指母乳分泌量不足或母亲因其他原因不能按时哺乳,加用婴儿配方奶粉或其他乳品、代乳品补充进行混合喂养。混合喂养的原则是先喂母乳,母乳不足时再喂其他乳品或代乳品。每日哺乳次数不少于3次,通过婴儿吮吸刺激乳汁分泌,防止母乳分泌量的进一步减少。

(4)人工喂养:凡不能用母乳喂养,改用其他食品代替的称为人工喂养。常用的母乳代替食品有牛乳、羊乳、马乳等动物乳及其制品。完全人工喂养的婴儿应选择婴儿配方奶粉,选择合适的奶瓶,严格按照冲调说明的比例、步骤进行冲调。奶的温度需要适宜,每次喂奶时间为15~20 min,喂奶后需要对婴儿拍背排气。两次喂奶间隔一般为3~4 h。对于患先天性缺陷无法耐受母乳的婴儿,需在医师指导下选择特殊婴儿配方奶粉。

(5)及时合理添加辅食:随着婴儿的不断生长发育,母乳逐渐不能满足婴儿对各种营养素和能量的需求,尤其在婴儿6个月以后,因此必须给婴儿添加辅食。婴儿添加辅食的原则:①由少到多、由稀到稠、由细到粗,逐步添加;②应在婴儿健康、消化功能正常时添加辅助食品;③避免高糖、多盐或其他调味品的食物;④考虑婴儿的个体差异。

添加辅食的顺序:从单一到混合,从液体到固体,从果谷蔬类到鱼蛋肉类。4~6个月的婴儿可添加淀粉类食物,如米汤、米糊、稀粥等,选用强化铁食物,以预防缺铁性贫血。6~7个月应添加蔬菜和水果,先添加蔬菜,这样蔬菜更易为婴儿接受,因为水果的甜味婴儿更喜欢。8~9个月应添加优质蛋白质如蛋类、鱼类、动物肝脏及豆类等,其中首选蛋黄,可先添加蛋黄,再逐步添加其他品种。10~12个月时添加厚粥、软饭、挂面、馒头、面包、豆制品等。另外婴儿的辅食需要单独制作,不用盐,不加调味品,注意饮食卫生。逐渐让婴儿自己进食,培养良好的进食习惯。

2. 7~24月龄婴幼儿的合理营养

(1)《中国居民膳食指南》推荐:①继续母乳喂养,满6月龄起添加辅食;②从富含铁的泥

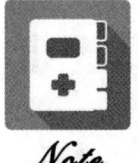

Note

糊状食物开始,逐步添加达到食物多样;③提倡顺应喂养,鼓励但不强迫进食;④辅食不加调味品,尽量减少糖和盐的摄入;⑤注重饮食卫生和进食安全;⑥定期监测体格指标,保持健康生长。

(2)继续母乳喂养或给予其他代乳品,逐步过渡到食物多样:婴儿满6月龄后仍然可以从继续母乳喂养中获得能量及各种重要营养素,还有抗体等各种免疫保护因子。7～24月龄婴幼儿继续母乳喂养可显著减少腹泻、中耳炎、肺炎等感染性疾病;继续母乳喂养还可减少婴幼儿食物过敏、特应性皮炎等过敏性疾病;此外,母乳喂养婴儿到成人期时,身高更高、肥胖及各种代谢性疾病明显减少。与此同时,继续母乳喂养还可增进母子间的情感连接,促进婴幼儿神经、心理发育,母乳喂养时间越长,母婴双方的获益越多。因此7～24月龄婴儿应继续母乳喂养,并可持续到2岁或以上。

(3)选择营养丰富、易消化的食物,搭配合理:充分考虑能量的需要,增加优质蛋白质的摄入,增加铁的供应,避免铁缺乏和缺铁性贫血的发生。鱼类中的不饱和脂肪酸有助于儿童神经系统的发育,可适当多选用。每月选用些富含维生素A的动物肝脏食品,做成肝泥食用。避免坚硬的食物、易误入气管的食物、腌渍食品和油炸食品。此外,应注意在各类食物中,不同的食物轮流使用,使膳食多样化,以发挥出各类食物营养成分的互补作用,达到均衡营养的目的。

(梁 霓)

第二节　儿童营养

儿童包括学龄前儿童和学龄儿童,学龄前儿童是3～6岁的儿童,与婴幼儿相比,学龄前儿童的生长速度减慢,各器官持续发育并逐渐成熟,学龄前儿童营养的关键是供给其生长发育所需的足够营养和建立良好的饮食习惯和健康的膳食模式;学龄儿童一般指小学阶段6～12岁的儿童,此期儿童的生长发育逐渐平稳,但后期正是处于生长发育的高峰期,且学习紧张、体力活动增加,故应格外注意学龄儿童的营养。

一、儿童的生理特点

(一) 学龄前儿童的生理特点

1. 生长发育　与婴儿期相比,学龄前儿童体格发育速度相对减慢,但仍保持稳步增长,每年身高增长5～7 cm,体重约增长2 kg。活动能力进一步增强,活动范围进一步扩大。

2. 消化功能发育　学龄前儿童的牙齿已出齐,但咀嚼能力仅达到成年人的40%,对固体食物的咀嚼和消化能力仍有限。

3. 神经系统发育　学龄前儿童脑细胞体积增大和神经纤维的髓鞘化仍在进行,神经冲动的传导速度加快。学龄前儿童的注意力分散,不能专心进餐,但模仿能力强,家庭成员应有良好的膳食习惯,为其树立良好榜样。

(二) 学龄儿童的生理特点

学龄儿童活泼好动,肌肉系统发育特别快,对能量、蛋白质的需要量很大。在生长发育过程中,各系统发育是不平衡的,需要统一协调。各系统的生长发育是互相影响、互相适应的。任何一种因素作用于机体,都可影响到多个系统,如适当进行体育锻炼,不但能促进肌肉和骨

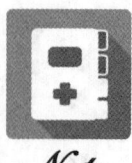

骼系统的发育,也可促进呼吸、心血管和神经的发育。

二、儿童的营养需要

(一)学龄前儿童的营养需要

学龄前儿童生长发育较快,代谢较旺盛,所需的能量和各种营养素的量相对比成年人高。尤其是能量、蛋白质、脂类、钙、锌和铁等营养素。但消化吸收功能尚不完善,限制了营养素的吸收和利用。中国居民膳食营养素参考摄入量推荐每日能量的摄入量为:学龄前儿童为5.4～7.1 kJ,男童高于女童。每日蛋白质摄入量,学龄前儿童为45～55 g,其中至少一半为优质蛋白质;脂肪提供的能量占总能量的比例为30%～35%。学龄前儿童能量的主要来源是糖类,其供能比为50%～60%,以淀粉类食物为主,应避免摄入过多甜食。

为满足学龄前儿童的牙齿和骨骼生长,考虑到钙的吸收率为35%左右等情况,中国营养学会建议学龄前儿童每日钙的摄入量为800 mg;每日铁的摄入量为12 mg;每日锌的摄入量为12 mg;每日碘的摄入量为90 μg;每日维生素 A 的摄入量为400～600 μgRE;维生素 D 的摄入量为10 μg;维生素 B_1、维生素 B_2 和烟酸的摄入量分别为0.6～0.7 mg、0.6～0.7 mg 和6～7 mg。

(二)学龄儿童的营养需要

学龄儿童生长发育快,基础代谢率高,体力和脑力活动量大,使其对能量和营养素的需求较多,并且随年龄增长而增加,后期随生长加速增加显著。中国营养学会建议学龄儿童每日推荐摄入量为能量 6.67～10.04 MJ;蛋白质 55～75 g;钙、铁、锌、维生素 A 分别为800～1000 mg、12～18 mg、12～18 mg、500～700 μgRE。

三、儿童的常见营养问题及合理膳食

(一)学龄前儿童的常见营养问题及合理膳食

1. 营养问题 目前,学龄前儿童严重的蛋白质-能量营养不良、各种维生素和矿物质的缺乏症已少见。但因铁缺乏所致的缺铁性贫血和维生素 D 缺乏所致的佝偻病仍是国家卫生健康委员会规定重点防治的儿科疾病,另外锌缺乏症也较多见。《中国妇幼卫生事业发展报告(2011)》显示,城市儿童单纯性肥胖症的发生率呈上升趋势,已成为城市儿童的主要健康问题。

2. 合理膳食

(1)多样食物合理搭配:学龄前儿童的食物种类与成年人相似,在食物搭配时要注意种类齐全、粗细搭配、营养全面。

(2)专门烹调,易于消化:学龄前儿童咀嚼和消化能力仍低于成年人,他们不能进食一般家庭膳食和成人膳食,此外,家庭膳食中的过多调味品,也不宜儿童食用。因此食物要专门制作,并且还要注意食物品种应丰富、形状新颖、色美味香,以增加食欲。

(3)制定合理膳食制度:学龄前儿童胃的容量小,肝脏中糖原储存量少,又活泼好动,容易饿,应适当增加餐次以适应学龄前儿童的消化能力。因此,以一日"三餐两点"制为宜。各餐营养素和能量适宜分配,早、中、晚正餐之间加适量点心。保证营养需要,又不增加胃肠道过多的负担。

(4)重视户外活动:户外活动有利于维生素 D 的合成,对于增强体质,预防和控制肥胖有重要作用。

(二)学龄儿童的常见营养问题及合理膳食

1. 营养问题 学龄儿童的主要时间在学校度过,学习任务较重,体力活动增加,如饮食不

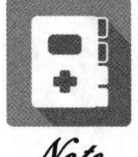

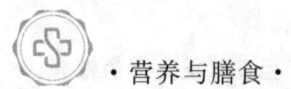
科学则影响营养状况。我国学龄儿童普遍存在铁、锌、维生素 A 和 B 族维生素等微量营养素缺乏的问题。另外,随着家庭收入的增加,学龄儿童超重和肥胖率也增高,而超重和肥胖导致的高血压、糖尿病、血脂异常及代谢综合征等成年期慢性非传染性疾病低龄化,将成为影响国民素质和社会经济发展的严重公共卫生问题。

2. 合理膳食

（1）认识食物,学习烹饪,提高营养科学素养。

（2）三餐合理,规律进餐,培养健康饮食行为。

（3）合理选择零食,足量饮水,不喝含糖饮料。

（4）培养良好的饮食习惯,不偏食节食,不暴饮暴食,保持适宜体重增长。

（5）保证每天至少活动 60 min,增加户外活动时间。

（梁　霓）

第三节　青少年营养

青少年期为 12~18 岁,包括青春发育期和少年期,是长身体、长知识的黄金时期,充足的营养是保证青少年正常生长发育和成熟的物质基础。

一、青少年的生理特点

（一）体格发育的第二次加速期

通常女性比男性早 2 年进入青春期,女性一般在 10~12 岁,男性在 12~15 岁。青春期持续时间男性比女性长,男性在 22 岁左右,女性在 17 岁左右。增长幅度男性也比女性大,男性身高每年可增长 7~9 cm,最多可达 10~12 cm,整个青春期身高平均增加 28 cm;女性每年增长 5~7 cm,最多可达 9~10 cm,整个青春期约增长 25 cm。成年男性身高比女性平均高 10 cm 左右。成年人身高的 15%~20% 在青春期获得。

（二）体内成分的变化

青春期前男性与女性的脂肪和肌肉占体重的比例接近,分别为 15% 和 19%。青春期后,大、小肌群及各组织器官不断增大,体态也随之发生变化,女性脂肪所占比例增加到 22%,男性则无明显变化。

（三）性发育逐渐成熟

青春期由于性激素和肾上腺素分泌的不断增加,性功能逐渐成熟,第二性征逐渐明显。

（四）心理发育成熟

青少年时期脑的功能达到成人水平,其抽象思维能力增强,思维活跃,心理发育逐渐成熟。

二、青少年的营养需要

青少年内分泌活跃,代谢旺盛,活动量大,对各种营养素的需要量也达到峰值,随着机体逐渐发育成熟,需要量也随之降低。此时期营养不良将直接影响其正常生长发育,甚至使青春期推迟 1~2 年。

青少年对能量、蛋白质的需要量与生长速度一致。青少年对能量的需要高于成年人,且男

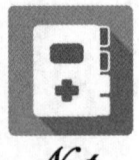

性高于女性,每日需 10.0~12.0 MJ,女性需 9.2~10.0 MJ。其中蛋白质提供的能量占总能量的 12%~14%,优质蛋白质应占 40%~50%;糖类和脂肪提供的能量分别占总能量的55%~65%和 25%~30%。

青春期骨骼等组织的快速生长发育,对钙、铁和锌等矿物质的需要量显著增加。其中,青少年阶段钙的营养状况决定成年后的峰值骨量,每日钙摄入量高的青少年其骨密度高于钙摄入量低者,且年老后患骨质疏松或骨折的危险性较低。中国营养学会建议每日钙的摄入量为 1000 mg;铁的摄入量男性为 16~20 mg,女性为 18~20 mg;锌为 15~18 mg。

三、青少年常见营养问题及合理膳食

(一)营养问题

因青春期生长发育较快,体内合成代谢旺盛,所需的能量和各种营养素的量相对比成年人高,尤其是能量、蛋白质、脂类、钙、锌和铁等营养素。而我国的膳食结构和生活水平容易导致某些营养素缺乏,如钙、铁、锌、维生素 A 和维生素 B_2。另外部分青少年因过度追求"苗条",盲目节食,使蛋白质-能量摄入不足导致营养不良,出现消瘦,甚至发展成神经性厌食,同时青少年超重和肥胖的发生率不断上升。青春期的女生,由于月经来潮,铁丢失较多,更容易发生贫血。

(二)合理膳食

1. 多吃谷类,供给充足的能量 谷类是我国膳食中蛋白质和能量的主要来源。青少年能量需要量大,每天需摄入 400~500 g 谷类。

2. 保证充足的蛋白质和维生素 每日供给鱼、肉、蛋等动物性食物 200~250 g,牛奶 300 mL左右,新鲜蔬菜和水果约 500 g,其中绿色蔬菜约 300 g。

3. 参加体力活动,避免盲目节食 能量摄入和消耗保持平衡,维持理想体重;养成良好的饮食习惯,一日三餐,两餐间隔 4~6 h,每次进餐时间 20~30 min;增加体力活动,降低肥胖发生的概率,同时避免盲目节食。

(梁 霓)

第四节　成年人营养

现代的生活方式下,每个人都很忙碌,成年人在事业和生活中肩负着重大责任,身心压力较大,很多成年人已处于亚健康状态却没有引起足够重视,及时合理营养对健康十分重要,可及时纠正亚健康,预防生活方式病,降低中年后的某些慢性疾病的发生率,减少并发症的发生,降低致残率。

一、生理特点

成年时期处于生理功能全盛时期,同时也是开始进入衰老的过渡期,身体经历着从旺盛到衰老的变化过程,其生理特点主要表现为随年龄增高基础代谢率逐渐下降,肌肉等实体组织逐渐减少,脂肪组织增多;消化、循环系统功能减弱,易出现消化系统疾病及心脑血管疾病。此外,机体的其他功能亦逐渐减退,如 40 岁以后视力、听力、感觉、嗅觉等开始降低,情绪易波动;妇女开始进入围绝经期,易出现内分泌紊乱、骨质疏松等问题。

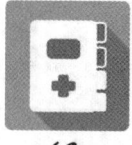

二、营养需求

现代医学理论认为,老年病的发生与发展大多与营养因素有关,若成年时期能够合理营养,对延长成年期,抗衰老和延年益寿有重要意义。应注意以下几点:

(一) 能量

根据不同劳动强度和不同性别,成年人对能量的需要量也不同。男性高于女性,劳动强度越大,对能量的需要量越高。随着年龄增长,应适当减少能量摄入,原则为维持标准体重。超重者要注意适当控制能量摄入及增加有氧活动,以消耗过多能量,减少体内脂肪蓄积。

(二) 蛋白质

人们对蛋白质的需要量也跟劳动强度和性别有关。中等体力劳动的男性蛋白质的 RNI 为 80 g/d,女性为 70 g/d。重体力劳动者男性蛋白质 RNI 为 90 g/d,女性为 80 g/d。在保证蛋白质供给量的基础上,适当选择优质蛋白质,如畜禽肉、鱼、奶、豆类等,优质蛋白质应占蛋白质来源的 30%。

(三) 脂肪和碳水化合物

过量脂肪摄入常易诱发肥胖、高血压、高脂血症和结肠癌、乳腺癌等,成年人每天脂肪的摄入量不应超过总能量的 30%,胆固醇的摄入量每天不超过 300 mg。

成年人碳水化合物的 AI 应能提供 55%～65% 的膳食总能量。碳水化合物的来源要多种多样,同时要限制纯能量食物的摄入量,摄入营养素能量密度比值高的食物,在能量充足的同时,满足对营养素的需要。

(四) 其他营养素

成年人膳食中应注意摄入钙、铁、硒及维生素 A、维生素 E、β-胡萝卜素和 B 族维生素,以预防缺铁性贫血、骨质疏松症的发生及保持体内良好的抗氧化状态。

三、常见营养问题及合理营养

(一) 营养问题

成年人存在的与营养有关的问题,主要有肥胖、血脂异常和异常脂蛋白血症、高血压、糖尿病、心脑血管疾病、骨质疏松症及肿瘤等,其发生常与膳食结构不合理、营养素摄入不平衡有关。据我国 2012 年调查结果显示:2012 年全国 18 岁及以上成年人高血压患病率为 25.2%,糖尿病患病率为 9.7%,与 2002 年相比,患病率呈上升趋势。40 岁及以上人群慢性阻塞性肺疾病患病率为 9.9%。根据 2013 年全国肿瘤登记年报分析,2010 我国男性癌症发病率为 274.69/10 万,女性为 197.24/10 万,肺癌和乳腺癌分别位居男、女性发病首位,十几年来我国癌症发病率呈上升趋势。

(二) 合理营养

成年人的合理营养需遵循中国营养学会制定的《中国居民膳食指南》,要做到每日增加膳食蛋白质的摄入,少食精制糖及脂肪类食品,食不过饱,控制体重,多食蔬菜水果以增加维生素和膳食纤维的摄入。每日饮牛奶或豆奶一杯,以补充钙质。主食应粗细搭配,避免食加工过精的食品,少食食盐,每日少于 6 g。膳食安排以三餐制为宜,早餐能量占总能量的 30%、午餐占 40%、晚餐占 30%。此外,还应注意经常参加有氧活动和体育锻炼,避免过度劳累及精神紧张,保持良好的心态。

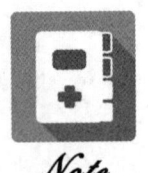

(王高峰)

第五节 老年人营养

人口老龄化已经成为全球性现象。由于期望寿命延长和生育率下降,几乎在每一个国家中,60 岁以上人口比例的增长速度比任何其他年龄组都要快。人口老龄化显示了社会经济发展和公共卫生政策的巨大成就,但也对社会提出挑战。如何最大限度地提高老年人健康水平和行动能力,是每个快速老龄化国家必须面对的问题。

对于中国而言,健康老龄化、积极老龄化是我国长期发展的一项重要战略任务。营养因素作为老年人健康生存的物质基础,与健康有密不可分的联系。但当前,我国与老年人相关的营养机制和策略体系依然有待完善,老年人依然面临营养缺乏和营养过剩的双重负担,人群营养知识和素质水平较低,与营养相关的慢性非传染性疾病高发,营养与健康领域的挑战依然巨大。

一、生理特点

随着年龄的增加,老年人的生理功能出现了一系列的改变:代谢功能降低,合成代谢降低,分解代谢增高,尤其是蛋白质的分解代谢大于合成代谢;基础代谢率降低,老年人体内的瘦体组织减少,脂肪组织增加;消化功能减退,牙齿脱落,嗅觉和味觉迟钝影响食欲,肠道消化液分泌减少,消化和吸收功能有所减弱;体成分改变,细胞数量下降,肌肉萎缩、器官减少,功能下降;身体水分减少,影响体温调节,老年人对环境温度的变化适应能力降低;骨组织矿物质减少,骨质密度降低,容易出现骨质疏松症;器官功能改变,肝肾功能降低,致使消化功能降低,维生素 D 的利用率降低;胰腺功能降低,老年人耐糖量降低;免疫组织减少,免疫细胞数量下降,老年人免疫功能降低;心率减慢,血管硬化,容易患高血压;心理问题,老年人丧偶、空巢、退休等造成心理上的寂寞孤单,影响食欲;另外,中老年妇女的特殊生理变化,更年期雌激素水平下降,导致情绪不稳定,心血管疾病,骨质疏松症绝经后期生理,雌激素的下降最直接地导致骨质代谢发生变化,导致女性骨质疏松症和冠心病的发生状况比男性更严重。

二、营养需求

(一)能量

随着年龄的增加,人体组织细胞逐渐减少,基础代谢率降低,体力活动减少以及体脂肪增多和去脂组织减少等,老年人对能量的消耗也随之减少。因此,需适当降低每日膳食中总能量的摄入量,以免过剩的能量转变成脂肪堆积于体内而引起肥胖。能量的摄入量应随年龄增长而逐渐减少,60 岁以后应较 18～49 岁的成年人减少 20%。老年人减少能量的摄入,主要是要减少碳水化合物和脂肪的摄入量。

(二)蛋白质

老年人由于消化系统功能减弱,摄入蛋白质的生物有效性降低;在人体衰老过程中,体内蛋白质的分解代谢超过了合成代谢,当膳食中蛋白质不足时,老年人易出现负氮平衡,因此,老年人应保证足量的蛋白质供应。中国营养学会推荐的摄入量(RNI)为 65 g/d(男)及 55 g/d(女)。其中要求有 1/3～1/2 的优质蛋白质,如鱼、瘦肉、蛋、奶类和大豆制品。但老年人蛋白质摄入量不宜过多,以免加重肝脏、肾脏负荷。

(三)脂肪

老年人由于胆汁酸分泌减少,酯酶活性降低,对脂肪的消化吸收功能下降;由于体内脂肪

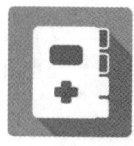

分解排泄迟缓,血浆脂质升高,因而老年人脂肪的摄入不宜过多,特别要限制高胆固醇、高饱和脂肪酸(SFA)的动物性脂肪及肝、脑、蛋黄等的摄入。

(四)碳水化合物

老年人胰岛素对血糖的调节作用减弱,糖耐量低,故有血糖升高的趋势,糖过多易发生糖尿病及诱发糖源性高脂血症。所以,老年人碳水化合物摄入量占总能量的55%～65%为宜。老年人应控制糖果、精制甜点心摄入量,可食用一些含果糖多的食物,如各种水果、蜂蜜等。

(五)膳食纤维

膳食纤维对于老年人具有特殊的重要作用。因为老年人消化系统功能减弱,肠胃蠕动缓慢,老年人便秘的发病率增高。适量的膳食纤维可刺激肠蠕动,有效防治老年性便秘。同时膳食纤维还有防治高血脂、结肠癌以及降血糖等功效。因此,老年人的膳食要注意摄入足够的膳食纤维,在每日膳食中应安排一定数量的粗粮、蔬菜及水果。

(六)矿物质

1. 钙　老年人常因胃酸分泌减少、胃肠功能减退,使钙的吸收减少,加上体内代谢过程中对钙的储存及利用能力下降,常发生负钙平衡状况。随着年龄增长,常发生骨质疏松症,老年人每日膳食应注意摄入一些含钙丰富的食品,并且经常晒太阳。中国营养学会推荐老年人膳食钙的AI为1000 mg/d。

2. 铁　缺铁是世界性的老年营养问题,这是因为老年人对铁的吸收利用能力下降,容易发生缺铁性贫血。老年人应多摄入含血红素铁的食物如动物血、瘦肉、鱼类等。中国营养学会推荐老年人膳食铁的AI为12 mg/d。

3. 其他矿物质　老年人缺锌时可致味觉失灵,严重时可使心肌梗死、慢性肾炎等发病率增高,故老年人应注意膳食锌的补充。铬是体内葡萄糖耐量因子的重要组成成分,有利于防治动脉粥样硬化,故老年人应注意膳食铬的补充。硒与心肌代谢有关,缺硒会引起心肌损害及使某些肿瘤发病率增加,老年人对硒的补给问题不容忽视。

(七)维生素

1. 维生素A　维生素A能维护上皮组织健康,增强抗病能力,具有抗癌作用,对于老年人保持健康十分重要。富含维生素A的食品如动物肝脏、蛋黄等同时也富含胆固醇,因此可选择一些含有胡萝卜素的绿色蔬菜或营养补充剂。中国营养学会推荐老年人维生素A的RNI为800 μgRE/d。

2. 维生素D　维生素D缺乏可引起老年性骨质疏松症,提倡老年人适当增加户外光照时间。中国营养学会推荐老年人维生素D的RNI为10 μg/d。

3. 维生素E　维生素E是有效的抗氧化剂,能减少体内脂质过氧化物的产生,稳定生物膜结构,对机体具有保护作用。维生素E还可降低血胆固醇、增强机体免疫功能。我国规定老年人维生素E每日供给量标准为12 mg,各种植物油是其良好的来源。

4. 水溶性维生素　维生素C能增强机体免疫力,有促进铁的吸收,参与脂肪代谢调节等功能,对于老年人保持身体健康和防治疾病十分重要,我国规定老年人每日膳食维生素C供给量为130 mg,故应经常进食足量的新鲜蔬菜及水果。其他维生素如硫胺素、核黄素、烟酸等也需要适当补充。

三、常见营养问题及合理营养

(一)营养问题

1. 骨质疏松症　雌激素缺乏是老年女性绝经后骨质疏松的主要病因。老年妇女绝经

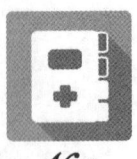

后雌激素水平下降,比男性更容易患心血管疾病和骨质疏松症,绝经后 10 年内骨流失速度最快。营养因素对骨质疏松症也有一定的影响,低钙摄入、维生素 D 摄入不足、营养不足或蛋白质摄入过多、高磷及高钠饮食、大量饮酒、过量咖啡因摄入等均为骨质疏松症的危险因素。

2. 高血压、高血脂与冠心病 老年人易发生高血压、高血脂与冠心病。妇女绝经后高血压发生率高于男性;冠心病是 50 岁以上妇女首要死因,女性心脏性猝死率为男性的 1/3,而心肌梗死病死率高于男性。与冠心病有关的营养因素包括能量、饱和脂肪摄入过高所导致的肥胖,以及维生素、膳食纤维摄入不足。

(二) 合理营养

中国营养学会根据老年人生理特点和营养需求,在一般人群膳食指南的基础上制定了《中国老年人膳食指南》。它结合老年人的生理特点,以便于老年人在日常生活中参照执行。

(1) 食物要粗细搭配、松软、易于消化吸收。粗粮含有丰富的 B 族维生素、矿物质和丰富的膳食纤维,能调节血糖、预防便秘、心血管疾病。老年人应有意识地多选择一些粗杂粮,做到粗细搭配,保证营养均衡,预防慢性病。建议老年人每天能吃到 100 g 粗粮或者全谷类食物。老年人由于消化器官功能和咀嚼能力下降,因此食物要松软,易于消化吸收。食物要尽量切碎煮烂,肉做成肉糜,蔬菜用嫩叶、嫩茎;掌握烹调温度,避免食物过冷过热;烹调方式以烧、炖、蒸、煮为主,应避免油腻、腌渍、煎、炸。

(2) 合理安排饮食,提高生活质量。在日常生活中,老年人应合理安排饮食,保持健康的进食心态和愉快的摄食过程。老年人应尽量与家人在一起进餐。家庭和社会应从各个方面保证老年人饮食丰富、进餐环境舒适、心情愉悦。

(3) 重视预防营养不良和贫血。老年人可能因生理和心理的各种原因导致食欲减退,能量摄入不足而造成营养不良。营养不良对老年人的身心健康有不良影响,可使身体抵抗力下降,禁不起疾病消耗,且容易出现神经精神症状。老年人应保证充足的食物摄入,增加营养,少量多餐,适当选用强化食品和营养素补充剂等措施,及时治疗支气管炎、肺气肿、心脑血管疾病等,定期监测体重。

(4) 老年人容易发生贫血,以缺铁性贫血比较常见。防止贫血要增加主食和各种副食品,保证能量、铁、维生素 B_{12} 和叶酸的供给;调整膳食结构,适量增加瘦肉、禽、鱼、动物肝脏的摄入,多吃新鲜水果和绿叶蔬菜,提供丰富的维生素 C 和叶酸,促进铁吸收和红细胞合成;饭前 1 h 不宜喝浓茶、咖啡;选用含铁的强化食物,如强化铁酱油、强化铁面粉等制品;适当使用膳食补充剂,如铁、B 族维生素、维生素 C 等;到医院查明病因,积极治疗原发病。

(5) 多去户外运动,维持健康体重。老年人宜坚持每天运动,并注意多做户外运动,以增强体质、减少疾病、促进健康。WHO 推荐户外运动最适宜时间是 9~10 点或 16~20 点,夏季上午可提前半小时,晚上可延后半小时,清晨或有雾的天气最好不进行户外运动。户外运动时间至少半小时,最好 1 h,运动强度要量力而行,以轻微出汗、自我感觉舒适为度。

中国老年人平衡膳食宝塔是一种营养合理的平衡膳食模式,它极大限度地提供了我国老年人群膳食中易缺乏的营养素,对改善老年人群的营养状况,预防与膳食有关的疾病具有长远的意义。应用平衡膳食宝塔需要长期坚持,养成习惯,才能充分体现预防相关慢性病、促进健康、延缓衰老的重大促进作用。

(王高峰)

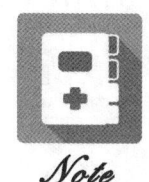

Note

第六节 孕妇营养

妊娠期妇女的营养不仅要满足自身的营养需要,还要提供胎儿生长发育所必需的各种营养素,孕期合理营养是胎儿正常生长发育的保证,营养不良对胎儿的正常生长发育和母体健康都可产生不利影响,所以妊娠期合理营养、均衡膳食尤为重要。

一、妊娠期的生理特点

妊娠是一个复杂的生理过程。为了适应胎儿的生长发育,维持母体健康,妊娠期妇女体内会发生一系列的生理性变化,主要表现在以下几个方面。

(一) 代谢

在大量激素的作用下,母体的合成代谢增加,基础代谢率逐渐升高。其中基础代谢在妊娠早期无明显变化,妊娠中期逐渐升高,妊娠晚期增高 15%～20%。对糖类、脂肪和蛋白质的利用也有所改变。妊娠晚期蛋白质分解产物排出较少,以利用合成组织所需的氮储留。

(二) 循环系统

妊娠第 6～8 周起,孕妇的血容量开始增加,分娩时血容量比妊娠前增加 35%～40%,其中血容量增加量多于红细胞数量的增加。妊娠期血容量增加 45%～50%,红细胞增加 15%～20%。血容量与红细胞增加程度不一致,使血液相对稀释,称为孕期生理性贫血。因血液稀释,妊娠期可出现血浆总蛋白下降,尤以清蛋白降低较为明显。另外,血容量的增加会使心脏负荷加重。

(三) 泌尿系统

妊娠期,孕妇的肾小球滤过率增加,同时也使某些营养物质被滤过掉而损失,表现为出现糖尿。另外妊娠期体内水分储留增加,特别是孕后期下肢常会出现水肿,如血压正常而仅有下肢凹陷性水肿者属正常生理现象。

(四) 消化系统

孕妇体内因孕激素的变化,可出现牙龈肥厚、牙龈炎和牙龈出血。孕激素的增加导致消化液分泌减少、胃肠蠕动减慢等,易出现恶心、呕吐、胃肠胀气及便秘等。另外,因胆道平滑肌松弛、胆囊排空时间延长,易使胆汁黏稠、淤积,诱发胆结石。而由于消化系统功能的上述改变,使食物在肠道中的停留时间延长,增强了对铁、钙、叶酸、维生素 B_{12} 等的吸收。

(五) 体重

妊娠期体重增加是反映孕妇健康和营养状况的重要指标。不限制进食的健康初孕妇女其体重平均增长值为 12.5 kg。增加的体重包括胎儿、胎盘、羊水、血液、增大子宫和乳腺及脂肪储备等。一般妊娠早期体重增加较少,妊娠中期和妊娠晚期平均每周增加 0.3～0.5 kg。机体增加的合成代谢,要求有相应的营养素供给。

二、妊娠期的营养需要

因受孕妇消化道变化的制约,如早孕反应、胃肠道排空缓慢、便秘等因素,孕妇的营养摄入会受到影响。因此,特别需要加强孕妇的营养指导,以最大限度地改善孕妇的营养状况。与此同时,还需考虑到新生儿的体重不宜超过 3500 g。因此,合理平衡的膳食是营养指导的核心。

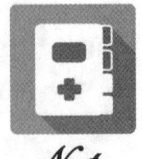

（一）能量

合理能量是成功妊娠的基础。孕期的能量消耗还包括母体生殖器官及胎儿的生长发育，以及母体用于产后泌乳的脂肪储备。

妊娠早期胎儿生长较慢，孕妇不需要额外增加能量。一般从妊娠第 4 个月起逐渐增加能量的供给，妊娠晚期每日需要能量明显增多。中国营养学会建议能量的推荐摄入量为妊娠中期每日增加 1.26 MJ，妊娠晚期每日增加 1.88 MJ。如孕妇摄入的热量过多，可能使孕妇和胎儿的体重超重而成为今后代谢性疾病的隐患。国外研究显示，孕妇体重增加过多，尤其是在妊娠前 3 个月内，可增加妊娠期糖尿病发生的风险。

（二）蛋白质

在妊娠期间需要额外增加约 900 g 蛋白质供母体形成新组织和胎儿成长时的需要。这些蛋白质需在妊娠期不断由食物提供。膳食中蛋白质供给充足，可避免孕妇贫血、营养缺乏性水肿及妊娠高血压综合征的发生。为此，《中国居民膳食营养素参考摄入量》建议孕早、中、晚期膳食蛋白质 RNI 增加值分别为妊娠早期不变，妊娠中期 15 g/d，妊娠晚期 30 g/d。可基本满足所有健康妇女在妊娠期的需要，膳食中优质蛋白质至少应占蛋白质总量的 1/3。

（三）脂类

妊娠期母体平均储存脂肪 2～4 kg，胎儿储存的脂肪占体重的 5%～15%。孕妇膳食中应有适量脂类，但因孕妇的血脂水平较妊娠前高，故孕妇的脂肪摄入量不宜过多。中国营养学会建议，妊娠期脂肪提供的能量占总能量的 20%～30%。

（四）矿物质

1. 钙 为保证孕妇自身的生理需要和胎儿的正常生长发育，孕妇对钙的需要量明显增加。如妊娠期钙轻度或短期供给不足，孕妇骨骼和牙齿中的钙将加速溶出，以维持母体正常的血钙浓度和满足胎儿的生长需要。当严重缺钙或长期缺钙时，孕妇可发生小腿抽筋，重者可患骨质软化症，导致腰痛，甚至脊柱和骨盆变形，增加难产的机会，而胎儿可发生先天性佝偻病。因此，孕妇应增加钙的摄入。中国营养学会建议，孕妇每日钙的摄入量为妊娠早期 800 mg，妊娠中期 1000 mg，妊娠晚期 1200 mg。

2. 铁 妊娠妇女铁的需要量明显增多，主要是因为：①孕妇生理性贫血需增加铁的摄入；②补偿分娩时失血造成铁的损失；③胎儿除生长发育需铁外，还要储存部分铁以供出生后 6 个月内的消耗。因此若妊娠期膳食铁供应不足，孕妇可发生缺铁性贫血，孕妇重度贫血可导致贫血性心脏病和妊娠高血压综合征，同时贫血会降低机体的抵抗力，易发生产后感染。另外，妊娠期缺铁与早产、死胎、低出生体重有关。

由于膳食中的铁大多来源于植物性食物的非血红素铁，吸收率较低，故建议孕妇多摄入动物肝脏、血和瘦肉等铁含量丰富且吸收率较高的食物。中国营养学会建议，孕妇每日铁的适宜摄入量为妊娠中期 25 mg，妊娠晚期 35 mg。

3. 锌 妊娠期妇女摄入充足的锌可促进胎儿的生长发育和预防先天性畸形。妊娠晚期胎儿对锌的需要量最多，每日需 0.6～0.8 mg。妊娠早期母体的血清锌开始下降，妊娠结束时比正常妇女低约 1/3。因此孕妇膳食中应增加锌的供给量。中国营养学会建议，孕妇每日锌的适宜摄入量为妊娠早期 11.5 mg，妊娠中期和妊娠晚期 16.5 mg。

4. 碘 碘对孕妇和胎儿也极为重要，妊娠期妇女新陈代谢旺盛，碘的需要量也随之增加，尤其在饮水与食物中缺碘的地区，更应注意孕妇碘的供给问题。孕妇缺碘可导致胎儿甲状腺功能减弱，从而引起生长发育迟缓甚至呆小病。《中国居民膳食营养素参考摄入量》建议，孕妇每日碘的适宜摄入量为 200 μg。

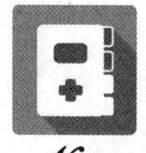

（五）维生素

1. 维生素 A　孕妇维生素 A 营养状况低下与胎儿宫内发育迟缓、婴儿低出生体重和早产有关。但孕早期大量摄入维生素 A 可导致自发性流产和新生儿先天性缺陷。而相应剂量的类胡萝卜素则没有毒性。因此中国营养学会建议，孕妇应多摄入富含类胡萝卜素的食物以补充维生素 A。

2. B 族维生素　为减轻早孕反应，保证孕妇良好的食欲，促进胎儿发育和产后乳汁的分泌，应对孕妇供给充足的 B 族维生素。孕期缺乏维生素 B_1 可致新生儿维生素 B_1 缺乏症。孕期维生素 B_2 缺乏可使胎儿生长发育迟缓。叶酸摄入不足可使胎儿神经管畸形的发生率增高，因此建议妊娠前和妊娠早期每日补充叶酸 400 μg 或食用叶酸强化食物。

三、妊娠期合理膳食

《中国居民膳食指南》中规定：①自妊娠第 4 个月起，保证充足的能量；②妊娠后期保持体重的正常增长；③增加鱼、肉、蛋、奶、海产品的摄入。但妊娠期膳食应因人而异，合理进行调配。

（一）妊娠早期的合理膳食

妊娠早期，受精卵细胞分化成胚胎，并逐渐形成胎儿雏形。此期孕妇对能量的需求和妊娠前无明显差异。但由于受精卵细胞的分裂分化活跃，对蛋白质、维生素和矿物质的需求较多。多数孕妇有恶心、呕吐、食欲减退等现象，故应选择清淡、容易消化的食物；少食多餐；尽量多入富含糖类的谷类或水果，保证每天至少摄入 150 g 糖类(约合谷类 200 g)。为防止酮体对胎儿早期脑发育的不良影响，孕妇完全不能进食时，也应静脉补充至少 150 g 葡萄糖。对于呕吐较重的孕妇可以将五谷杂粮研制成粉末，加入肉末、菜末等制成半流质食物食用，有利于消化吸收，使孕妇体内有较好的营养储备，以满足胚胎发育的营养需求，并为妊娠中、晚期奠定必要的营养基础。禁酒，因酒精可以通过胎盘进入胎儿血液，造成胎儿宫内发育不良、中枢神经系统发育异常及智力低下等酒精中毒综合征。

（二）妊娠中、晚期的合理膳食

妊娠中、晚期是胎儿生长发育及大脑发育迅速阶段，尤其是妊娠晚期生长发育速度最快，而孕妇本身开始储存脂肪、蛋白质等为分娩和哺乳做准备，因此孕妇对各种营养素的需求增多。从妊娠中期开始，妊娠反应开始减轻或消失，孕妇食欲明显好转，应增加营养丰富、种类齐全的食物，如富含优质蛋白质的鱼、肉、蛋、奶等动物性食物，豆类和新鲜的蔬菜、水果等，以提供充足的能量和各种营养素，保证胎儿的正常生长。同时，孕妇缺钙和缺铁现象较多，尤其要注意补充富含钙和铁、吸收率又高的食物，必要时可在医生指导下补充适量的钙剂和铁剂。此外，为防止孕妇便秘，应多摄入含膳食纤维多的食物，少吃刺激性食物。妊娠晚期为防止孕妇体重增加过快，胎儿体重过大，应适当限制能量的摄入。

供妊娠中、晚期孕妇参考的每日食物种类和数量包括：谷类 350 g，豆类及其制品 50～100 g，鱼、肉、禽等动物性食物 50～100 g，鸡蛋 1～2 个，鲜奶 250～500 mL，蔬菜 400～500 g，水果 100～200 g，植物油 15～20 g，适量盐和糖。另外，可经常食用动物肝脏和血制品，每周至少进食 1 次海产品，对于饮用鲜奶不适应者可改用酸奶。

（梁　霓）

知识拓展 3-6

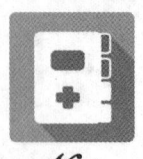

Note

第七节 哺乳期妇女营养

分娩后,产妇进入用乳汁哺育婴儿的哺乳期,因分泌乳汁及哺育婴儿的需要,乳母需要的能量及各种营养素多于一般妇女,甚至孕妇。哺乳期妇女的合理营养对于乳母自身的健康恢复、婴儿的正常生长发育非常重要。

一、哺乳期的生理特点

分娩后的 72 h 内乳腺开始分泌乳汁,乳汁分泌是一个复杂的神经反射,受多种因素的影响,如内分泌因素、乳母的营养状况及情绪、婴儿的吸吮强度和频率等因素影响,其中乳母的营养状况直接影响泌乳量和乳汁中营养素的含量。短期内营养不良时,乳母可动用母体的营养储备,以维持乳汁的分泌量和营养成分的稳定;若乳母长期营养不良,可出现泌乳量减少,乳汁中的蛋白质、脂肪酸、磷脂和脂溶性维生素的含量下降。一般将婴儿体重增长率作为母乳是否充足的指标。

二、哺乳期的营养需要

(一) 能量

乳母的能量需要包括自身的能量需要、乳汁所含的能量和乳汁分泌过程中消耗的能量三部分。乳母的基础代谢比普通妇女高约 20%,每日需增加能量 1046~1255 kJ。一般产后第 1 天的泌乳量约为 50 mL,第 2 天约为 100 mL,第 2 周约每天泌乳 500 mL,以后每天的泌乳量保持在 700~800 mL,每 100 mL 母乳约含能量 300 kJ,乳母体内的能量转化为乳汁所含能量的有效率为 80%,则乳母因分泌乳汁每日应增加能量 2450~3200 kJ。除妊娠期妇女储存了部分脂肪可提供能量外,其余能量应由膳食提供,《中国居民膳食营养素参考摄入量》建议,乳母较正常妇女每日增加能量 2090 kJ。应注意,乳母的能量供给不宜过多,否则易导致乳母肥胖。

(二) 蛋白质

乳母蛋白质的摄入量是影响乳汁数量和质量的主要因素。当膳食中蛋白质供给不足时,乳汁分泌量将减少。母乳中蛋白质的平均含量为 12 g/L,正常情况下每日泌乳量约为 750 mL,所含蛋白质约为 10 g,但是乳母体内膳食蛋白质转变为乳汁蛋白质的有效率约为 70%;如果膳食中蛋白质来自植物性食物,则转化率更低。所以《中国居民膳食营养素参考摄入量》建议,乳母应每日增加蛋白质 20 g,达到每日 85 g,其中优质蛋白质应在 1/3 以上。

(三) 脂肪

乳汁中的脂肪不仅为婴儿的生长发育提供能量,还能促进婴儿脂溶性维生素的吸收,与婴儿的脑发育有密切关系,尤其是必需脂肪酸,目前我国乳母推荐与一般成人相同,每日膳食脂肪供给为总能量的 20%~30%。

(四) 矿物质

乳母膳食中矿物质的供给以钙、铁为主。乳汁中钙的含量比较恒定,每日通过乳汁分泌的钙约 300 mg。如果乳母膳食中钙供给不足,乳母将动用骨骼中钙以维持乳汁中的钙含量,导致乳母出现骨质软化症,因此乳母每日膳食中应供给充足的钙。《中国居民膳食营养素参考摄

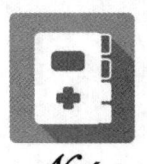
Note

入量》建议,每日乳母钙的摄入量为 1200 mg,可耐受的最高摄入量为 2000 mg。由于日常饮食中钙的吸收率低,建议乳母除选择含钙丰富的食物外,还应适当补充钙剂,多晒太阳和补充维生素 D,以促进钙的吸收与利用。

尽管铁不能通过乳腺进入乳汁(母乳中含铁量仅为 0.5 mg/L),一般情况下,乳母也没有月经失铁。但为防止乳母发生缺铁性贫血,补偿因分娩失血造成的铁损失,促进产后康复,乳母膳食中应增加铁的供给量。《中国居民膳食营养素参考摄入量》建议,乳母每日铁的摄入量为 25 mg。

(五)维生素

维生素 B_1 和维生素 E 可改善乳母的食欲和促进乳汁分泌,尤其是体内缺乏时,大量补充维生素可使乳汁分泌增加。维生素 A 可部分通过乳腺进入乳汁,乳母膳食中维生素 A 的摄入量可影响其在乳汁中维生素 A 的含量。水溶性维生素多可通过乳腺,但乳腺可控制上述维生素在乳汁中的含量,达到一定水平后不再随摄入量的增加而增加。维生素 D 几乎不能通过乳腺,母乳中维生素 D 的含量很低,不能满足婴儿需要,建议乳母和婴儿多进行户外活动,必要时可补充维生素 D 制剂。

(六)水

乳母摄入的水量和乳汁的分泌量密切相关。水分摄入不足直接影响泌乳量。乳母每天的泌乳量为 700～800 mL,因此应每日比正常人多摄入 1000 mL 水。

三、哺乳期的合理膳食原则

(一)产褥期的合理膳食

产褥期指从分娩到产妇恢复正常未孕状态的一段时间,约 6 周。因分娩中失血和体力消耗,产妇的营养和休息是非常重要的。正常分娩后 1h,产妇可进食易消化的流质或半流质饮食,如红糖水、稀饭、蛋羹、面条等。第 2 天起可进食普通食物,但应是富含优质蛋白质的平衡膳食,每日 4～5 餐,保证充足的营养。分娩时若会阴撕裂伤Ⅲ度缝合,应给无渣膳食 1 周左右,以保证肛门括约肌不会因排便再次撕裂。做剖宫手术的产妇术后给予流质食物 1 天(但忌用牛奶、豆浆、大量蔗糖等胀气食品),然后再转为普通膳食,同时应多进食富含汤汁和膳食纤维的食物,以促进乳汁分泌、预防便秘。

全国各地的乳母饮食习惯不同,对于符合科学营养原则的应加以提倡,如产后食鸡蛋、红糖、小米、米酒、鸡汤和猪蹄肉汤等。此外,我国的习惯往往只强调动物性食物的摄入,如鸡、肉、鱼、蛋,而忽视蔬菜水果的摄入,容易导致维生素 C 与膳食纤维不足。

(二)哺乳期的合理膳食原则

乳母对各种营养素的需要量较多,因此乳母的膳食应做到食物种类齐全多样化、供给充足的优质蛋白质,多食含钙、铁丰富的食品、粗细搭配合理、少量多餐。膳食中应多供给些动物性食品、豆类、奶类、新鲜的蔬菜及水果,少摄入盐、烟熏和刺激性食物。注意烹调方式(如炖、煮、蒸等),少吃油炸食物,多喝汤汁类食物(如鲫鱼汤、鸡汤、豆浆等),不喝咖啡和酒,保持心情愉快。

乳母理想的膳食每日应包括:牛奶 500 mL,肉类 250 g,鸡蛋 2～3 个,豆或豆制品 100 g,蔬菜(包括绿色蔬菜和黄色蔬菜)500 g,水果 50～100 g,谷物(包括米、面、红薯),油 50 g,汤类 500～1000 mL。

(三)乳母的膳食实例

早餐:小米粥或大米粥 50 g,花卷或馒头 50 g,青菜 1 小盘,鸡蛋 1 个,肉松 10 g。

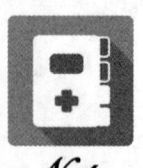

上午加餐:牛奶 250 g,甜点 50 g。

午餐:米饭 100 g,猪脚汤面 50 g,酱牛肉 100 g,海米白菜 1 碗(海米 10 g,白菜 200 g)。

下午加餐:西红柿蛋汤(西红柿 100 g,面粉 25 g,鸡蛋 1 个)。

晚餐:花卷或馒头 50 g,炖黄豆猪蹄 1 只,红烧带鱼 50 g,炒菠菜粉条(菠菜 250 g,粉条 100 g)。

晚上加餐:苹果 100 g。

(梁　霓)

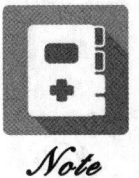

第四章 营养管理方法

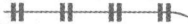

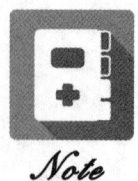

Note

能力目标

1. **掌握**：营养风险筛查与营养状况评定方法与标准，常见慢性病的营养管理方法和要点。
2. **熟悉**：营养风险筛查与营养状况评定的临床意义。
3. **了解**：营养管理的含义与意义。

第一节 概 述

一、营养管理的含义

选择健康的生活方式，是人们通往维护个体健康的必由之路。在饮食方面人们现在已经不满足于吃饱吃好，而要求通过营养来管理好自己的健康。营养医生、营养护士和营养师们在日常的工作中，正是通过营养的手段来管理不同人群的健康，尤其是对处于不健康生活方式中和处于疾病状态下人们进行营养管理。

近年来，国内营养学界和医学界专家分别在《中国肥胖预防与控制蓝皮书》《中国糖尿病膳食指南》《恶性肿瘤康复期病人营养管理专家共识》《中国卒中病人营养管理专家共识》中多次采用"营养管理"的概念。

营养管理的概念或含义，是基于健康管理的理念，在对健康、亚健康人群以及疾病人群的营养习惯、营养方式、营养搭配、营养调适、营养治疗等方面进行科学和规范化的管理并参与健康管理，以达到发现营养风险、进行营养预防干预、纠正不良营养习惯和在营养治疗中的误区并维护人体健康的目的。

二、营养管理的意义

营养管理，相对于以往的营养指导而言，在维护人体的健康、对于营养性疾病和疾病的营养治疗方面，有着更加广泛、更加深刻、更加积极的意义。

通过营养管理，我们可以纠正健康人群的不良营养习惯、规避营养风险；可以针对亚健康人群的不良营养习惯和已经造成的营养性伤害，进行营养预防干预并有效地阻断和逆转营养性疾病的发展进程；可以对营养性疾病病人或病人的临床营养性治疗，进行多角度、多层面、全方位的分析，从病因、危害、诊断、治疗、预防等方面提供基于循证依据的、全面的防治策略。

三、营养管理的方法

常见的营养管理方法有膳食调查和评价、人体营养状况测定和评价、营养咨询和宣传教育、膳食指导和评估、食品营养评价以及社区营养管理和营养干预等。本书仅根据护理和助产专业特点,介绍其中部分内容。合理膳食配置与食谱编制、营养调查以及营养健康宣传教育部分内容见第八章。

(朱 兵)

第二节 营养风险筛查与营养状况评定

一、营养风险筛查

营养风险筛查(nutritional risk screening)是指由临床医生、临床护士、营养医生和营养护士等进行的决定是否要对病人制定和实施营养支持计划的一种快速、简便的筛查方法。这里的"营养风险"特指与营养因素有关的不良结局参数增加的风险,包括并发症、住院时间和住院费用等。对于住院病人,临床上经常使用"营养风险筛查 2002 法"(nutritional risk screening 2002,NRS2002)。

营养风险筛查方法如下。

第一步 首次营养监测。首次营养监测内容包括体质指数(BMI)、过去 3 个月体重变化情况、过去 1 周内摄食变化情况以及是否有严重疾病 4 个方面,见表 4-1。

表 4-1 首次营养监测表

检测指标	选择性回答
1. 是否 BMI>20.5?	是□ 否□
2. 在过去 3 个月是否体重下降?	是□ 否□
3. 在过去 1 周内是否有摄食减少?	是□ 否□
4. 是否有严重疾病?	是□ 否□

注:以上任何问题回答"是",则直接进入第二步营养监测。以上所有问题回答"否",则每周重复筛查 1 次。

第二步 最终筛查。NRS2002 总评分包括疾病严重程度、营养状态受损情况、年龄三部分内容,具体如下。

(1) NRS2002 对于疾病严重程度的评分及定义

①1 分:慢性病病人因出现并发症而住院治疗。病人虚弱但不需卧床。蛋白质需要量略有增加但可以通过口服和补充来弥补。

②2 分:病人需要卧床,如腹部大手术后。蛋白质需要量相应增加,但大多数仍可以通过肠内或肠外营养支持得到恢复。

③3 分:病人在病房中靠机械通气支持,蛋白质需要量增加而且不能被肠内或肠外营养所支持,但是通过肠内或肠外营养支持可以使蛋白质分解和氮丢失明显减少。

(2) NRS2002 对于营养状态受损评分及定义

①0 分:正常营养状态。

②1 分(轻度受损):3 个月内体重丢失大于 5%,或食物摄入为正常需要量的 50%~75%。

③2 分(中度受损):2 个月内体重丢失大于 5%,或前一周食物摄入为正常需要量的 25%~50%。

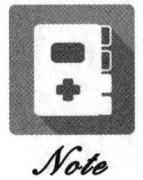

④3分(重度受损)：1个月内体重丢失大于5%（或3个月内体重下降15%），或BMI小于18.5，或前一周食物摄入为正常需要量的0～25%。

（3）年龄评分

年龄＞70岁为1分，年龄≤70岁为0分。

第三步　评分结果及判定。

（1）NRS2002总评分计算方法

NRS2002总评分＝疾病严重程度评分＋营养状态受损评分＋年龄评分

（2）结果判定　NRS2002总评分≥3分或有胸水、腹水、水肿且血清白蛋白＜35 g/L时，表明病人有营养不良或有营养风险，应该进行营养支持。NRS2002总评分＜3分，每周重复进行一次营养风险筛查。

二、营养评价

营养评价(nutritional assessment)是通过膳食调查、人体测量、临床检查、实验室检查以及多项综合营养评价的方法及手段，判定人体营养状况，确定营养不良或营养过度的类型及程度，估计其危险性，并监测营养治疗的效果。其中既有主观检查，也有客观检查，但没有任何单一的检查指标能够准确地反映病人的整体营养状况。疾病的发生、发展与营养状况的改变相互影响、互相作用，因此到目前为止病人的营养状况评价还没有金标准。临床上一般是根据病人的疾病情况，结合营养调查结果进行综合评价，以判定病人营养不良或过度的程度。

从临床医学的角度，营养状况评价的意义在于通过对病人进行营养调查，初步判断病人的营养状况，从而为确定营养治疗方案提供依据。由于住院病人的营养状况与其临床治疗和营养治疗密切相关，因此动态监测、评价其营养状况也是及时调整病人整体治疗方案的基础。

（一）膳食调查

住院病人中某些病种或疾病营养治疗的某些阶段需要膳食调查。此调查所得到的数据信息可以用于个体化分析，对病人进行营养素需要量的确立和整体营养状况的评估。

1. 调查内容　饮食习惯（包括地域特点、餐饮、食物禁忌、软硬度、口味、烹制方法），饮食结构，食物频率，膳食摄入量（包括每日三餐及加餐的食物品种和摄入量）及计算出每天能量和所需要各种营养素的摄入量，以及各种营养素之间的相互比例关系等。

2. 调查方法　通常采用称量法、记账法、询问法和化学分析法（排除昏迷、智障病人）。

（1）称量法（或称重法）：该方法是对某一膳食单位（集体食堂或家庭）或个人一日三餐中每餐各种食物的食用量进行称重，计算出每人每日各种营养素的平均摄入量，调查时间为3～7天。调查期间也要对被调查者在食堂或家庭以外的零食或添加的菜肴等进行详细记录、精确计算。此方法能够准确反映被调查者的食物摄入情况，也能看出一日三餐的食物分配情况，适合于团体、家庭和个人的膳食调查。其缺点是费时费力，不适合大规模的人群调查。

（2）记账法：对建有饮食账目的集体食堂单位，可以查阅过去一定时期内的食品消费总量，并根据同一时期的进餐人数，粗略计算每人每日各种食物的摄取量，再按食物成分表计算这些食物所供给的能力和营养素数量。一般家庭没有食物消耗账目可查，如果采用本方法调查时，可于调查开始前登记其储存的及新购进的食物种类和数量，然后详细记录调查期间每日购入的各种食物种类及其数量、每日各种食物的废弃量，在调查结束时再次称量全部食物重量，然后计算出调查期间消费的食物总量，计算每日每餐的进餐人数，然后计算总人数。

记账法简便快捷，适用于大样本调查。但该调查结果只能得到家庭或集体中人均食物摄入量，难以分析个体膳食摄入情况，与称重法相比不够精确。

（3）询问法：通过问答方式回顾性地了解调查对象的膳食营养状况，是目前较常用的膳食

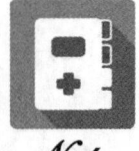

调查方法,适合于个人调查及人群调查。询问法通常包括膳食回顾法和膳食史法。

膳食回顾法是由被调查者尽可能准确地回顾前一段时间的食物消耗量。成人在 24 h 内对所有摄入的食物有较好的记忆,一般认为 24 h 膳食的回顾调查最易取得可靠资料,故也称 24 h 回顾法。该法可用于家庭中个体的食物消耗状况调查,也可用于评价人群的膳食摄入量。

膳食回顾法是目前最为常用的一种膳食调查方法,一般采用 3 天连续调查的方法。调查时一般由最后一餐开始向前逆推 24 h,食物量通常用家用量器、食物模型或食物图谱进行估算。询问方式可以通过面对面询问、使用开放式表格或事先编辑好的调查表,通过电话、录音或计算机程序等进行。该方法由于只依靠被调查者的记忆,回忆描述他们的膳食,因此不适用于 7 岁以下儿童和 75 岁以上老年人。

膳食史法是用于评估个体每天总的食物摄入量与在不同时期的膳食模式,通常覆盖过去 1 个月、6 个月或一年时间段。该方法由三个部分组成,第一部分是询问被调查对象通常每日的膳食模式,以家用量器为称量工具;第二部分是核对,以确定、阐明被调查者的饮食模式,可用一份包含各种食物的详细食物清单进行反复核对并确认;第三部分由被调查者用家用测量方法,记录 3 天的食物摄入量。

膳食史法与膳食回顾法相比,是一种抽象的方法。该法对调查者和被调查者均提出了较高要求,非营养学专家进行这样的调查往往十分困难,也不适用于每天饮食变化较大的个体。

总的来说,膳食回顾法的结果不够准确,一般在无法采用称重法和查账法的情况下才使用。

(4)化学分析法:分析被调查对象每日所摄入的食物,在实验室进行化学分析,测定所需要观察的各种营养素及能量的方法,一般选用双份饭菜法。此法能准确得出食物中各种营养素及能量的实际摄入量,但是由于所用技术过多、分析过程复杂、经济代价较高,多用于临床营养治疗的科学研究工作。

3. 调查结果与评价 对膳食调查所取得的资料进行整理,将所得结果与中国居民膳食营养素参考摄入量(DRIs)进行比较,并做出评价。评价主要项目如下。

(1)食物是否多样、营养素是否种类齐全、能量及各类营养素摄入量是否满足需要。

(2)三大供能营养素分配比例是否恰当、主副食搭配及荤素搭配是否合理、三餐能量分配是否合理。

(3)蛋白质、脂肪食物来源是否合理,如蛋白质质量及蛋白质互补作用的发挥情况等。

(二)人体测量

人体测量数据可以较好地反映营养状况,通过人体测量可对病人营养状态进行一定程度的评价。人体测量的内容主要包括体重、皮褶厚度、围度等。

1. 体重 了解体重的变化可初步了解病人的能量营养状况,体重可反映机体合成代谢与分解代谢的状态,是营养评价中最简单、最直接而又非常重要的指标。测量时应注意时间、衣着、姿势等方面的一致性,体重可受机体水分多少的影响,应排除水肿、腹水等影响因素,病人出现巨大肿瘤或器官肥大等,也可掩盖脂肪组织和肌肉组织的丢失。

常用体重的评价指标如下。

(1)理想体重:理想体重也称标准体重,我国常用理想体重公式如下。

Broca 改良公式:理想体重(kg)=身高(cm)-105

平田公式:理想体重(kg)=[身高(cm)-100]×0.9

(2)体重改变:体重的营养评价还应将体重变化的幅度与速度结合起来考虑。

体重改变(%)=(平时体重-实测体重)/平时体重×100%

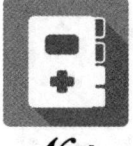

评价标准见表4-2。

表4-2　体重改变的评价标准

时间	中度体重丧失	重度体重丧失
1周	1%～2%	>2%
1个月	5%	>5%
3个月	7.5%	>7.5%
6个月	10%	>10%

该指标可反映能量与蛋白质代谢的情况,提示是否存在蛋白质-能量营养不良。如一日体重改变大于0.5 kg,往往是体内水分改变的结果,如病人出现水肿、腹水等,并非真正的体重改变。若短时间内体重减少超过10%,同时血浆蛋白低于30 g/L,在排除其他原因后,应考虑为严重的蛋白质-能量营养不良。

2. 体质指数　体质指数(body mass index,BMI)是目前评价肥胖和消瘦最常用的指标。它是反映蛋白质-能量营养不良以及肥胖症的可靠指标。

公式:BMI=体重(kg)/[身高(m)]^2

评价标准:BMI的评价标准有多种,世界各国广泛采用WHO成人标准,我国参考国内发布的标准。

(1) WHO成人标准:BMI在18.5～24.9为正常,小于18.5为营养不良,在25.0～29.9为肥胖前状态,在30.0～34.9为一级肥胖,在35.0～39.9为二级肥胖,大于40.0为三级肥胖。

(2) 亚洲成人标准:BMI在18.5～22.9为正常,小于18.5为体重过轻,大于23.0为超重,其中23.0～24.9为肥胖前期,25.0～29.9为中度肥胖,大于30.0为重度肥胖。

(3) 国内标准:2002年国际生命科学学会中国肥胖问题工作组提出了适合18岁以上中国成人的BMI标准。BMI在18.5～23.9为正常,小于18.5为营养不良,大于24.0为超重,大于28.0为肥胖。但此标准不适用于儿童、发育中的青少年、孕妇、乳母、老年人及身形健硕的运动员。

18岁以下青少年BMI的参考值:11～13岁,BMI<15.0时存在蛋白质-能量营养不良,小于13.0为重度营养不良;14～17岁,BMI<16.5时存在蛋白质-能量营养不良,小于14.5为重度营养不良。

3. 皮褶厚度　皮褶厚度可以反映人体皮下脂肪的含量,因此临床常用皮褶厚度估计脂肪消耗情况,并作为评价能量缺乏与肥胖程度的指标。常用皮褶厚度的测量包括三头肌皮褶厚度、肩胛下皮褶厚度、髂骨上皮褶厚度和腹部皮褶厚度。测量时要求在同一部位连续测量三次,取平均值。

(1) 三头肌皮褶厚度:三头肌皮褶厚度(triceps skinfold thickness,TSF)测量方法为被测者上臂自然下垂,取左(或右)上臂背侧、肩峰与尺骨鹰嘴中点上1～2 cm处,用左手将被测部位皮肤和皮下组织夹提起来,在该皮褶提起点下方用皮褶计测量其皮褶厚度。

正常值:男性为8.3 mm,女性为15.3 mm。

评价标准:实测值占正常值90%以上为正常,80%～90%为轻度营养不良,60%～80%为中度营养不良,低于60%为重度营养不良,超过120%为肥胖。若皮褶厚度小于5 mm,则表示无脂肪,体脂肪消耗殆尽。我国目前尚无群体调查理想值,但可作为病人治疗前后自身对比参考值。

(2) 肩胛下皮褶厚度:临床上常以肩胛下皮褶厚度(subscapular skinfold thickness,SSF)

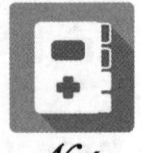

与三头肌皮褶厚度之和来判断营养状况。

测量方法：被测者上臂自然下垂，在左肩胛骨下方 2 cm 处，顺自然皮褶方向（即皮褶走向与脊柱成 45°），用左手将被测部位皮肤和皮下组织夹提起来，在该皮褶提起点下方用皮褶计测量其皮褶厚度。

评价标准：男性在 10～40 mm、女性在 20～50 mm 者为正常；男性大于 40 mm、女性大于 50 mm 者为肥胖；男性小于 10 mm、女性小于 20 mm 者为消瘦。

4. 上臂围与上臂肌围

（1）上臂围：上臂围（upper arm circumference，MAC）是上臂中点的周长。

正常值：我国男性上臂围平均为 27.5 cm，女性为 25.8 cm。

评价标准：测量值大于正常值的 90％为营养正常，80％～90％为轻度营养不良、60％～80％为中度营养不良，小于 60％为严重营养不良。

（2）上臂肌围：上臂肌围（mid-arm muscle circumference，MAMC）是反映肌蛋白量变化的良好指标，能间接反映出体内蛋白质储存的情况。同时它与血清白蛋白水平相关，可作为病人营养状况好转或恶化的指标。

计算公式：上臂肌围（cm）＝上臂围（cm）－3.14×三头肌皮褶厚度（cm）

正常值：我国男性上臂围平均为 25.3 cm，女性为 23.2 cm。

评价标准：测量值大于正常值 90％为营养正常；测量值为正常值的 80％～90％为轻度营养不良；测量值为正常值的 60％～80％为中度营养不良；测量值小于正常值 60％为重度营养不良。

5. 腰围和腰臀比

（1）腰围：肥胖的主要特征不仅表现为体脂含量增多，还表现为体脂分布的异常。腰围（waist circumference，WC）在一定程度上反映腹部皮下脂肪厚度和营养状态，是间接反映人体脂肪分布状态的指标。成人腰围是衡量脂肪在腹部蓄积（中心性肥胖）程度最简单和实用的指标。国际糖尿病联盟提出用腰围作为诊断代谢综合征的必需危险因子，并提供了不同地域人群的不同标准。

评价标准：WHO 建议腰围的正常值为男性在 94 cm 以内、女性在 80 cm 以内。中国肥胖问题工作组认为中国成年人腰围男性大于 85 cm、女性大于 80 cm 即为腹部脂肪蓄积，可认定为肥胖。

（2）腰臀比：腰臀比（waist-to-hip ratio，WHR）是反映身体脂肪分布的一个简单指标，WHO 通常用它来衡量人体是肥胖还是健康，保持臀围和腰围的适当比例关系，对成年人体质和健康及寿命有着重要意义。该比值与心血管发病率有密切关系。

计算公式：腰臀比＝腰围（cm）/臀围（cm）

正常值：标准的腰臀比为男性小于 0.8、女性小于 0.7。

评价标准：我国认为腰臀比男性大于 0.9、女性大于 0.8 为中央性肥胖，也称向心性、腹内肥胖。

（三）临床检查

临床检查是通过病史采集及体格检查来发现是否存在营养不良的。

1. 病史采集

（1）膳食史，包括有无厌食、食欲减退、进食困难、食物禁忌、吸收不良、消化障碍及能量与营养素摄入量等。

（2）能影响营养状况的病史，消化系统病如胃炎、消化性溃疡、胆石症、肠易激综合征、胰腺功能不全、结肠炎、慢性肝病；循环、呼吸系统疾病如心力衰竭、冠心病、慢性阻塞性肺疾病等；感染性疾病如结核、骨髓炎、亚急性心内膜炎、肺脓肿、艾滋病等；内分泌代谢病如甲亢、糖

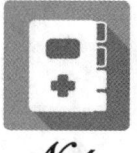

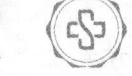

尿病等以及神经运动系统疾病如骨关节炎、帕金森病、脑卒中等。

（3）用药史及治疗手段，包括代谢药物、类固醇、免疫抑制剂、放疗与化疗、利尿剂、泻药等。

（4）对食物的过敏及不耐受性等。

2. 体格检查　通过细致的体格检查，重点发现是否存在下述情况并判定其程度，同时与其他疾病鉴别：①肌肉萎缩；②水肿或腹水；③毛发脱落；④皮肤改变；⑤必需脂肪酸缺乏体征；⑥维生素缺乏体征；⑦常量和微量元素缺乏体征；⑧肝大；⑨恶病质等。WHO 专家委员会建议特别注意下列 14 个方面，见表 4-3。

表 4-3　营养素缺乏表现及其可能因素

部位	临床表现	可能的营养素缺乏
头发	干燥、变细、易断、脱发	蛋白质-能量、必需脂肪酸、锌
鼻部	皮脂溢出	烟酸、维生素 B_2、维生素 B_6
眼	眼干燥症、夜盲症、Bitor 斑	维生素 A
	睑角炎	维生素 B_2、维生素 B_6
舌	舌炎、舌裂、舌水肿	维生素 B_2、维生素 B_6、维生素 B_{12}、叶酸、烟酸
牙	龋齿	氟
口腔	牙龈出血、肿大	维生素 C
	味觉减退、改变	锌
	口角炎、干裂	维生素 B_2、烟酸
甲状腺	肿大	碘
指甲	舟状指、指甲变薄	铁
皮肤	干燥、粗糙、过度角化	维生素 A、必需脂肪酸
	淤斑	维生素 C、维生素 K
	伤口不愈合	锌、蛋白质、维生素 C
	阴囊及外阴湿疹	维生素 B_2、锌
	癞皮病、皮疹	烟酸
骨骼	佝偻病体征、骨质疏松	维生素 D、钙
神经	肢体感觉异常或丧失、运动无力	维生素 B_1、维生素 B_{12}
	腓肠肌触痛	维生素 B_{12}
肌肉	萎缩	蛋白质-能量
心血管	克山病体征	硒
生长发育	营养性矮小	蛋白质-能量
	性腺功能减退或发育不良	锌

（四）实验室检查

实验室检查可提供客观的营养评价结果，并且可确定营养素的缺乏或过量的种类及程度。营养不良是一个逐渐发展的过程，人体中营养素及其代谢衍生物含量的下降、组织功能的降低、营养素依赖酶活性的降低等均先于临床或亚临床症状的出现，因此实验室检查对早期发现营养素的缺乏具有重要意义。

1. 血浆蛋白　血浆蛋白水平可反映机体蛋白质营养状况。常用的指标包括白蛋白、前白蛋白、转铁蛋白和视黄醇结合蛋白。

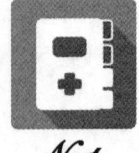

(1) 白蛋白：白蛋白(albumin，ALB)在血浆蛋白质中含量最多，半衰期为 14～20 天。短期内蛋白质摄入不足时，机体可通过肌肉分解、释放氨基酸入血等方式提供合成白蛋白的基质，同时还伴有循环外白蛋白向循环内的转移，使得血清白蛋白维持正常浓度。因此，血浆白蛋白含量能反映机体较长时间内的蛋白质营养状况。在手术后或感染中，维持内脏蛋白的水平对病人的存活是非常重要的，白蛋白能有效反映疾病的严重程度和预测手术风险程度，持续的低白蛋白血症是判断营养不良的可靠指标。在应激状态下，血清白蛋白的水平降低，如这种低水平维持一周以上，可表示有急性营养缺乏。白蛋白的合成受很多因素的影响，在甲状腺功能减退、血浆皮质醇水平过高、出现肝实质性病变及生理上的应激状态下，白蛋白的合成速率下降。

评价标准：35～50 g/L 为正常，28～34 g/L 为轻度缺乏，21～27 g/L 为中度缺乏，小于 21 g/L 为重度缺乏。

(2) 前白蛋白：前白蛋白(preabumin，PA)又名甲状腺素结合前白蛋白，主要由肝脏合成，参与机体维生素 A 和甲状腺素的转运及调节，具有免疫增强活性和潜在的抗肿瘤效应。前白蛋白的半衰期短，仅为 1.9 天，血清含量少且体内储存也较少，迅速的转化速率使得它能更加及时地反映营养和能量状况。在临床上常作为评价蛋白-能量营养不良和反映近期膳食摄入状况的敏感指标。血清前白蛋白的含量易受多种疾病影响，造成血清前白蛋白高的主要因素包括脱水和慢性肾功能衰竭，降低的因素包括水肿、急性分解状态、外科手术后、能量和氮平衡改变、肝脏疾病、感染和透析等。因此前白蛋白不宜作为高度应激状态下营养评价的指标。

评价标准：0.20～0.40 g/L 为正常，0.16～0.20 g/L 为轻度缺乏，0.10～0.15 g/L 为中度缺乏，小于 0.10 g/L 为重度缺乏。

(3) 转铁蛋白：转铁蛋白(transferrin，TFN)为血清铁的运载蛋白，对血红蛋白的合成及铁代谢具有重要作用。它的半衰期为 8～10 天，且体库小，能反映内脏蛋白质的急剧变化，比白蛋白灵敏，但也是非特异性指标。在高蛋白摄入后，转铁蛋白的血浆浓度上升较快，能反映营养治疗后营养状态与免疫功能的恢复率。血清转铁蛋白升高见于缺铁性贫血、急性肝炎、口服避孕药、妊娠后期；降低见于蛋白质-能量营养不良和蛋白质丢失性疾病如蛋白质摄取或吸收障碍、氨基酸缺乏、大面积烧伤、慢性肾炎、肾病综合征、重症肝炎、肝硬化、急性感染、应激、部分恶性肿瘤等。

评价标准：2.0～4.0 g/L 为正常，1.5～2.0 g/L 为轻度缺乏，1.0～1.5 g/L 为中度缺乏，小于 1.0 g/L 为重度缺乏。

(4) 视黄醇结合蛋白：视黄醇结合蛋白(retinol binding protein，RBP)在肝脏合成，其主要功能是运载维生素 A 和前白蛋白。视黄醇结合蛋白的半衰期仅为 10～12 h，因此能及时反映内脏蛋白质的急剧变化，是一项诊断早期营养不良的敏感指标。视黄醇结合蛋白在肝脏、肾脏疾病的早期诊断和疗效观察中有重要临床意义。目前视黄醇结合蛋白的检查方法复杂、费用高，临床应用尚不多。

评价标准：正常值为 40～70 mg/L。

2. 氮平衡 氮平衡(nitrogen balance，NB)是评价蛋白质营养状况的常用指标，可反映摄入氮能否满足体内需要及体内蛋白质合成与分解代谢情况，有助于判断营养治疗效果。每日摄入氮包括摄入食物中的氮及其他来源的氮，排出氮主要是尿素氮，占 80%，其余为粪氮、体表丢失氮、非蛋白氮及体液丢失氮等。

计算公式：$B=I-(U+F+S)$

式中：B 为氮平衡；I 为摄入氮；U 为尿氮；F 为粪氮；S 为皮肤等氮损失。

一般认为成人每日经肾脏排出非尿素氮 2 g，粪氮丢失约 1 g，皮肤丢失氮约 0.5 g，故上式可写作：

氮平衡(g/d)＝蛋白质摄入量$(g/d)÷6.25-[$尿素氮$(g/d)+3.5(g/d)]$

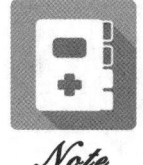

创伤和某些严重疾病发生时,尿中尿素氮和非尿素氮的排出量明显改变,此时应测尿总氮排出量,再计算氮平衡。

氮平衡(g/d)＝蛋白质摄入量(g/d)÷6.25－[尿总氮(g/d)＋1.5(g/d)]

评价标准:氮平衡为摄入氮和排出氮相等,提示人体代谢平衡;正氮平衡为摄入氮大于排出氮,提示合成代谢大于分解代谢,常见于生长期儿童;负氮平衡为摄入氮小于排出氮,提示合成代谢小于分解代谢,通常提示饥饿或消耗性疾病。

3. 肌酐身高指数 肌酐是肌肉中磷酸肌酸经不可逆的非酶促反应,脱去磷酸转变而来。肌酐在肌肉中形成后进入血液循环,最终由尿液排出。因此肌酐的排出水平与肌肉组织密切相关。在肾功能正常时,肌酐身高指数(creatinine-height index,CHI)是测定肌蛋白消耗的指标,也是衡量机体蛋白质水平的一项灵敏的指标。其优点在于:①成人体内肌酸和磷酸肌酸的总含量较为恒定,每日经尿排出的肌酐量基本一致,正常男性为 1000～1800 mg/24 h,女性为 700～1000 mg/24 h;②运动和膳食的变化对尿中肌酐含量的影响甚微,故在评定 24 h 尿肌酐时不必限制膳食蛋白质;③经 K^{40} 计数测定,成人 24 h 尿肌酐排出量与瘦体组织量一致;④在肝病等引起水肿情况而严重影响体重测定时,因为肌酐身高指数不受此影响,显得价值更大。

测定方法:准确收集病人 24 h 尿,连续 3 天,取肌酐平均值并与相同性别及身高的标准肌酐值比较,所得的百分比即为肌酐身高指数。正常成人肌酐排出量标准值见表 4-4。

表 4-4　正常人肌酐排出量标准值

男性		女性	
身高/cm	肌酐排出量/(mg/24 h)	身高/cm	肌酐排出量/(mg/24 h)
157.5	1288	147.3	830
160	1325	149.9	851
162.6	1359	152.4	875
165.1	1386	154.9	900
167.6	1424	157.5	925
170.2	1467	160	949
172.7	1513	162.6	977
175.3	1555	165.1	1006
177.8	1596	167.6	1044
180.3	1642	170.2	1076
182.9	1691	172.7	1109
185.4	1739	175.3	1141
188	1785	177.8	1174
190.5	1831	180.3	1206
193	1891	182,9	1240

评价标准:CHI 大于 90% 为正常,80%～90% 表示瘦体组织轻度缺乏,60%～80% 表示瘦体组织中度缺乏,小于 60% 表示瘦体组织重度缺乏。

4. 免疫功能 细胞免疫功能在人体抗感染中起重要作用。蛋白质-能量营养不良常伴有细胞免疫功能损害,这将提高病人术后感染率和死亡率。通常采用总淋巴细胞计数和皮肤迟发型超敏反应来评定细胞免疫功能。

(1)总淋巴细胞计数:总淋巴细胞计数(total lymphocyte count,TLC)是评定细胞免疫功能的简易方法。但一些原发性疾病,如心功能衰竭、尿毒症、霍奇金病及使用免疫抑制剂肾上腺皮质激素等,均可使 TLC 降低,且 TLC 与预后相关性较差,因此 TLC 并非作为营养评定指

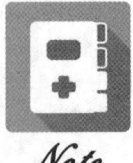

数的可靠指标。临床上应结合其他指标作为参考评价。

计算公式:总淋巴细胞计数＝淋巴细胞百分比×白细胞计数

评价标准:$(2.5\sim3.0)\times10^9$/L 为正常,$(1.2\sim2.5)\times10^9$/L 为轻度营养不良,$(0.8\sim1.2)\times10^9$/L 为中度营养不良,低于 0.8×10^9/L 为重度营养不良。

(2) 皮肤迟发型超敏反应:细胞免疫功能与机体营养状况密切相关,营养不良时免疫试验常呈无反应。皮肤迟发型超敏反应是评价细胞免疫功能的重要指标。在前臂表面不同部位皮内注射 0.1 mL 抗原(一般一次用 2 种抗原),24～48 h 后测量接种处硬结的直径。

评价标准:直径大于 5 mm 为正常。直径小于 5 mm 时,表示细胞免疫功能不良,至少有重度蛋白质营养不良。

(五) 综合评价

利用单一指标评定人体营养状况局限性强,误差较大。目前,多数学者主张采用综合性营养评定方法,以提高营养评价的灵敏性和特异性。

1. 预后营养指数 预后营养指数(prognostic nutritional index,PNI)可以预期手术后并发症的发生率与死亡率。

计算公式:PNI(%)＝158－16.6×ALB(g%)－0.78×TSF(mm)－0.20×TFN(mg%)－5.80×DHT

式中:ALB 为血清白蛋白;TSF 为三头肌皮褶厚度;TFN 为血清转铁蛋白;DHT 表示迟发型超敏皮肤反应试验(硬结直径大于 5 mm 者,DHT 为 2;硬结直径小于 5 mm 者,DHT 为 1;无反应者,DHT 为 0)。

评定标准:PNI 小于 30%,表示发生术后并发症及死亡的可能性均很小;PNI 为 30%～40%,表示存在轻度手术危险性;PNI 为 40%～50%,表示存在中度手术危险性;PNI≥50%,表示发生术后并发症及死亡的可能性均较大。

2. 营养危险指数 营养危险指数(nutritional risk index,NRI)是通过术前三种营养评定参数的结果来计算术后营养危险指数。

计算公式:NRI＝10.7×ALB+0.0039×TLC+0.11×Zn－0.044Age

式中:ALB 表示血清白蛋白;TLC 表示淋巴细胞计数;Zn 表示血清锌水平,Age 表示年龄。

评定标准:NRI＞60,表示危险性低;NRI≤55,表示存在高危险性。

3. 营养评定指数 营养评定指数(nutritional assessment index,NAI)是对食管癌病人进行营养状况评定的综合指数。

计算公式:NAI＝2.64×AMC+0.60×PA+3.76×RBP+0.017×PPD－53.80

式中:AMC 表示上肌围(cm);PA 表示血清前白蛋白(mg%);RBP 表示用纯化蛋白质衍生物进行延迟超敏皮肤反应试验(硬结直径大于 5 mm 者,PPD 为 2;小于 5 mm 者,PPD 为 1;无反应者,PPD 为 0)。

评定标准:NAI≥60,表示营养状况良好;40≤NAI＜60,表示营养状况中等;NAI＜40,表示营养不良。

4. 住院病人预后指数 住院病人预后指数(hospital prognostic index,HPI)对死亡率的预测可达 72%,灵敏度达 74%,特异性为 66%,但目前还未在临床普遍应用。

计算公式:HPI＝0.92×ALB(g/L)－1.00×DHT－1.44×SEP+0.98×DX－1.09

式中:ALB 表示血清白蛋白;DHT 表示延迟超敏皮肤反应试验(有 1 种或多种阳性反应时取 1,所有均呈阳性时取 2);SEP 表示败血症(有败血症取 1,无败血症取 2);DX 表示癌症诊断(有癌取 1,无癌取 2)。

评定标准:HPI＝1,表示有 75% 的生存概率;HPI＝0,表示有 50% 的生存概率;HPI＝

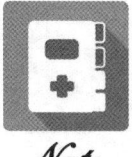

−2,表示仅有10%的生存概率。

5. 主观全面评定 主观全面评定(subjective global assessment,SGA)是一种以详细的病史与临床检查为基础,省略人体测量和生化检查的综合营养评价方法。在重度营养不良时,SGA与人体组成评定方法(body composition assessment)有较好的相关性。此方法简便易行,适于在临床中推广。SGA的主要内容及评定标准见表4-5。

表 4-5　SGA 的主要内容及评定标准

指标	A 级	B 级	C 级
近 2 周体重改变	无/升高	减少<5%	减少>5%
饮食改变	无	减少	不进食/低热量流质饮食
胃肠道症状(持续 2 周)	无/食欲减退	轻微恶心、呕吐	严重恶心
活动能力改变	无/减退	能下床走动	卧床
应激反应	无/低度	中度	高度
肌肉消耗	无	轻度	重度
三头肌皮褶厚度	正常	轻度减少	重度减少
踝部水肿	无	轻度	重度

注:上述 8 项中,至少 5 项属于 B 级或 C 级者,可分别被定为中或重度营养不良

6. 微型营养评定 微型营养评定(mini nutritional assessment,MNA)的评价内容包括:①人体测量(anthropometry):包括身高、体重及体重丧失。②整体评定(global assessment):包括生活类型、医疗及疾病状况(如消化功能状况等)。③膳食问卷(dietary questionnaire):食欲、食物数量、餐次、营养素摄入量、是否有摄食障碍等。④主观评定(subjective assessment):对健康及营养状况的自我监测等。根据上述各项评分标准计分并相加,见下文。该方法与传统的人体营养评定方法及人体组成评定方法有良好的线性相关性。

(1)体质指数

0=BMI<19

1=BMI 19~21

2=BMI 21~23

3=BMI≥23

(2)上臂中点围/cm

0.0=MAC<21

0.5=MAC 21~22

1.0=MAC>22

(3)小腿围/cm

0=CC<33

1=CC≥33

(4)近 3 个月体重减少

0=体重减少>3 kg

1=不知道

2=体重减少 1~3 kg

3=体重无减少

(5)生活自理

0=否

1=是

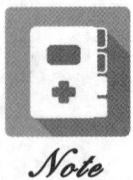

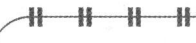

（6）每天服用 3 种以上处方药

0＝是

1＝否

（7）近 3 个月来是否有心理疾病或急性疾病

0＝是

1＝否

（8）活动能力

0＝卧床或坐椅子

1＝能离床或离椅子但不能出门

2＝能出门

（9）神经心理问题

0＝严重痴呆或抑郁

1＝轻度痴呆

2＝无心理问题

（10）皮肤溃疡

0＝是

1＝否

（11）每天几餐

0＝1 餐

1＝2 餐

2＝3 餐

（12）蛋白质摄入的指标

是否每天至少一次摄入牛奶、奶酪或酸奶

是否每周 2 次或以上摄入豆类或蛋类食品

是否每天摄入肉、鱼或禽类

0.0＝0～1 个是

0.5＝2 个是

1.0＝3 个是

（13）每天 2 次或以上食用蔬菜或水果

0＝否

1＝是

（14）近 3 个月来是否因厌食、消化、咀嚼或吞咽困难致摄入减少

0＝严重食欲减退

1＝中度食欲减退

2＝轻度食欲减退

（15）每天饮水量（杯）

0.0＜3 杯

0.5＝3～5 杯

1.0＝＞5 杯

（16）进食情况

0＝进食需要别人帮助

1＝进食不需帮助但较困难

2＝进食无困难

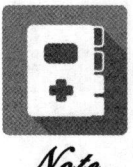

（17）是否自认为有营养不良

0＝严重营养不良

1＝中度营养不良或不知道

2＝轻度营养不良

（18）与同龄人相比较自身的营养状况

0.0＝不很好

0.5＝不知道

1.0＝一样好

2.0＝更好

总分（满分 30 分）

评定标准：MNA≥24，表示营养状况良好；17≤MNA＜24，表示存在营养不良风险；MNA＜17，表示有确定的营养不良。

（朱　兵）

第三节　常见慢性病的营养管理

一、高血压

原发性高血压是以血压升高为主要临床表现，伴或不伴有多种心血管危险因素的综合征，通常简称为高血压。高血压是多种心、脑血管疾病的重要病因和危险因素，影响重要脏器，如心、脑、肾的结构与功能，最终导致这些器官的功能衰竭，这是心血管疾病病人死亡的主要原因之一。

目前，我国采用的血压分类和标准见表4-6。高血压定义是收缩压达到或超过 140 mmHg 和（或）舒张压达到或超过 90 mmHg。根据血压升高水平，高血压可进一步分为 1～3 级。

表 4-6　血压分类和标准

类别	收缩压/mmHg	舒张压/mmHg
正常血压	＜120	＜80
正常高值	120～139	80～89
高血压		
1 级（轻度）	140～159	90～99
2 级（中度）	160～179	100～109
3 级（重度）	≥180	≥110
单纯收缩期高血压	≥140	＜90

导致原发性高血压发生的危险因素很多，其中超重和肥胖已被国内外研究证明是高血压发病的危险因素。长期持续饮酒和膳食高钠、低钾也是我国高血压发病率高的重要原因之一。而当血压在正常偏高（收缩压 130～139 mmHg，舒张压 85～89 mmHg）范围时，不仅以后发生冠心病及脑卒中的危险性增加，而且发生中度（收缩压达到或超过 160 mmHg 或舒张压达到或超过 100 mmHg）以上高血压的危险性也增高。

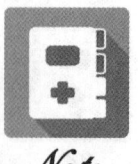

（一）膳食营养因素

1. 高钠、低钾膳食　膳食高钠、低钾是高血压的重要发病因素之一，已得到世界多数科学家的公认。膳食中的钠摄入主要是以食盐为来源，而大量的流行病学研究发现食盐的摄入量与高血压的发病率呈正相关。钾对血压的影响是与钠相拮抗的作用，1 mmol 钾的降压作用为 1 mmol 钠的升压作用的近三倍。正常人摄钾后排钠增加，摄高钠后同时排钾。钾的降压作用可能与下列机制有关：激活钠泵；降低对交感性应激或去甲肾上腺素的升压作用；改善压力感受器功能；增加肾胰舒血管激肽系统或前列腺素系统活性，从而具有利尿、排钠和扩血管作用。

2. 钙　多数流行病学研究表明，膳食钙摄入量和血压呈负相关。动物实验表明，高钙饲料可促进肾脏多巴胺生成，从而增加肾脏排钠，而使血压降低。还有学者认为，缺钙引起的副甲状腺素亢进是引起血管收缩而致血压升高的机制之一。此外，钙摄入量不足时，细胞外液中钙含量降低，导致血管壁平滑肌细胞膜的通透性增加，血管阻力增高，也会导致血压升高。资料显示，在膳食低钙的人群中，血压受高钠的影响更大，因此，提高钙的摄入量可以增加体内钠的排泄，亦有利于降低血压。

3. 镁　高血压病人红细胞内镁降低与血压升高相关。镁除参与血管组织的生理过程外，还在血管外通过对神经体液、肾及肾上腺的调节，与钙共同调节血压，但尚无直接证据表明膳食中补充镁有降压作用。

4. 膳食蛋白质　蛋白质摄入量与高血压发病呈负相关。氨基酸对高血压和脑卒中的预防作用主要通过三个环节实现：控制血管壁的蛋白质合成，保护血管壁；氨基酸及其代谢物有利尿排钠作用；通过中枢神经系统直接作用于交感神经，使血压下降。其中，精氨酸是合成一氧化氮的前体，一氧化氮是调节血管张力和血流动力学的内皮源性舒张因子（EDRF），在调节血压中有重要作用。动物和人体实验均显示精氨酸或一氧化氮缺乏会引起高血压。

5. 酒精　持续过度饮酒（每日饮酒量超过 30 g）是高血压的发病危险因素，酒精影响血压的机制尚未完全阐明。

（二）营养治疗

1. 控制膳食总能量及增加体力活动　控制总能量的摄入并加强锻炼，保持合理体重。总能量可按照 20～25 kcal/(kg·d) 提供，能量减少应采取循序渐进的方式。膳食应做到营养平衡，在限制能量的范围内，合理安排蛋白质、脂肪和糖类比例，蛋白质占总能量的 15% 左右，脂肪占 25% 左右，糖类占 60%～65%，矿物质及维生素应达到 DRIs 标准。在节食的同时，还要进行适量的体育活动，这样既能增加能量消耗，又能降低血清胰高血糖素浓度，改善葡萄糖耐量，增加胰岛素敏感性，提高高密度脂蛋白固醇（HDL-C）水平，应注意安排合理的运动强度、频率和时间。

2. 减少及限制膳食中的钠盐　控制钠盐摄入是防治高血压的重要措施。有研究表明，适度减少钠盐的摄入，还会带来其他有利影响。对大多数高血压病人，建议食盐摄入量控制在 2～5 g/d，除食盐外，还要考虑其他钠的来源，包括用盐腌制的食物，食物本身所含的钠，以及含钠的调味品或食品添加剂等。

3. 相对增加钾的摄入量　钾能对抗钠的不利作用，因此，建议钾的摄入量要充足，每日摄钾约 3.5 g，一般主张从天然食物中摄取钾，如多吃蔬菜和水果等。

4. 膳食中应有足量的钙和镁　我国人群对比资料表明，在膳食低钙的人群中，血压受高钠的影响更大，还有研究提示低镁与高血压有关。因此，应保证膳食中多摄入富含钙和镁的食物。

5. 蛋白质的质与量满足需要　蛋白质按照 1 g/(kg·d) 供给，应多选择饱和脂肪酸含量相对较低的鱼类、富含精氨酸的大豆及其制品作为蛋白质来源，这样对防治高血压有利。

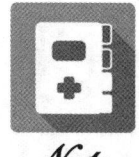

Note

6. 减少膳食脂肪　有的流行病学资料显示,如果将膳食脂肪控制在总能量的 25% 以下,饱和脂肪酸、多不饱和脂肪酸和单不饱和脂肪酸的食用量维持在 1:1:1,连续 40 天可使男性收缩压和舒张压下降 12%,女性下降 5%。

7. 限制饮酒　酒精是高血压的独立危险因素,高血压病人以不饮酒为宜(可以少量饮低度酒)。

8. 增加新鲜水果和蔬菜的摄入　新鲜的水果和蔬菜含有丰富的钾、膳食纤维如以多酚类为代表的植物化学物,有利于高血压的防治。

9. 其他　茶叶中除含多种维生素与微量元素外,还含有茶多酚,这些物质有一定的利尿与降压作用,值得注意的是,喝茶时不宜饮浓茶,因为浓茶中的尼古丁能使血压一过性地升高,还能降低服药的顺应性,增加降压药物的服用剂量。

(三) 注意事项

(1) 高血压病人的膳食是在限制能量的平衡膳食基础上,减少食盐,增加蔬菜、水果,干鲜豆类,奶类和鱼类的摄入。

(2) 要注意烹调方法,以汆、煮、拌、炖、卤等少油制法为主。

(3) 要养成良好饮食习惯,如一日三餐,定时定量、少吃零食、细嚼慢咽等,同时每餐的能量亦不宜过多,以免饱餐后病人的血管舒张调节功能降低而引起血压波动。

(4) 限制摄入腌制类食物,如咸蛋、咸鱼、腊肉、酱菜;控制食盐、油和味精等调味品的用量。

二、冠心病

(一) 概述

1. 定义　冠状动脉粥样硬化性心脏病是指冠状动脉粥样硬化使血管腔狭窄或阻塞,和(或)因冠状动脉功能性改变(痉挛)导致心肌缺血、缺氧成坏死面引起的心脏病,统称冠状动脉性心脏病,简称冠心病,亦称缺血性心脏病。冠状动脉粥样硬化性心脏病是动脉粥样硬化导致器官病变的最常见类型,也是严重危害人类健康的常见病。

2. 主要病因　冠心病的主要病理基础改变是动脉粥样硬化(AS)。血清总胆固醇或低密度脂蛋白胆固醇水平增高与血清高密度脂蛋白胆固醇水平过低是导致动脉粥样硬化的重要原因。因此,二者也是冠心病发病的危险因素。其他已被证实的危险因素包括血压升高、吸烟、超重和肥胖以及糖尿病。

(二) 膳食营养因素

1. 膳食脂肪　膳食中饱和脂肪酸可升高血清总胆固醇和低密度脂蛋白胆固醇的水平,是导致动脉粥样硬化的原因之一。近年来研究还认为,长链饱和脂肪酸有促进凝血的作用,主要是 14、16 及 18 碳的饱和脂肪酸,需要引起注意的是含 18 碳的硬脂酸虽然没有升高血清胆固醇水平的作用,但能促进凝血,进而促进纤维斑块的形成,与冠心病发病有关。而单不饱和脂肪酸和多不饱和脂肪酸可在降低血清总胆固醇和低密度脂蛋白胆固醇水平的同时,稍增高血清高密度脂蛋白胆固醇的水平,其中多不饱和脂肪酸对血清甘油三酯水平也有显著的降低作用。

2. 膳食蛋白质　蛋白质与脂类代谢和动脉粥样硬化的关系尚未完全阐明。实验观察发现,大豆蛋白质可减少肠道外源性或内源性胆固醇的吸收,减少胆酸的再吸收,使中性固醇(胆固醇及其细菌代谢物)与胆酸从粪便中的排出量增加。这样大豆蛋白质可使肝脏将胆固醇转变为胆酸的反馈性抑制作用减弱,从而利于胆固醇合成胆酸。

3. 糖类和总能量　高糖类的膳食能引起甘油三酯水平升高和高密度脂蛋白胆固醇水平

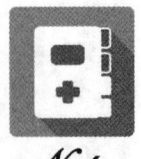

下降,尤其是蔗糖和果糖易使甘油三酯水平升高,肥胖或已有甘油三酯水平增高者更甚。冠心病病人中有不少是肥胖或超重的,说明此类病人的总能量摄入过多,他们的血甘油三酯水平增高颇为多见。研究还表明,能量摄入过多引起的肥胖可使血中高密度脂蛋白胆固醇显著降低。通过限制能量摄入或增加消耗而使体重降低时,高密度脂蛋白胆固醇水平即上升。

4. 抗氧化物质 随着自由基生物学的发展,自由基反应学说被提出作为一种动脉粥样硬化的发病机制?低密度脂蛋白中有较多的多不饱和脂肪酸,因此,血脂蛋白中的过氧化脂类主要存在于低密度脂蛋白中。细胞培养表明氧化修饰的低密度脂蛋白可被巨细胞、动脉壁平滑肌细胞、内皮细胞吞噬,形成泡沫细胞。泡沫细胞正是动脉粥样斑块的前身。适量的抗氧化物有抑制低密度脂蛋白氧化的效应。于是,抗氧化物能预防动脉粥样硬化,进而预防冠心病。

5. 叶酸、维生素 B_{12} 和维生素 B_6 流行病学研究显示,高同型半胱氨酸(tHcy)血症是心血管病的危险因素。高同型半胱氨酸通过转甲基反应合成蛋氨酸,蛋氨酸可通过转硫反应再降解为半胱氨酸,在这个合成与分解的过程中叶酸、维生素 B_{12} 及维生素 B_6 是重要的辅助因子,当这些维生素缺乏时,转甲基与转硫反应受到抑制,血中高同型半胱氨酸浓度升高。膳食中补充叶酸、维生素 B_{12} 与维生素 B_6 可降低血中高同型半胱氨酸浓度,从而有利于动脉粥样硬化的预防。

(三)营养治疗

1. 控制能量摄入,保持合理体重 平衡能量摄入与体力活动,以达到或维持合适体重。建议成人每天累计体力活动 30 min 以上,正在减肥者及儿童每天至少进行 60 min 体力活动。

2. 限制脂肪与胆固醇 限制饱和脂肪酸、反式脂肪酸和胆固醇的摄入。建议脂肪能量占总能量的 25%～30%。多摄入单不饱和脂肪酸与多不饱和脂肪酸可降低发生冠心病的风险。选择摄入瘦肉和蔬菜、脱脂和低脂(1%脂肪)奶制品、豆类或鱼类,少用氢化脂肪,不吃油炸或烘烤的食物。多选择富含多不饱和脂肪酸的鱼类以代替饱和脂肪酸含量较高的畜肉类。

3. 选择全谷和高纤维食品 膳食纤维能延缓胃的排空,增加饱腹感,导致总能量摄入减少。可溶性纤维能降低低密度脂蛋白胆固醇水平,增加短链脂肪酸合成,从而减少内源性胆固醇产生。不溶性纤维能减少心血管病发生的风险并防止便秘。

4. 多摄入豆类及其制品 大豆蛋白质对低密度脂蛋白胆固醇及其对心血管病危险因素的有益作用曾在早期研究中被发现过,近 5 年来并未得到证实,但豆类食物可替代富含饱和脂肪酸的肉、奶制品而间接地降低心血管病患病的风险。

5. 多吃新鲜蔬菜和水果 蔬菜和水果中含有丰富的矿物质、维生素以及可溶性膳食纤维,可降低血压、血脂并改善其他危险因素。其中所含的植物化学物也有抗氧化、抗微生物等作用。

6. 限制食盐用量 低盐或无盐食物有助于控制血压水平并降低动脉硬化与心力衰竭的风险。钠摄入与血压之间存在量效关系,而高钠食物又相当普遍,所以建议将钠摄入量控制在少于 2.3 g/d(食盐 6 g/d)。

(四)注意事项

(1)尽量减少含糖饮料和食物的摄入,以减少总能量摄入,防止体重增加。

(2)节制饮酒。适度的酒精摄入与心血管病发生的风险减少有关,但过量将使心血管疾病发生的风险增加。建议不要把饮酒作为预防心血管病的手段。

(3)补充叶酸及维生素 B_6、维生素 B_{12} 可以降低血液中同型半胱氨酸水平,从而降低患心血管疾病的风险,此结论虽有实验研究,但尚无充足的临床证据。

(4)不建议使用抗氧化维生素或其他添加剂(如硒)预防心血管病。临床试验尚未证实它们的益处,但富含这些成分的植物性食物(如水果、蔬菜、全谷类)应推荐食用。

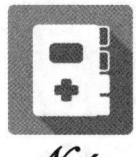

（5）使用不增加额外能量、糖、盐、饱和脂肪酸与反式脂肪酸的烹调方法。

三、血脂异常

（一）概述

1. 血脂异常的定义　血脂异常是指血浆中脂类的量和质的异常，由于脂类不溶或微溶于水，在血中必须与蛋白质结合以脂蛋白的形式存在，因此，血脂异常实际上表现为异常蛋白血症。血脂异常与多种疾病（如肥胖症、2型糖尿病、高血压、冠心病、卒中等）密切相关，长期血脂异常可导致动脉粥样硬化、增加心脑血管疾病的发病率和死亡率。

2. 人体脂蛋白代谢途径　外源性代谢途径是指饮食摄入的胆固醇和甘油三酯在小肠中合成乳糜微粒（CM）及其代谢过程，内源性代谢途径是指由肝脏合成的极低密度脂蛋白（VLDL）转变为中密度脂蛋白（IDL）和低密度脂蛋白（LDL），以及低密度蛋白被肝脏或其他器官代谢的过程。极低密度脂蛋白和低密度脂蛋白主要是把内源性甘油三酯和胆固醇运送到体内肝外组织，后者经过氧化或其他化学修饰后具有更强的致动脉粥样硬化作用，为导致动脉粥样硬化的重要脂蛋白。此外，还有一个胆固醇逆转运途径，即高密度脂蛋白（HDL）的代谢，这可能是高密度脂蛋白抗动脉粥样硬化作用的主要机制。

（二）膳食营养因素

1. 脂肪酸　①饱和脂肪酸：膳食所含的饱和脂肪酸（SFA）可显著升高血清总胆固醇（TC）和低密度脂蛋白胆固醇（LDL-C）的水平。升高血清总胆固醇的作用以豆蔻酸最强，棕榈酸次之，月桂酸再次之。这些饱和脂肪酸不仅使血清总胆固醇上升，也可使低密度脂蛋白胆固醇及高密度脂蛋白胆固醇（HDL-C）升高。研究表明，碳原子数小于12或大于17的饱和脂肪酸没有升高血清总胆固醇及低密度脂蛋白胆固醇的作用。②单不饱和脂肪酸：研究证实单不饱和脂肪酸（MUFA）可降低血清总胆固醇和低密度脂蛋白胆固醇水平，甚至可稍增高血清高密度蛋白胆固醇水平。③多不饱和脂肪酸：多不饱和脂肪酸（PUFA）中 ω-6 的亚油酸和 ω-3 的 α-亚麻酸可使血清总胆固醇及低密度脂蛋白胆固醇水平下降。较多的研究表明，二十碳五烯酸（EPA）和二十二碳六烯酸（DHA）的长链 ω-3 多不饱和脂肪酸对血清甘油三酯（TG）水平有显著的降低作用。但是，过多的多不饱和脂肪酸因不饱和键多而易氧化，产生脂质过氧化物，对健康不利，故其摄入量应不超过总能量的10%。④反式脂肪酸：最常见的反式脂肪酸是单不饱和脂肪酸的异构体，反式单不饱和脂肪酸升高血清低密度脂蛋白胆固醇的作用接近于饱和脂肪酸的作用，所不同的是它不升高高密度脂蛋白胆固醇，因而使 HDL-C/LDL-C 比例降低。

2. 膳食胆固醇　膳食胆固醇有升高血清胆固醇及低密度脂蛋白胆固醇的作用，但作用力较弱，经实验观察得知，血胆固醇对外源性胆固醇的反应有限，而人们对膳食胆固醇的反应也存在很大的个体差异。

3. 植物固醇　植物固醇是构成细胞膜的重要成分，其分子结构与胆固醇相似。植物固醇抑制肠内胆固醇的水解以及肠壁内游离胆固醇的再酯化，促使胆固醇酯从粪便中排泄。植物固醇竞争性地占据微粒内胆固醇的位置，影响胆固醇与细胞接触的机会，因此妨碍其吸收。

4. 磷脂　磷脂具有乳化作用，使血液中的胆固醇颗粒保持悬浮状态，从而降低胆固醇在血管壁的沉积，并具有降低血液中胆固醇水平的作用。

5. 可溶性纤维　多项研究发现，2～10 g 可溶性膳食纤维可使血清总胆固醇水平下降 5%～10%，可溶性纤维每增加 1 g，低密度脂蛋白胆固醇平均下降 2.2 mg/dL，而对高密度脂蛋白胆固醇影响很小或没有影响。

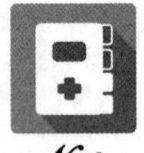

Note

（三）营养治疗

近年来的临床干预试验证明,恰当的生活方式改变对多数血脂异常能起到与降脂药近似的治疗效果,在有效控制血脂的同时可以有效地减少心血管疾病的发生。因此,针对已明确的可改变的危险因素(如饮食、缺乏体力活动和肥胖)而采取积极的生活方式是控制血脂异常的基本方法和首要措施。

1. 控制总能量摄入并保持正常体重　总能量摄入应以体重为基础,要适合年龄、性别、生理状况及劳动强度等,超重或肥胖者应适当增加运动量,将体重控制在理想范围。

2. 限制脂肪和胆固醇的摄入量　膳食中脂肪提供的能量应占总能量的30%以下(总能量以周为时间单位计算)。

3. 控制脂肪酸的比例　饱和脂肪酸的摄入量是影响血浆低密度脂蛋白的决定因子,摄入量不应超过总能量的10%。对低密度脂蛋白高而膳食治疗有效者,可进一步限制摄入量,可使摄入量不超过总能量的7%。WHO 和 FAO 建议膳食中饱和脂肪酸、单不饱和脂肪酸、多不饱和脂肪酸的摄入量比例应为1(或稍小)∶1∶1(或稍小),亚油酸和 α-亚麻酸的比例应为(5～10)∶1,n-6 与 n-3 的比例以(4～6)∶1 为宜。普通成人膳食胆固醇摄入量不应超过 300 mg/d,高血脂者不应超过200 mg/d,同时要注意减少反式脂肪酸的摄入。

4. 适量摄入蛋白质和糖类　蛋白质摄入量以占总能量的13%～15%为宜,多选择植物性蛋白质尤其是大豆蛋白质,大豆蛋白质可减少肠内外源性或内源性胆固醇的吸收,促使肝脏将胆固醇合成胆酸,糖类占总能量的55%～65%。

5. 食物多样化　增加食物品种的数量,增加新鲜蔬菜和水果的摄入,以保证充足的维生素、矿物质和膳食纤维的摄入量。

6. 清淡少盐饮食　中度限制钠盐,摄入食盐不超过 6 g/d,预防其他心血管病并发症的发生。

7. 高胆固醇血症治疗　在减少饱和脂肪酸与膳食胆固醇的同时,建议增加能降低低密度脂蛋白胆固醇的膳食成分——植物固醇与可溶性膳食纤维的摄入,并采取以下措施:减轻体重;进行有规律的体育活动;戒烟;限盐;降低血压。

8. 高甘油三酯血症治疗　临床上血清甘油三酯水平高的病人常伴有高密度脂蛋白水平降低,它们是胰岛素抵抗综合征临床表现的一部分。对此,膳食治疗除遵循上述原则外,主食应适当控制。对糖敏感的部分病人还要避免进食糖和甜食,包括糖果、巧克力、蜂蜜、含糖饮料等。血清甘油三酯水平高的病人应禁酒,进行常规体育锻炼。这些要求亦适用于混合型高脂血症病人。

（四）注意事项

1. 适宜食物　提倡多用富含 ω-3 脂肪酸的鱼类、富含可溶性纤维的燕麦、大麦、荚豆类及富含果胶的水果。油脂宜选富含不饱和脂肪酸的植物油。

2. 忌用食物　限制饱和脂肪酸的摄入,饱和脂肪酸来源于动物性食物,有畜肉类(特别是肥肉)、家禽的皮下脂肪、动物油脂、全脂牛奶及其制品、黄油、奶油、椰子油、棕榈仁、棕榈油等。许多富含胆固醇的食物同时也富含饱和脂肪酸,如蛋类、动物内脏、鱼子、鱿鱼、墨鱼等,选择食物时应一并加以考虑。人造黄油和起酥油是食物中反式脂肪酸的主要来源,也要加以限制。

3. 生活规律　少量多餐,避免过饱,不吸烟,不喝浓茶,不使用辛辣调味品,提倡清晨空腹饮一杯白开水(使血液稀释,并促使血中废物尽快排出体外)。

4. 适量饮酒　适量饮酒可以提高高密度脂蛋白水平,可抑制血小板的聚集。有研究认为,红葡萄酒与黑啤酒还具有抗氧化作用。

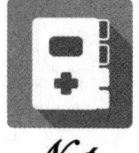

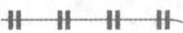
四、糖尿病

（一）概述

1. 定义　糖尿病是一组以慢性血葡萄糖（简称血糖）水平增高为特征的代谢性疾病群，是由胰岛素分泌和（或）作用缺陷所引起。长期糖类以及脂肪、蛋白质代谢紊乱可引起多系统损害，导致眼、肾、神经、心脏、血管等组织器官的慢性进行性病变、功能减退及衰竭；病情严重或应激时可发生急性严重代谢紊乱，如糖尿病酮症酸中毒（DKA）、高血糖高渗状态等。糖尿病的病因目前尚未完全阐明。一般认为，糖尿病与遗传和环境等多种因素有关。临床表现为糖耐量减低、高血糖、糖尿，以及多尿、多饮、多食、体重减少（即"三多一少"）等症状。

2. 分型　世界卫生组织（WHO）和国际糖尿病联盟（IDF）将糖尿病分为四种类型：1型糖尿病、2型糖尿病、妊娠糖尿病和其他类型糖尿病。其中，1型糖尿病又称为胰岛素依赖型糖尿病（IDM），多发生于儿童及青少年，需注射胰岛素维持生存；2型糖尿病是最常见的糖尿病类型，多发生于成年人。

3. 诊断　诊断糖尿病的唯一标准是血糖水平。目前，国际统一使用的糖尿病诊断标准见表4-7、表4-8。

表 4-7　糖尿病诊断新标准简表一　　　　　　　　　　　单位：mg/dL(mmol/L)

类别	正常值	异常值	确诊值
空腹血糖	＜110(6.1)	110～125	≥126(7.0)
餐后2 h血糖	＜140(7.8)	140～199	≥200(11.1)
诊断结果	正常	血糖增高	糖尿病

表 4-8　糖尿病诊断新标准简表二　　　　　　　　　　　单位：mg/dL(mmol/L)

类别	正常值	异常值	确诊值
空腹血糖	＜110(6.1)	110～125	≥126(7.0)
口服葡萄糖耐量试验（OGTT）	—	糖耐量异常	—
服糖后2 h血糖	＜140(7.8)	140～199	≥200(11.1)
诊断结果	正常	糖尿病前期	糖尿病

（二）膳食营养因素

胰岛素的主要生理功能是促进合成代谢、抑制分解代谢，它是体内唯一促进能源储备和降低血糖的激素。一旦胰岛素不足或缺乏，或组织对胰岛素的敏感性降低，可引起物质代谢紊乱。长期的代谢紊乱可导致糖尿病并发症、酮症酸中毒，甚至出现昏迷和死亡。

1. 能量代谢　糖尿病病人体内因胰岛素缺乏，或胰岛素受体数目减少，组织对胰岛素不敏感，易发生能量代谢紊乱。能量摄入过低，机体处于饥饿状态，易引发脂类代谢紊乱，产生过多的酮体，出现酮血症；摄入能量过高易使体重增加，血糖难以控制，加重病情。故应根据糖尿病病人的年龄、性别、活动状况和体重来确定合适的能量供给量。

2. 糖类代谢　糖类是主要能源物质，也是构成机体组织的重要成分。糖尿病病人胰岛素分泌不足或胰岛素抵抗，肝糖原合成减少，分解增加，糖异生作用也增强。转运入脂肪组织和肌肉组织的葡萄糖减少，这些组织对糖的利用减少。肌肉中糖酵解减弱，肌糖原合成减少而分解增加，磷酸戊糖途径减弱。这些糖代谢紊乱的结果是血糖水平增高、尿糖排出量增多，引起多尿、多饮和多食。糖尿病病人过高摄入糖类时，因调节血糖的机制失控，极易出现高血糖；但糖类摄入不足时，体内需动员脂肪和蛋白质分解来供能，从而易引起酮血症。

3. 脂类代谢　由于糖代谢异常，能量供应不足，动员体脂分解，经β-氧化而产生大量的乙

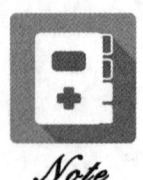

酰辅酶 A,又因糖酵解异常导致草酰乙酸生成不足,乙酰辅酶 A 未能充分氧化转化为大量酮体,再加上因胰岛素不足所致酮体氧化利用减慢,大量积聚而产生血症和酮尿。乙酰乙酸和 β-羟丁酸经肾脏流失,大量碱基亦随之流失,造成代谢性酸中毒。同时,大量的酮尿、糖尿加重多尿和脱水,严重者表现为酮症酸中毒、高渗性昏迷。乙酰辅酶 A 的增多促进肝脏胆固醇合成,形成高胆固醇血症,且常伴有高甘油三酯血症,游离脂肪酸、低密度脂蛋白、极低密度脂蛋白增高,形成高脂血症和高脂蛋白血症(这是引起糖尿病血管并发症的重要因素),为防止酮血症和酮症酸中毒,需要适量地供给碳水化合物,减少体脂的过多动员、氧化。为防止和延缓心脑血管并发症,必须限制饱和脂肪酸的摄入量。

4. 蛋白质代谢 由于糖代谢异常,能量供应不足,动员蛋白质分解供能,分解代谢亢进,合成减慢,易发生负氮平衡,使儿童生长发育受阻,病人消瘦,抵抗力减弱,易感染,伤口愈合不良。胰岛素不足,糖异生作用增强,肝脏摄取血中生糖氨基酸(包括丙氨酸、甘氨酸、苏氨酸、丝氨酸和谷氨酸)转化成糖,使血糖进一步升高;生酮氨基酸(如亮氨酸、异亮氨酸、缬氨酸)脱氨生酮,使血酮升高。同时血中含氮代谢废物增多,尿中尿素氮和有机酸浓度增高,干扰水和酸碱平衡,可加重脱水和酸中毒。

5. 维生素代谢 B 族维生素(维生素 B_1、维生素 B_2、烟酸)参与糖类代谢。糖尿病病人糖异生作用旺盛,B 族维生素消耗增多,若供给不足,会进一步减弱糖酵解、有氧氧化和磷酸戊糖途径,从而加重糖代谢紊乱。糖尿病病人葡萄糖和糖基化蛋白质易氧化而产生大量自由基,细胞功能受损。而体内具有抗氧化作用的维生素 E、维生素 C、β-胡萝卜素和微量元素硒能帮助消除积聚的自由基,防止生物膜的脂质过氧化。因此,充足的维生素对调节机体的物质代谢有重要作用。

6. 矿物质代谢 糖尿病病人的多尿引发锌、镁、钠、钾等从尿中丢失增加,可出现低血锌和低血镁。锌是体内许多酶的辅基,可协助葡萄糖在细胞膜上的转运,并与胰岛素的合成与分泌有关。缺锌会引起胰岛素分泌减少,组织对胰岛素作用的抵抗性增强,但锌过多也会损害胰岛素分泌,导致葡萄糖耐量降低,并可加速老年糖尿病病人的下肢溃疡。低镁血症会引起 2 型糖尿病病人组织对胰岛素不敏感,并与并发视网膜病变和缺血性心脏病有关。三价铬是葡萄糖耐量因子的组成成分,是胰岛素的辅助因素,有增强葡萄糖利用和促进葡萄糖转变为脂肪的作用,锰是羧化酶的激活剂,参与糖类和脂肪的代谢,锰缺乏可加重糖尿病病人的葡萄糖不耐受情况。

(三) 营养治疗

由于糖尿病目前尚不能根治,其治疗目标是通过纠正糖尿病病人不良的生活方式和代谢紊乱以防止急性并发症的发生和降低慢性并发症的风险,糖尿病的综合治疗措施包括饮食控制、运动处方、血糖监测、自我管理教育及药物治疗等方面。

1. 合理控制能量摄入量 合理控制能量摄入量是糖尿病营养治疗的首要原则,能量的供给根据病情、血糖、尿糖、年龄、性别、身高、体重、活动量大小以及有无并发症确定。能量摄入量以维持或略低于理想体重(又称为标准体重)为宜,肥胖者应逐渐减少能量摄入量,消瘦者适当增加能量摄入量,根据病人的体形和理想体重,参见表 4-9 估计每日能量供给量。体重是评价能量摄入量是否合适的基本指标,最好定期(每周一次)称体重,根据体重的变化及时调整能量的供给量。

表 4-9 成年糖尿病病人每日能量供给量 单位:kJ/kg(kcal/kg)

体型	卧床	轻体力劳动	中体力劳动	重体力劳动
消瘦	84~105(20~25)	146(35)	167(40)	188~209(45~50)
正常	63~84(15~20)	125(30)	146(35)	167(40)
肥胖	63(15)	84~105(20~25)	125(30)	146(35)

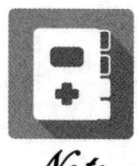

2. 保证糖类的摄入　糖类是能量的主要来源,供给充足可以减少体内脂肪和蛋白质的分解,预防酮血症。在合理控制总能量的基础上适当提高糖类摄入量,有助于提高胰岛素的敏感性、刺激葡萄糖的利用、减少肝脏葡萄糖的产生和改善葡萄糖耐量。但糖类过多会使血糖升高,从而增加胰腺负担。糖类供给量占总能量的50%～60%为宜,食物中糖类的组成不同,血糖升高幅度也不同,其影响程度可用血糖指数(GI)来衡量。

一般而言,血糖指数越低的食物对血糖的升高反应越小,但是进食速度、食物中水溶性膳食纤维和脂肪的含量、胃排空速度、胃肠道的消化功能、膳食中食物的种类及食物中是否有阻碍消化吸收的因子等,同样会影响食物摄入后血糖升高的程度。通常,粗粮的血糖指数低于细粮,复合糖类的低于精制糖的,多种食物混合的低于单一食物的。故糖尿病治疗膳食宜多用粗粮和复合糖类,食物品种尽量多样化,少用富含精制糖的甜点。为了改善食物的风味,必要时可选用甜叶菊、木糖醇、阿斯巴甜等甜味剂代替蔗糖。

值得注意的是,糖类的总摄入量远远重于其供应形式,膳食的设计应个性化、多元化,既要根据病人的健康状况和食物的血糖指数,又要顾及饮食习惯,使病人更易于配合,从而达到治疗糖尿病的目的。

3. 限制脂肪和胆固醇　防止或延缓血管并发症的发生与发展是治疗糖尿病的原则之一,病人因胰岛素分泌不足,体内脂肪分解加速,合成减弱,脂质代谢紊乱,进一步发展会导致血管病变。为此,膳食脂肪摄入量应适当限制,尤其是饱和脂肪酸不宜过多,一般膳食脂肪占总能量的20%～30%,SFA/MUFA/PUFA的值应维持为1(或稍小):1:1(或稍小)。胆固醇摄入量应少于300 mg/d,合并高脂血症者应低于200 mg/d。因此,糖尿病病人应避免进食富含胆固醇的食物,如动物脑和肝、肾、肠等动物内脏,以及鱼子、虾、蛋黄等食物。

4. 适量的蛋白质　蛋白质供给与正常人接近,为0.8～1.2 g/(kg·d)。一般占总能量的10%～20%,其中优质蛋白质至少占1/3,如瘦肉、鱼、乳、蛋、豆制品等,因糖尿病病人糖异生作用增强,蛋白质消耗增加,易出现负氮平衡,此时应适当增加蛋白质供给量,成人按照1.2～1.5 g/(kg·d)供给。伴有肾功能不全时,应限制蛋白质摄入量。

5. 充足的维生素　糖尿病病人因主食和水果摄入量受限制,且体内物质代谢相对旺盛,高血糖的渗透性利尿作用易引起水溶性维生素随尿流失,较易发生维生素缺乏,因此,供给足够的维生素也是糖尿病营养治疗的原则之一。补充B族维生素(包括维生素B_1、维生素B_2、烟酸、维生素B_{12}等)可改善病人的神经系统并发症;补充维生素C可防止微血管病变;供给足够的维生素A可以弥补病人难以将胡萝卜素转化为维生素A的缺陷;充足的维生素E、维生素C和β-胡萝卜素能加强病人体内已减弱的抗氧化能力。

6. 合适的矿物质　血镁低的糖尿病病人容易并发视网膜病变;钙不足易并发骨质疏松症;锌与胰岛素的分布和活性有关,并帮助人体利用维生素A;三价铬是葡萄糖耐量因子的成分;锰可改善机体对葡萄糖的耐受性;锂能促进胰岛素的合成和分泌。因此,应保证矿物质的供给量,满足机体的需要,适当增加钾、镁、钙、铬、锌等元素的供给,注意限制钠盐摄入,以防止和减轻高血压、高脂血症、动脉硬化和肾功能不全等并发症。

7. 丰富的膳食纤维　膳食纤维具有较好的防治糖尿病的作用,能有效地延缓糖类和胆固醇在消化道的吸收,减弱餐后血糖的急剧升高,有助于病人的血糖控制,同时还具有降血脂作用。水溶性膳食纤维能吸水膨胀,非水溶性膳食纤维能促进肠蠕动,具有防止便秘和减肥的作用。但膳食纤维过多,也会影响矿物质的吸收,我国建议膳食纤维供给量为30 g/d。

8. 合理的餐次与营养分型治疗　根据病情结合病人的饮食习惯合理分配餐次,至少一日3餐,定时、定量,可按早、午、晚各占1/3、1/3、1/3,或1/5、2/5、2/5的能量比例分配。口服降糖药或注射胰岛素后易出现低血糖的病人,可在三个正餐之间加餐2～3次,在每日总能量摄入量范围内,适当增加餐次有利于改善糖量和预防低血糖的发生。

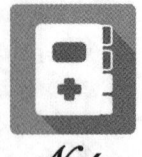

糖尿病膳食应因人面异,强调个体化,根据病情特点,血糖或尿糖的变化,结合血糖水平和并发症等因素确定和调整能量物质的比例(这就是膳食分型)(表 4-10)。

表 4-10　糖尿病膳食分型

分型	糖类/(%)	蛋白质/(%)	脂肪/(%)
轻型糖尿病	60	16	24
血糖、尿糖均高	55	18	27
合并高胆固醇血症	60	18	22
合并高甘油三酯血症	50	20	30
合并肾功能不全	66	8	26
合并高血压	56	26	18
合并多种并发症	58	24	18

（四）特殊情况营养治疗

1. 儿童糖尿病　儿童(或青少年)糖尿病大多为 1 型糖尿病,治疗目标是要提供充足的能量与营养,以保证其正常生长发育,要将患儿的饮食和活动习惯与胰岛素处方相结合,在控制血糖的同时,又要避免低血糖的发生。2 型糖尿病患儿则应改善其饮食与运动习惯,以减少胰岛素抵抗并改善代谢状态。

2. 糖尿病合并妊娠　在糖尿病诊断之后妊娠称为糖尿病合并妊娠,应为其提供充足的能量与营养来保证胎儿的正常生长发育,并使其代谢得到良好控制。严格控制血糖,加强血糖监测。

3. 妊娠糖尿病　在妊娠期间发现糖尿病者,建议其在改善饮食习惯与控制血糖水平基础上,维持其体重再增加 8～10 kg(不超过 11 kg)的水平。要维持其血糖水平正常,同时要避免酮症酸中毒或饥饿性酮症。可以少食多餐,睡前加餐较重要,这样做可预防夜间产生酮体。

4. 老年糖尿病　老年糖尿病是指 60 岁以后发生的糖尿病或者是 60 岁以前发病而延续到 60 岁以后的糖尿病,大多为 2 型糖尿病。由于食物选择和摄入量的限制,老年人营养不良发生率高于营养过剩者,同时应注意维生素和矿物质的补充。老年人对低血糖的耐受性差,应注意避免,血糖控制水平可放宽,空腹时血糖水平可低于 140 mg/dL,负荷后 2h 血糖水平低于 200 mg/dL。三级预防目标是降低糖尿病的致残率与死亡率,改善病人的生活质量。

5. 糖尿病肾病　糖尿病肾病是糖尿病严重的微血管并发症。病人除糖尿病症状外,还有肾功能不全的表现。蛋白质供给量适当限制,患病早期蛋白质供给量应控制在 0.8～1.0 g/(kg·d),晚期出现尿素氮储留时,降为 0.5 g/(kg·d)。宜采用含优质蛋白质的动物性食物,如奶类、蛋类、瘦肉等,少用植物性食物,如谷类、豆类,可参见慢性肾功能衰竭的膳食。

五、肥胖症

（一）概述

1. 定义与分类　肥胖症是指含遗传因素和环境因素在内的多种因素相互作用所引起的体内脂肪堆积过多和(或)分布异常、体重增加的慢性代谢性疾病,肥脏症与多种疾病(如 2 型糖尿病、血脂异常、高血压、冠心病、脑卒中和某些癌症)密切相关。肥胖症及其相关疾病可损害病人身心健康,使其生活质量下降,预期寿命缩短,成为重要的世界性健康问题之一。无内分泌疾病或找不出引起肥胖的特殊原因的肥胖症为单纯性肥胖,占肥胖总人数的 95％以上。临床上继发于神经-内分泌-代谢紊乱基础上的肥胖症或遗传性疾病所致的肥胖称为继发性肥胖。

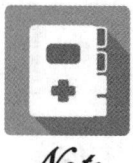

2. 判断肥胖程度的主要指标

（1）体质指数：体质指数（BMI）能较好地反映肥胖程度，但可能会因不同人群的体内脂肪百分含量不同而影响其准确性。

（2）腰围：指腰部周径的长度，目前认为，腰围是衡量脂肪在腹部积蓄（即中心性肥胖）程度最简单、实用的指标，中国肥胖问题工作组建议中国成人男性腰围超过 85 cm、女性腰围超过 80 cm 为腹部脂肪积蓄的界限，亦即肥胖的界限。同时使用腰围和体质指数可以更好地估计其与多种相关慢性病的关系（表 4-11）。

表 4-11　中国成人超重和肥胖的体质指数和腰围界限值与相关疾病* 危险性的关系

分类	体质指数	腰围/cm		
		<85（男）	85～95（男）	≥95（男）
		<80（女）	80～90（女）	≥90（女）
体重过低**	<18.5	—	—	—
体重正常	18.5～23.9	—	增加	高
超重	24.0～27.9	增加	高	极高
肥胖	≥28.0	高	极高	极高

注：* 相关疾病指高血压、糖尿病、血脂异常和危险因素聚集

　　** 体重过低可能预示有其他健康问题

（3）腰臀比：腰围与臀围的比值。亚洲正常男性的腰臀比应小于 0.90，正常女性的腰臀比应小于 0.85。超过该指标可考虑为腹型肥胖。腰臀比能较好地反映出内脏脂肪分布的严重程度，更能直观地显示肥胖对身体造成危害的危险程度。

（4）理想体重：实际体重为理想体重的 80% 以下为消瘦，在 90%～110% 为正常，在 110%～120% 为超重，超过 120% 为轻度肥胖，超过 130% 为中度肥胖，超过 150% 为重度肥胖。

（二）膳食营养因素

1. 能量　肥胖者与非肥胖者基础代谢率（BMR）基本无差异，但无论坐、立或行走，肥胖者消耗的能量均较少，相对储存的能量增多。肥胖者的食物热效应仅为正常人的一半，而且体内可能还存在较高的能量利用机制，体重增加也明显高于正常者。长期能量摄入量大于能量消耗量，多余的能量转变成脂肪储存在体内，过量的体脂储备可引起肥胖。同时，体力活动不足导致能量消耗下降也是肥胖的一个原因，还会导致"肥胖—少运动—肥胖—更少运动"的恶性循环。

2. 脂肪　肥胖者体内均存在不同程度的脂肪代谢紊乱，表现为脂肪合成过多、血清甘油三酯和总胆固醇水平升高、脂类代谢能力降低等。肥胖者倾向于通过氧化膳食脂肪来高效地提供能量，从而导致过剩的糖类在体内转化成脂肪储存。肥胖者血液中乳糜微粒和极低密度脂蛋白胆固醇的水平较高，而高密度脂蛋白胆固醇则明显降低。体内参与脂肪代谢调节的激素或酶发生变化，加重了脂肪代谢紊乱。

3. 糖类　肥胖者由于明显的外周胰岛素抵抗，糖代谢会由正常发展到糖耐量下降，最终形成糖尿病，肥胖者多喜食甜食，单糖、双糖消化吸收快，易使机体遭受糖的冲击性负荷而反馈性促使胰岛素过度分泌，过多的胰岛素促使葡萄糖进入细胞合成体脂储存，从而进一步加重了肥胖。

4. 蛋白质　肥胖者的蛋白质代谢基本正常，但嘌呤代谢异常，血浆尿酸增加，对成人痛风、高血压、冠心病的发病率会有影响。

（三）营养治疗

肥胖发生的主要原因是遗传因素和不良生活习惯，因此，营养治疗应从控制摄食量、纠正

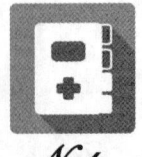

不良进食行为和增加运动消耗等方面着手。

1. 控制总能量 限制总能量的摄入通常以理想体重来决定,即总能量(kcal)＝理想体重(kg)×(20～5)(kcal/kg)。但为保证人体基本需要,总能量男性不应低于 1500 kcal,女性不应低于 1200 kcal。控制总能量的方法:①节食疗法,每日摄入总能量 1200～1800 kcal;②低能量疗法,每日摄入总能量 600～1200 kcal;③极低能量疗法,每日摄入总能量 200～600 kcal。前两种疗法主要适用于轻度、中度肥胖者,后一种适用于重度和恶性肥胖病人,而且病人需要住院,并在医师的密切观察下进行治疗。

2. 限制脂肪摄入 脂肪应占总能量的 30％以下,膳食胆固醇供给量以少于 300 mg/d 为宜。在有限的脂肪摄入量中,应保证必需脂肪酸的摄入,同时要使 SFA、MUFA、PUFA 的摄入量比例维持在 1(或稍小):1:1(或稍小)。

3. 适当减少糖类 以膳食糖类提供的能量占总能量的 50％～55％为宜,过低易产生酮症,过高会影响蛋白质的摄入和吸收。以低血糖指数的食物为主,保持血糖稳定,避免波动,不会过早使人产生饥饿感。

4. 充足的蛋白质供给 对于低能量膳食,主要是控制脂肪和糖类摄入量,而蛋白质供给应充足,一般以蛋白质提供的能量占总能量的 15％～20％为宜,其中至少有 50％为优质蛋白质,来自肉、蛋、奶和豆制品。

5. 充足的维生素、矿物质和膳食纤维 控制膳食摄入会出现维生素和矿物质摄入不足的问题,如 B 族维生素、钙、铁摄入不足等,因此,应注意合理选择食物(新鲜蔬菜、水果、豆类、脱脂牛奶等是维生素和矿物质的主要来源),保证每日摄入 30 g 左右的膳食纤维以增加饱腹感。

6. 养成良好的饮食习惯和积极运动 宜一日三餐、定时定量,每餐不应吃得过多过饱;吃饭应细嚼慢咽,可延长用餐时间,这样即使食量少也可达到饱腹感;可先吃些低能量的蔬菜类食物,借以充饥,然后再吃主食。积极并坚持运动,既可增加能量消耗,减少体脂,又可保持肌肉组织强健,以达到减肥的目的。

(四)注意事项

(1)体重减轻不应过快,每周减少 0.5～1.0 kg 为理想减重速度。

(2)食物宜以蒸、煮、炖、拌、卤等少油烹调方法制备为主,以减少用油量。烹调用油宜选植物油,以便提供脂溶性维生素和必需脂肪酸。

(3)忌(少)食富含饱和脂肪酸的各类食物,如肥肉、猪牛羊油、籽油、可可油,以及各类油炸、煎的食物;富含精制糖的各种点心、饮料。

(李秋香)

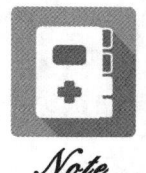

第五章 食品安全与卫生管理

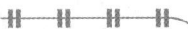

能力目标

1. **掌握**：食品污染的分类，常见食品污染的预防措施；食物中毒的预防措施。
2. **熟悉**：食物中毒事故的调查处理办法；食品营养标签内容标识。
3. **了解**：食品卫生学的发展沿革。

第一节 食品安全与卫生管理

一、食品卫生学的定义

食品卫生学是指研究食品中可能存在的、危害人体健康的有害因素及其对机体的作用规律和机制，在此基础上提出具体、宏观的预防措施，以提高食品卫生质量，保护使用者安全的科学。

二、食品卫生学发展沿革

（一）古代食品卫生学

人类对食品可能造成人体健康损害至死亡的认识最早可追溯到人类的起源。在170万年前至1万年前，人类主要是靠捕猎和采集野果维持生命，这一时期被称为食物采集期。此时，人类已认识到有些动植物是有毒的，可使人中毒甚至死亡，这也是该时期的主要食品卫生问题。在1万年前至8000年前，人类开始进入到了食品生产期。这时人类生产食物的技术与能力明显提高，出现了食物过剩的现象。过剩的食物需要储藏，随即出现了食物腐败变质和食物中毒问题。于是食物各种保存方法和生产耐储藏食品的新技术应运而生。大约在8000年前，在近东地区就首次出现了煮沸消毒锅；大约在公元前7000年，古巴比伦尼亚首次用酸造啤酒；大约在公元前3000年，闪族人（阿拉伯半岛的游牧民族）首次制作奶酪、黄油；大约在3000多年前的周朝，就能控制一定卫生条件而制造出酒、醋、酱等发酵食品。这一时期还出现了腌渍、熏制、自然风干和冷冻等食品保存技术，于是食品添加剂（主要是食盐、食醋、天然香料和天然草药）的应用等实践活动也随之开始。

我国夏商周时期青铜制造工艺达到鼎盛，并广泛用作食品容器。因此经常发生中毒事件（后经证实是由铅中毒引起），这一时期又发现了炼丹术（国外称炼金术）即将含汞物质炼成兼具治疗和强身健体功能的丹药，从而经常引发中毒事件。另外，随着农业的发展，可大面积种植玉米、小麦，因此出现了玉米、小麦被真菌污染而发生中毒事件。公元前600年，亚洲西部就曾发生因食用裸麦而引起的麦角中毒事件。

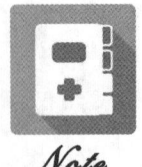

在实际生产、生活过程中,人们逐渐认识到食物对健康可能造成的重大危害。因此引起了当时统治阶层的高度重视并制定了相应的法律,如我国周朝时期就已经设置了"凌人",专司食品冷藏防腐;唐朝时期制定的《唐律》规定了处理腐败食品的法律准则,如"脯肉有毒曾经病人,有余者速焚之,违者杖九十;若与人食并出卖,令人病者,徒一年;以故致死者绞"。国外也有类似的食品卫生管理的记载,如公元前 400 年古希腊名医希波克拉底所著《饮食论》、中世纪罗马与意大利设置的专管食品卫生的"市吏"、16 世纪俄国古典文学著作《治家训》、18 世纪法国记者梅尔斯撰写的《巴黎景象》等都是这种认识和管理的例证。但当时关于食品卫生与人类健康关系的认识还处于感性的、经验的积累阶段,因为当时整个自然科学的发展也正处在盲目的混沌不清的状态。

(二)现代食品卫生学

1. 现代食品卫生学的形成期 18 世纪末至 20 世纪中叶是现代食品卫生学具有划时代意义的时期。18 世纪末法国的"化学革命",为食物中化学污染物的发现与研究奠定了基础;1683 年荷兰科学家 Leeuwenhoek 在显微镜下观察到细菌之后,1837 年巴斯德第一次认识到食品中微生物的存在及其作用,证明牛奶变酸是由微生物引起的;1860 年他第一次用加热的方法杀死了葡萄酒和啤酒中的有害微生物(该方法即所谓的"巴氏杀菌法")。巴斯德的发现为现代食品微生物的发展奠定了基础。此时期由于化学微生物学、物理学、生理学等学科所取得的突破性成就,现代食品卫生学不仅得以建立,而且取得了迅猛发展。

2. 现代食品卫生学的快速发展期 第二次世界大战后,科学技术的快速发展带动了食品卫生学的进一步发展与完善,并取得了令人瞩目的成就。主要表现在以下几个方面。

(1)理论与技术研究方面:食品毒理学理论与食品安全性评价程序的建立及危险性分析方法的应用,都为评价食品中各种有害因素的毒性及制定食品卫生标准提供了依据与保证;食品卫生监督管理概念及理论体系的提出,为确保食品卫生及安全提供了强有力的保障;一些现代化、高精度仪器如各种色谱仪和分光光度计、气质联用仪、液质联用仪、核磁共振仪等在食品卫生学领域的应用,使发现与鉴定食品中新的化学性污染物及检测食品中痕量污染物成为可能;细胞生物学、分子遗传学、免疫组织化学、分子生物学等技术及放射性核素示踪技术等的应用,进一步阐明了食品污染物在体内的代谢,毒性作用性质、作用机制,以及敏感、特异的生物标志物,为进一步修订污染物的食品卫生标准奠定了基础。

(2)食品污染物研究方面:食品的化学性污染是第二次世界大战结束后食品卫生的最主要问题,也是发展最快、最具特征的一个领域。引起化学性污染的主要原因有:①工厂排放的"三废"造成环境及食品的严重污染;②农药、兽药、化肥、除草剂、植物生长调节剂等大量使用;③食品添加剂及各种容器、包装材料在食品生产、加工、储藏过程中的广泛应用,加重了食品化学性污染的严重局面。

生物性污染物研究方面取得的重大成就是发现了真菌污染的严重性,鉴定了一系列的真菌毒素的化学结构,并阐明了这些毒素的作用性质及作用机制。虽然在 19 世纪中叶就已经知道真菌毒素的存在,但直到 1960 年才发现黄曲霉毒素,造成英国 10 万只火鸡死亡事件之后,真菌毒素的研究才开始得到了世界各国和国际有关组织的高度重视。到目前为止,已发现与食品污染有关,并可引起人类健康危害的真菌毒素主要有黄曲霉毒素、赭曲霉毒素、单端孢霉烯族化合物、玉米赤霉烯酮、展青霉素等。

物理性污染物研究方面,食品的放射性污染是 20 世纪 50 年代中期提出并纳入食品卫生学的新问题,其原因是世界上的一些超级大国竞相开发核武器,开展核试验,建立核反应堆。偶尔出现的核爆炸试验、核反应堆意外污染和意外泄漏事件,造成了食品的严重污染;此外,经常性的放射性物质开采、冶炼,工业、医疗放射性物质的应用,都会造成环境及食品的污染。因

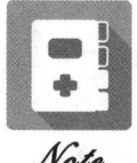

Note

此世界各国都建立了包括食品在内的环境放射性污染监测系统,制定并不断修订食品中放射性物质限量标准和食品放射性管理办法。

（3）食品卫生监督与管理研究方面：鉴于食品污染的广泛性和严重性,迫切需要将食品卫生学在理论和技术研究方面所取得的成果应用于生产和生活实际,以保护人类健康。世界各国都非常重视食品卫生监督与管理工作,不仅提出了食品卫生监督与管理的概念及理论体系,还成立了相应的组织管理机构,并开展了卓有成效的工作。1963 年,FAO/WHO 成立了食品法典委员会,主要负责制定推荐的食品卫生标准及食品加工规范,协调各国的食品卫生标准并指导各国和全球食品安全体系的建立。世界各国都制定了本国的食品卫生法及与之配套的技术规范、规章、办法等。政府设有专门负责食品卫生监督与管理的部门,并有专业人员负责食品卫生的日常监督与管理,从而基本上保障了食品安全。

（三）我国现代食品卫生学的发展

我国现代食品卫生学的发展主要体现在食品安全管理、食品安全领域的研究,以及参与国际事务并与国际接轨等方面。

1. 食品安全管理　我国食品卫生的法制化管理始于 20 世纪 50 年代,1953 年全国开始建立卫生防疫站。食品卫生工作是卫生防疫工作的重点之一。1965 年国务院颁布了《食品卫生管理试行条例》,使我国的食品卫生管理工作更加规范。1982 年 11 月第五届全国人大常委会第二十五次会议通过了《食品卫生法(试行)》。在这部法律试行了十多年后,1995 年 10 月第八届全国人大常委会第十六次会议审议通过了正式的《食品卫生法》,成为我国食品卫生法制建设的重要里程碑。为了进一步对食品卫生制度加以补充、完善,2015 年 4 月 24 日第十二届全国人大常委会第十四次会议修订通过了《食品安全法》,并于 2015 年 10 月 1 日起正式实施。从食品卫生到食品安全,意味着我国食品安全监管进入一个全新的阶段。

2. 食品安全领域的主要研究

（1）食品卫生标准：我国自 20 世纪 50 年代开始研制和实施食品卫生标准。那一时期主要是针对发现的某些比较突出的食品安全问题而制定单项卫生标准,如 20 世纪 70 年代末,提出了粮、油、肉、蛋、乳等类别的易发生食品卫生问题的食品卫生标准,以及食品添加剂、汞、黄曲霉毒素、六六六和滴滴涕等农药、放射性物质限量等 14 类 54 项卫生标准。到 20 世纪 90 年代末,制定的各类食品卫生标准多达 500 余项。随着我国加入 WTO,原卫生部组织食品卫生标准委员会适时地对食品卫生标准进行了全面清理和修订。2009 年《食品安全法》实施以后,明确规定了国务院卫生行政部门应当对现行的食用农产品质量安全标准、食品卫生标准、食品质量标准和有关食品的行业标准中强制执行的标准予以整合,统一公布为食品安全国家标准。

（2）食品安全监测体系和食品安全控制技术：自 2000 年开始,卫生部在全国建设食品污染物监测网,参照全球环境、食品污染监测与评估计划,分别在 17 个省设立食品污染物和食源性疾病致病因素监测点,对消费量较大的 60 余种食品、常见的 79 种化学污染物和致病菌进行常规监测,开展了多次全国膳食与营养调查和总膳食调查。掌握了我国食品中重要化学污染物的污染状况、特定食品中重要食源性致病菌(蛋中的沙门菌,生食牡蛎中的副溶血性弧菌等)的污染资料和全国居民膳食结构、饮食和疾病谱变化趋势,为进一步运用数学模型,深入开展科学危险性评估及食品卫生标准的制定提供了基础数据。

危害分析与关键控制点(HACCP)于 20 世纪 80 年代传入我国,20 世纪 90 年代开始在我国食品企业中应用。先后对乳制品、肉制品、饮料、水产品、酱油、益生菌类保健食品、凉果和餐饮业等各类企业食品开展了试点研究。2002 年 7 月,卫生部制定并颁布了《食品企业 HACCP 实施指南》。2004 年,制定了国家标准 GB/T 19538—2004《危害分析与关键控制点(HACCP)体系及其应用指南》,其后相继颁布了乳制品、速冻食品、肉制品、调味品等 HACCP 的应用指

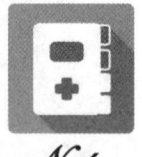

南。2003年卫生部发布了《食品安全行动计划》,规定2006年酱油、食醋、食用植物油、熟肉制品等食品加工企业实施卫生部制定的国家食品卫生规范(或食品企业良好生产规范)要求。2015年4月24日修订通过的《食品安全法》也明确规定,国家鼓励食品生产经营企业符合良好生产规范要求,实施危害分析与关键控制点体系,提高食品安全管理水平。

3. 参与国际事务并与国际接轨 我国于1984年加入国际食品法典委员会(CAC),经国务院批准于1986年成立了中国食品法典委员会。2000年随着我国加入WTO世界贸易组织,卫生部成立了CAC专家组,加强了对国际法典标准的跟踪研究。2002年中国首次牵头组织起草《减少和预防树果中黄曲霉毒素污染的生产规范》,该规范于2005年7月在第28届CAC大会获得顺利通过。2006年7月根据国务院的批示,中国代表团在第29届CAC大会上代表国家成功申办为国际食品添加剂法典委员会(CCFA)和农药残留法典委员会(CCPR)的主持国,成为我国参与国际食品法典事务的重要里程碑。2007年4月和2008年4月,在北京举办的第39届和第40届CCFA会议获得了巨大成功,兑现了中国政府向CAC委员会及其成员国的承诺,赢得了国内外各界的高度评价,提升了我国在食品法典领域的国际地位。

(四)食品卫生学面临的挑战及未来发展趋势

现代食品卫生学经过两百多年,特别是第二次世界大战以后七十多年的建设与发展,不论是在理论体系还是技术、方法等方面都已日趋完善。作为一门实践性很强的应用学科,在解决食品卫生实际问题,防止食品污染和有害因素对人体健康的危害方面也取得了举世瞩目的成就。然而从20世纪90年代以来,食品卫生又出现了一些亟待解决的新问题、新挑战。

1. 新的生物性污染物的出现 生物性污染物所致的食源性疾病不断上升。例如,在发达国家中出现了疯牛病、O157：H7大肠埃希菌中毒、单核细胞增多性李斯特菌中毒、隐孢子虫中毒等;同时一些传统的细菌性食物中毒的发生又有增多的趋势,如沙门菌、空肠弯曲菌和肠出血性大肠埃希菌食物中毒等。

食品卫生学今后的一个发展方向或亟待解决的问题是不断发现、认识和研究食品中新出现的生物性污染物;建立和执行生物性有害因素污染食品及引起食源性疾病的常规监测制度和监测网络;采用危险性分析方法评估微生物性危害,开展微生物危险性评估以保证微生物方面的食品安全。在此基础上通过定量微生物危险性评价和HACCP体系的建立,实现降低微生物性危害的最终目标。

2. 新的化学性污染物的出现 食品化学性污染形势依然(或更加)严峻。继1999年比利时首先发现二噁英污染食品事件并引起世界范围恐慌之后,又相继发现了在食品生产加工过程中产生的氯丙醇、丙烯酰胺等新的污染物。上述三种污染物的共同特点是虽然在食品中含量少,但毒性大,甚至有明确的或潜在的致癌性,因此已引起国际有关组织、世界各国政府管理部门及消费者的高度重视。另外,违规使用农药,滥用兽药从而导致食品高残留污染的形势依然严峻,环境持久性有机污染物对人类健康的危害依然存在。

因此,今后的研究方向和工作任务是继续发现、鉴定食品中新的化学性污染物,建立高效、灵敏、特异、高通量的检测方法,以便加强对化学性污染物的监督、监测和危险性分析。另外,鉴于食品化学性污染种类繁多(可达几百种),进入人体并可检测到的外源性化学物质也达上百种,尽管含量很低(如食品中都在标准限制的含量以下),但仍需要研究多个化合物低剂量长期接触的累积和联合毒性。

3. 食品新技术和新型食品的出现,带来了食品安全新问题 近年来生物技术和一些高尖端化工技术应用于食品的生产、加工,从而产生了许多新型食品,如转基因食品、酶工程食品、辐照食品、微胶囊化食品、膜分离食品、超高压食品等。这些新技术可能给新型食品带来新的食品卫生和安全问题,但目前还不清楚,因此需要密切注意并加强该领域的研究。这就要求研

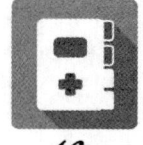

究者既要掌握食品卫生知识,又要学习一些食品加工技术和工艺方面的知识。

4. 食品卫生管理所面临和亟待解决的问题

(1)加强食品污染与食源性疾病的实验室和流行病学监测,并建立全球性监测网络与信息平台,以便各国之间迅速交换信息,共同采取应对措施和建立国际标准。

(2)全面系统地评估食品污染物的危害性。危险性分析是近年来才建立起的一种方法,仅在一些发达国家对个别污染物进行了评估。因此有必要对食品中存在的一切污染物(尤其是生物性污染物)进行危险性分析,以便建立科学合理的预防措施。

(3)国际食品安全的管理模式强调"从农田(或养殖场)到餐桌"的全过程管理,即以预防为主的原则来减少食源性危害,尤其在全过程中要全面贯彻和建立食品良好生产规范(GMP)和 HACCP 系统。

(4)与国际食品卫生标准即 CAC 标准接轨。食品安全与卫生已被世界贸易组织(WTO)纳入其两个重要文件中,即卫生与植物卫生措施协定(SPS 协定)和技术性贸易壁垒协议(TBT 协议)。同时,WTO 还将 CAC 所制定的标准、准则和技术规范指定为国际贸易仲裁标准,并得到了越来越多国家的认同和采用。而以科学为基础的危险性分析更是 SPS 协定的重要内容,在解决重大食品安全问题和制定食品卫生标准中将会得到越来越多的应用。因此世界各国(包括我国)应该积极采纳这些 WTO 认可的原则,多采纳 CAC 制定的标准,开展危险性评估。

三、食品卫生在营养管理中的应用

营养学与食品卫生学虽然有密切联系,但在研究内容上又各不相同。

(一)营养学研究内容

概括来说,营养学的研究内容包括食物营养、人体营养和公共营养三大方面。

1. 食物营养 食物营养主要阐述食物的营养组成、功能及为保持、改善、弥补食物的营养缺陷所采取的各种措施。近年来,植物性食物中含有的生物活性成分(即植物化学物)的功能研究已成为食物营养的重要研究内容。另外,食物营养还包括对食物新资源的开发、利用等方面。

2. 人体营养 人体营养主要阐述营养素与人体之间的相互作用。为保持人体健康,一方面,人体应摄入含有一定种类、数量、适宜比例营养素的食物;另一方面,营养素摄入过多或不足均会对健康造成危害。近年来由于营养素摄入不平衡而导致的营养相关疾病的分子营养学基础研究及营养预防已成为人体营养的重要研究内容。此外,特殊生理条件、特殊环境条件下人群的营养需求也是人体营养研究的重要组成部分。

3. 公共营养 公共营养是基于人群营养状况,有针对性地提出解决营养问题的措施,它主要阐述人群或社区的营养问题,以及造成和决定这些营养问题的原因。公共营养具有实践性、宏观性、社会性和多学科性等特点。公共营养主要包括以下研究内容:膳食营养素参考摄入量;膳食结构与膳食指南;营养调查与评价;营养监测;营养教育;食物营养规划与营养改善;社区营养;饮食行为与营养;食物安全;食物与营养的政策与法规。

(二)食品卫生学研究内容

1. 食品的污染 主要阐明食品中可能存在的有害因素的种类、来源、性质、数量和污染食品的程度,对人体健康的影响以及防止食品污染的措施等。

2. 食品及其加工技术的卫生问题 主要包括食品在生产、运输、储存、销售等各环节可能或容易出现的卫生问题及预防管理措施。另外,食品新技术的应用以及形成的新型食品,如转基因食品、酶工程食品、辐照食品等存在的卫生问题及其管理也是食品卫生学研究

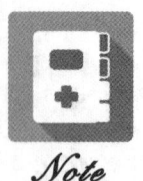

的新问题。

3. 食源性疾病及食品安全评价体系的建立 包括食物中毒、食源性肠道传染病、人兽共患传染病、食源性寄生虫病等食源性疾病的预防及控制一直是食品卫生学的重要研究内容。建立完善的食品安全评价体系不仅直接影响居民健康,更关系到国家的经济发展和政治稳定。

4. 食品卫生监督管理 重点阐述我国食品卫生法律体系的构成、性质及在食品卫生监督管理中的地位与功能。食品卫生标准作为我国食品卫生法的主要法律依据,其相关的制定原则与制定程序也是食品卫生学的重要研究内容。此外,加强食品生产企业自身卫生管理如GMP、HACCP 系统等也是保障食品卫生质量的重要手段。

(三)营养与食品卫生学的研究方法

从广义上讲,营养学与食品卫生学所采用的研究方法是相同的,如:均采用流行病学、卫生统计学、食品理化检验学、实验动物学、生物化学、生理学、免疫学、微生物学、药理学、细胞生物学、分子遗传学、分子生物学及肿瘤学等相关学科领域的研究方法;按受试或实验对象的不同,均可分为人群研究和实验研究。

从狭义上讲,由于营养学与食品卫生学的研究目的、研究内容不同,所采用的一些技术方法尽管有时相同,但具体研究方法又存在各自的特点和明显的不同。营养学研究方法,按研究目的,可分为营养流行病学、营养缺乏病研究方法、营养代谢研究方法、营养状况评价方法、营养相关功能研究方法、食物营养与相关成分测定方法等。

食品卫生学研究方法,按研究目的,可分为食品卫生学检验(食品中有害化学物质检验、微生物检验)方法、食品毒理学方法、食品安全性评价方法、食品中有毒物质限量标准的制定方法、食物中毒的调查处理方法、危险性分析方法、GMP 和 HACCP 的建立方法,以及行政法制监督管理方法等。

(孙　艳)

第二节　食品污染及预防

一、食品污染的概念与分类

(一)食品污染的概念

食品污染是指在各种条件下,导致外源性有毒有害物质进入食品,或食物成分本身发生化学反应而产生有毒有害物质,从而造成食品安全性、营养性和(或)感官性状发生改变的过程。

尽管世界各国制定了大量有关食品安全的法规,但食品从种植、养殖到生产、加工、储存、运输、销售、烹调直至餐桌的整个过程的各个环节,都有可能受到某些有毒有害物质的污染,降低食品卫生质量,对人体造成不同程度的危害。

(二)食品污染的分类

食品污染按其性质可分为生物性污染、化学性污染和物理性污染三大类。

1. 生物性污染 食品的生物性污染包括微生物、寄生虫和昆虫的污染。微生物污染主要包括细菌及其毒素污染、真菌及其毒素污染以及病毒污染等。其中细菌、真菌及其毒素对食品的污染最常见、最严重,危害也较大。在食品的生产、加工、运输、储存和销售过程中,如果没有遵守卫生操作规范,就有可能使食品受到生物性污染,卫生质量下降(如米饭变馊)。常见污染

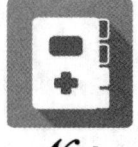

食品的病毒,如轮状病毒、诺沃克病毒、甲型肝炎病毒和禽流感病毒等;寄生虫和虫卵主要是由病人、病畜的粪便通过水体或土壤间接污染食品或直接污染食品;造成昆虫污染的昆虫主要有螨类、蛾类、谷象虫以及蝇、蛆等。

2. 化学性污染　食品化学性污染涉及范围较广,情况也较复杂。主要包括:①农药、兽药不合理使用,残留在食品中;②工业三废(废水、废渣、废气)排放,造成有毒金属和有机物污染环境,继而转移至食品,如铅、砷、镉、汞等;③食品容器、包装材料、运输工具等接触食品时融入食品中的有害物质;④滥用食品添加剂;⑤在食品加工、储存过程中产生的物质,如腌渍、烟熏、烘烤类食物产生的亚硝胺、多环芳烃、杂环胺、丙烯酰胺等以及酒中有害的醇类、醛类等;⑥掺假、制假过程中加入的物质,如在奶粉中加入三聚氰胺。

3. 物理性污染　物理性污染主要有:①来自食品生产、加工、储藏、运输、销售过程中的污染物,如粮食收割时混入的草籽、液体食品容器池中的杂物、食品运销过程中的灰尘等;②食品的放射性污染,主要来自放射性物质的开采、冶炼、生产、应用及意外事故造成的污染。

二、食品污染的特点

(1) 食品污染源除了直接污染食品原料和制品外,多半是通过食物链逐级累积的。

(2) 食品污染造成的危害,除引起急性疾病外,更可蓄积或残留在体内,造成慢性损害和潜在的威胁。

(3) 被污染的食品,除少数表现出感官变化外(如细菌污染),多数不被感官所识别。

(4) 常规的冷、热处理不能达到绝对无害,尤其是非生物性污染。

三、食品污染对人体健康的危害

(一) 急性中毒

食品被大量的病原微生物及其产生的毒素或化学物质污染,进入人体后可引起急性中毒。

(二) 慢性中毒

食物被某些有害物质污染,其含量虽少,但由于长期连续地通过食物进入人体,也可引起机体的慢性损害。

(三) 致突变作用

食品中的某些污染物能引起生殖细胞和体细胞的突变,不论其突变的性质如何,一般认为都是这些化学物质毒性的一种表现。

(四) 致畸作用

某些食品污染物在动物胚胎的细胞分化和器官形成过程中,可使胚胎发育异常。

(五) 致癌作用

目前具有或怀疑有致癌作用的物质有数百种,而与食品污染有关的有多环芳烃、芳香胺类、氯胺类、亚硝胺化合物、黄曲霉毒素等天然致癌物以及砷、镉、镍、铅、铬等。

四、常见食品污染的预防

(一) 腐败变质的预防

在食品腐败变质的过程中起重要作用的是细菌、酵母菌和真菌。防止食品腐败变质的基本原理是改变食品的温度、水分、氢离子浓度、渗透压以及采用其他抑菌杀菌措施,将食品中的微生物消灭或减弱其生长繁殖的能力,以达到防止食品腐败变质的目的。具体可以采用以下措施。

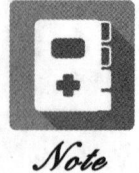

1. 化学保藏法 ①盐腌法和糖渍法：一般盐腌浓度达 10%，糖渍浓度达到 60%～65%，即可使大多数细菌的生长受到抑制。②酸渍法：大多数微生物不能在 pH4.5 以下正常繁殖，故可利用提高氢离子浓度来防腐。此方法多用于各种蔬菜，如泡菜和渍酸菜等。③防腐剂保藏：常用的食品防腐剂有苯甲酸、山梨酸等。防腐剂的使用应该严格按照我国食品添加剂使用标准(GB 2760—2014)的规定。

2. 食品的低温保藏 低温可以降低酶的活性和食品内化学反应的速度，延长微生物繁殖时间，进而达到防止或减缓食品变质的目的。低温保藏可分为冷藏和冷冻两种方式。①冷藏温度一般设定在 -1～10 ℃。病原菌和腐败菌在 10 ℃ 以下难以生长繁殖，同时，食品内酶的活性也大大降低，可延缓食品的变质过程。②食品的冷冻保藏。冷冻保藏是指在 -18 ℃ 以下保藏。此温度下几乎所有的微生物不再繁殖，因此，冷冻食品可以较长时间地保藏。

3. 加热杀菌保藏 高温使微生物体内酶、脂质体和细胞膜破坏，原生质构造中呈现不均一状态，以致蛋白质凝固，细胞内一切反应停止，达到保藏的目的。常用的加热杀菌方法有常压杀菌法(巴氏杀菌法)、加压杀菌法、超高温瞬时杀菌法和微波杀菌法。

4. 食品的干燥脱水保藏 其作用机制是减少食品中的水分，抑制腐败微生物的生长。食品干燥脱水的主要方法有日晒、阴干、喷雾干燥、冷冻干燥等。

5. 食品的辐照保藏 使用 ^{60}Co 和 ^{137}Cs 产生的 γ 射线杀菌、灭虫，抑制蔬菜发芽，延迟果实成熟等。采用辐照保藏时，应遵循 FAO/WHO 提出的《辐照食品通用标准》和《用于处理食品辐照设施的实施细则》。

(二) 黄曲霉毒素污染的预防

黄曲霉毒素是黄曲霉和寄生曲霉产生的一类代谢产物，易污染粮食和饲料。实验证明黄曲霉毒素有极强的毒性和致癌性，是目前公认的最强的化学致癌物质。预防黄曲霉毒素污染可采取以下措施。

1. 食物防霉 食物防霉是预防食品被黄曲霉毒素污染的最根本措施。要利用良好的农业生产工艺，从田间开始防霉。首先要防虫防倒伏，在收获时要及时排除霉变玉米棒，收获后必须迅速将水分含量降至安全水分以下。粮食入仓后，要保持粮库内干燥，注意通风。有些地区使用各种防霉剂来保存粮食，但要注意其在食品中的残留及其本身的毒性。选用和培育抗霉的粮豆新品种将是今后防霉工作的一个重要方面。

2. 去除毒素 常用的方法有：①挑选霉粒法：对花生、玉米去毒效果好。②碾轧加工法：将受污染的大米加工成精米，可降低毒素含量。③加水搓洗法。④植物油加碱去毒法。⑤物理去除法：在含毒素的植物油中加入活性白陶土或活性炭等吸附剂，然后搅拌静置，毒素可被吸附而去除。⑥紫外光照射：利用黄曲霉毒素在紫外光照射下不稳定的性质，可用紫外光照射去毒。⑦氨气处理法：在 18 kg 氨压、72～82 ℃ 状态下，谷物和饲料中黄曲霉毒素 98%～100% 会被除去。这种方法不仅可以使粮食中的含氮量增加，还不会破坏赖氨酸。

3. 严格监控，制定食品中黄曲霉毒素限量标准 限定各种食品中黄曲霉毒素含量是控制危害的重要措施。目前我国主要对粮食中的黄曲霉毒素 B_1 制定了限量标准。如：玉米、玉米油、花生、花生油中含量不得超过 20 μg/kg；大米、其他食用油中含量不得超过 10 μg/kg；其他粮食、豆类、发酵食品中含量不得超过 0.5 μg/kg；

(三) 有毒金属污染的预防

摄入被有毒金属污染的食品对人体可产生多方面的危害，如一次大剂量造成的急性中毒或低剂量长期摄入后在体内蓄积导致的慢性危害(如致癌、致畸、致突变作用)。

预防有毒中金属污染的措施有：①严格监管工业生产中"三废"的排放。②开展土壤水源治理，从源头控制。③合理使用农药，禁止使用含有有毒金属的农药。④制定食品中有毒金属

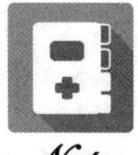

的允许限量标准并加强监督检验。

（四）N-亚硝基化合物对食品污染的预防

食品中的 N-亚硝基化合物主要来源于不新鲜的蔬菜、腌制食品、烟熏食品、油炸食品等。N-亚硝基化合物主要损害动物肝脏，可出现肝小叶中央坏死、出血、胆管增生和纤维化等病变；大多数 N-亚硝基化合物是强致癌物、强致突变物，还有一定的致畸性。

预防 N-亚硝基化合物污染的措施有：①防止食物被微生物污染。②改进食品加工工艺。通过控制食品加工中硝酸盐或亚硝酸盐的用量，从而减少食品中亚硝基化反应前体物质的量，以减少亚硝胺的合成。③施用钼肥。使用钼肥有利于降低蔬菜中硝酸盐和亚硝酸盐含量。④使用维生素 C、维生素 E、酚类及黄酮类化合物，阻断亚硝基化反应的作用从而阻断亚硝基化反应。茶叶、猕猴桃、沙果汁等对预防亚硝胺的危害有较好的效果。⑤制定食品中允许量标准并加强监测，避免食用 N-亚硝基化合物超标的食物。

（五）多环芳烃化合物对食品的污染

多环芳烃化合物，尤其是苯并[a]芘，是食品中具有致癌作用的一类化学污染物。食品在烘烤、熏制、高温加工烹调时，都有可能受到多环芳烃和苯并[a]芘的污染。此外，受污染的土壤、水、大气，加工中食品接触材料等因素都有可能污染食品。预防多环芳烃化合物污染的措施如下。

1. 防止污染　①加强环保。如加强环境治理，减少环境中苯并[a]芘的污染。②改进加工工艺，熏制、烘烤等操作时避免食品直接接触炭火或烟。③不在柏油路上晾晒粮食和油料种子，防止沥青中苯并[a]芘的污染。

2. 去毒　可用活性炭吸附去除食品中的一部分苯并[a]芘。例如，在浸出法生产的菜油中加入 $0.3\% \sim 0.5\%$ 的活性炭，在 90 ℃下搅拌 30 min，并在 140 ℃，93.1 kPa 真空条件下处理 4 h，可去除 $89\% \sim 95\%$ 的苯并[a]芘。

3. 制定食品中的限量标准　严格执行我国现行的食品安全国家标准《食品中污染物限量》(GB 2762—2017)。

（六）食品杂物污染的预防

（1）加强食品生产、储存、运输、销售过程的监督管理，执行良好生产规范（GMP），把住产品的质量关。

（2）改进加工工艺，如筛选、磁选和风选去石，清除有毒的杂草籽及泥沙石灰等异物，定期清洗专用池、槽，防尘、防蝇、防鼠、防虫，尽量采用食品小包装。

（3）制定食品安全标准，如《小麦粉》标准(GB 1355—86)中规定小麦粉中含沙量小于 0.02%，磁性金属物小于 0.003 g/kg。

（4）严格执行《食品安全法》，加强食品"从农田到餐桌"的质量和安全的监督管理，严厉打击食品掺杂掺假违法行为。

（七）食品放射污染的预防

食品放射防护的主要措施有：①防止食品受到放射性污染物质的污染，即加强对放射性污染源的卫生防护和经常性的卫生监督管理。②定期进行食品卫生监测，严格执行国家卫生标准，加强对食品中放射源污染的监督，使食品中放射性核素的量控制在允许范围内。

（孙　艳）

第三节　食物中毒及其预防

食物中毒是指摄入了含有生物性、化学性有毒有害物质的食品或者把有毒有害物质当作食品摄入后出现的非传染性的急性、亚急性疾病。食物中毒不包括摄取"非可食状态的""非正常数量的""非经口摄入的"及一次大量或长期少量多次摄入有毒有害物质而引起的以慢性毒害为主要特征的疾病。

食物中毒可以分为细菌性食物中毒和非细菌性食物中毒，也可以分为细菌性食物中毒、真菌毒素和霉变食物中毒、动物性食物中毒、植物性食物中毒、化学性食物中毒。

一、细菌性食物中毒

细菌性食物中毒是指因摄入被致病性细菌或其毒素污染的食物引起的中毒。细菌性食物中毒是最常见的食物中毒。近几年来我国发生的细菌性食物中毒多以沙门菌、变形杆菌和金黄色葡萄球菌食物中毒为主，其次为副溶血性弧菌和蜡样芽孢杆菌食物中毒。

根据病原和发病机制的不同，可将细菌性食物中毒分为感染型、毒素型和混合型三类。感染型食物中毒常伴随有发热、腹泻等胃肠症状。典型的感染型食物中毒有变形杆菌食物中毒等，大多数细菌都能产生肠毒素或类似的毒素，这些肠毒素能改变肠壁上皮细胞对 Na^+ 和水的吸收，导致腹泻。常见的毒素型细菌性食物中毒有金黄色葡萄球菌食物中毒等。混合型细菌性食物中毒具有感染型和毒素型食物中毒的双重症状和体征。

（一）沙门菌食物中毒

沙门菌极易引起人类的食物中毒，致病能力较强的主要有猪霍乱沙门菌、鼠伤寒沙门菌、肠炎沙门菌、伤寒沙门菌、副伤寒甲杆菌、副伤寒乙杆菌等。沙门菌食物中毒在全年皆可发生，多见于夏、秋季节。最常见的中毒食物为畜肉及其制品，其次是禽肉、蛋类、乳类及其制品。

沙门菌食物中毒以感染型为主。中毒临床表现主要有：潜伏期一般为 12～36 h；中毒初期表现为头晕、恶心、食欲不振，以后出现呕吐、腹泻（黄色或黄绿色水样便为主）、腹痛、发热，重者可引起痉挛、脱水、休克等；病程 3～5 天，及时治疗预后良好。一般结合流行病学特点、临床表现和实验室检验结果（细菌学检验和血清学鉴定）做出沙门菌食物中毒的诊断。沙门菌食物中毒的治疗以对症处理为主（补液、纠正电解质紊乱），重症者考虑抗菌、镇静、升压或抗休克治疗等。

沙门菌食物中毒的预防措施主要有：防止食品被沙门菌污染（不食用病死牲畜肉，生熟分开）；控制沙门菌的繁殖（5 ℃以下低温冷藏）；高温杀灭沙门菌（肉块深部的温度至少达到 80 ℃并持续 12 min；加热肉块重量应不超过 2 kg，肉块厚度不超过 8 cm，持续煮沸 2.5～3 h；蛋类煮沸 8～10 min）。

（二）副溶血弧菌食物中毒

副溶血弧菌为革兰阴性嗜盐杆菌，兼性厌氧，在 30～37 ℃，pH 值为 7.4～8.2，含氯化钠 3%～4% 的培养基中生长最佳；副溶血弧菌抵抗力较弱，56 ℃时 5 min，或 90 ℃时 1 min，又或 1% 食醋中 5 min 即可将其杀灭；在淡水中存活不超过 2 天。部分血清型的副溶血弧菌能够产生耐热溶血毒素。

我国沿海地区为副溶血弧菌食物中毒的高发地区；6—9 月为副溶血弧菌食物中毒的高发季节。中毒食物主要是海产食品和腌制食品。中毒原因主要是烹饪时未烧熟、煮透，或熟食制品再次受到污染。

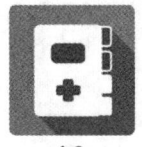

副溶血弧菌食物中毒的发病机制有感染型和毒素型。副溶血弧菌食物中毒的临床表现主要有：潜伏期一般为 6~10 h；主要症状为恶心、呕吐、腹痛（上腹部阵发性绞痛）、腹泻（水样、黏液或脓血便）、发热（一般为 37.7~39.5 ℃）等；病程 2~3 天，及时治疗预后良好。一般结合流行病学特点、临床表现、实验室检验（细菌学检验、血清学检验、动物实验）结果做出副溶血弧菌食物中毒的诊断。副溶血弧菌食物中毒的治疗以对症治疗为主（补液、纠正电解质紊乱）。

副溶血弧菌食物中毒的预防措施主要包括：防止污染、控制繁殖和杀灭致病菌。海产品蒸煮时间需加热至 100 ℃并持续 30 min，凉拌海产品于洗净后用食醋浸泡 10 min 或 100 ℃漂烫数分钟方可杀灭副溶血弧菌。

（三）葡萄球菌食物中毒

葡萄球菌为革兰阳性兼性厌氧菌，最适生长温度为 30~37 ℃，最适 pH 值为 7.4。该菌对热有较强的抵抗力，70 ℃时可存活 1 h；部分菌株能产生耐热肠毒素。葡萄球菌在环境中存在广泛，主要来源是动物及人的鼻腔、咽喉、皮肤、头发及化脓性病灶。葡萄球菌食物中毒多发生在夏、秋季节。中毒的食物主要为奶、肉、蛋、鱼及其制品（国内以奶及其制品多见，尤其以冰淇淋最常见）。中毒原因主要是被葡萄球菌污染后的食物在较高温度下存放了较长时间（25~30 ℃环境下 5~10 h）产生的葡萄球菌肠毒素。

葡萄球菌食物中毒属于毒素型中毒。葡萄球菌食物中毒的临床表现主要有：潜伏期一般为 2~4 h；主要症状为恶心、剧烈而频繁的呕吐，呕吐物中常有胆汁、黏液、血液；上腹部剧烈疼痛、腹泻（水样便），脱水严重；体温一般正常；病程 1~2 天，预后良好，但是儿童敏感性较强且病情较重。一般结合流行病学特点、临床表现、实验室检验结果（细菌培养、分离鉴定、肠毒素检验）做出葡萄球菌食物中毒的诊断。葡萄球菌食物中毒的治疗以对症、支持治疗为主（补水、纠正电解质紊乱），一般不需用抗生素。

葡萄球菌食物中毒的预防措施主要包括：防止葡萄球菌的污染（防止带菌人群对各种食物的污染、防止葡萄球菌对奶的污染、患局部化脓性感染的畜禽处理等）；防止肠毒素形成（食物需低温保藏、常温下存放时间不应超过 6 h、食前彻底加热等）。

（四）蜡样芽孢杆菌食物中毒

蜡样芽孢杆菌为革兰连锁杆菌，需氧或兼性厌氧，有鞭毛，无荚膜，是条件致病菌，生长 6 h后可形成芽孢。该菌最适生长温度为 28~35 ℃，10 ℃以下停止繁殖，繁殖体不耐热（100 ℃时 20 min 即死亡）；蜡样芽孢杆菌可产生肠毒素，包括腹泻毒素和呕吐毒素。蜡样芽孢杆菌的污染源主要为泥土、尘埃、空气，其次为昆虫、不洁的用具与容器、不卫生的食品从业人员等。蜡样芽孢杆菌食物中毒多见于夏、秋季节。中毒食品主要是乳及其制品、肉类制品、蔬菜、米饭、米粉等。由于蜡样芽孢杆菌不分解蛋白质，中毒食物大多无腐败变质现象，感官形状基本正常。

蜡样芽孢杆菌食物中毒属于混合型（大量活菌侵入肠道与肠毒素共同作用）中毒。蜡样芽孢杆菌食物中毒在临床上分为呕吐型和腹泻型。呕吐型食物中毒的潜伏期短（1~5 h），以恶心、呕吐、腹痛为主要症状，病程 8~10 h，预后良好。腹泻型食物中毒的潜伏期较长（8~16 h），以腹痛、腹泻为主要症状，病程 16~36 h，预后良好。一般结合临床表现、流行病学调查、实验室检查结果（细菌学检验、毒素鉴定）做出蜡样芽孢杆菌食物中毒的诊断。蜡样芽孢杆菌食物中毒的治疗以对症治疗为主，重症者可采用抗菌治疗。

蜡样芽孢杆菌食物中毒的预防措施主要包括：防止污染（涉及生产、加工、运输、储藏、销售等环节）；食品低温短时间存放（10 ℃以下）；食前彻底加热（100 ℃下持续 20 min）。

二、真菌毒素和霉变食物中毒

真菌分布极广，有 4500 多种，只有少数菌种或菌株能产生对人体有害的真菌毒素。被污

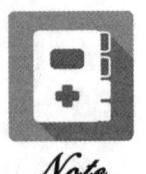

染的食品用一般的烹调方法加热处理不能破坏,发病率高,死亡率也高,发病的季节性及地区性均比较明显。

(一)赤霉病麦中毒

麦类、玉米等谷物被镰刀菌污染引起的赤霉病是一种世界性病害,它的流行除造成严重的减产外,还会引起人畜中毒。从赤霉病麦中分离的主要菌种是禾谷镰刀菌(无性繁殖期的名称,其有性繁殖期的名称叫玉米赤霉)。此外,还从病麦中分离出串珠镰刀菌、燕麦镰刀菌、木贼镰刀菌、黄色镰刀菌、尖孢镰刀菌等。赤霉病麦中的主要毒性物质是这些镰刀菌产生的毒素,包括单端孢霉烯族化合物中的脱氧雪腐镰刀菌烯醇、雪腐镰刀菌烯醇和另一种镰刀菌毒素玉米赤霉烯酮。这些镰刀菌毒素对热稳定,一般的烹调方法不能将它们破坏而去毒。摄入的数量越多,发病率越高,病情也越严重。

1. 流行病学特点 赤霉病多发生于多雨、气候潮湿地区。在全国各地均有发生,以淮河和长江中下游一带最为严重。

2. 中毒症状及处理 潜伏期一般为 $10\sim30$ min,也可长至 24 h,主要症状有恶心、呕吐、腹痛、腹泻、头晕、头痛、嗜睡、流涎、乏力,少数病人有发热、畏寒等。症状一般在一天左右自行消失,缓慢者持续一周左右,预后良好。个别重病例呼吸、脉搏、体温及血压波动,四肢酸软,步态不稳,形似醉酒,故有的地方称之为"醉谷病"。一般病人无须治疗而自愈,对呕吐严重者应补液。

3. 预防措施 预防的关键在于防止麦类、玉米等谷物受到真菌的污染和产生毒素。主要措施有:①根据粮食中毒素的限量标准,加强粮食的卫生管理。②去除或减少粮食中的病粒或毒素。③加强田间和储藏期间的防霉措施,包括选用抗霉品种、降低田间的水位、改善田间的小气候,使用高效、低毒、低残留的杀菌剂,及时脱粒、晾晒,使谷物的水分含量降至安全水分以下,储存的粮食要勤加翻晒,并注意通风。

(二)霉变甘蔗中毒

霉变甘蔗中毒是指食用了保存不当而霉变的甘蔗引起的食物中毒。甘蔗霉变主要是由甘蔗在不良的条件下长期储存(如过冬)导致微生物大量繁殖所致。霉变甘蔗的质地较软,瓤部的色泽比正常甘蔗深,一般呈浅棕色,闻之有霉味,其中含有大量的有毒真菌及其毒素,这些毒素对神经系统、消化系统有较大的损害。

1. 流行病学特点 霉变甘蔗中毒常发生于我国北方地区的初春季节,2—3 月为发病高峰期,多见于儿童和青少年,病情常较严重,甚至危及生命。

2. 中毒机制 甘蔗节菱孢霉产生的 3-硝基丙酸是一种强烈的嗜神经毒素,主要损害中枢神经系统。

3. 中毒表现 潜伏期短,最短仅十几分钟,轻度中毒者的潜伏期较长,重度中毒者多在 2 h 内发病。中毒症状最初表现为一时性消化道功能紊乱,表现为恶心、呕吐、腹痛、腹泻、黑便,随后出现头晕、头痛和复视等神经系统症状。重者可发生阵发性抽搐。抽搐时四肢强直,屈曲内旋,手呈鸡爪状,眼球向上,偏侧凝视,瞳孔散大,继而进入昏迷状态。病人可死于呼吸衰竭,幸存者则留下严重的神经系统后遗症,导致终生残疾。

4. 治疗与预防 发生中毒后应尽快洗胃、灌肠,以排出毒物,并对症治疗。由于目前尚无特殊的治疗方法,故应加强宣传教育,教育大众不买、不吃霉变的甘蔗。因不成熟的甘蔗容易霉变,故应成熟后再收割。为了防止甘蔗霉变,储存的时间不能太长,同时应注意防捂、防冻,并定期进行感官检查。严禁出售霉变的甘蔗。

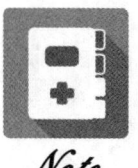

三、动物性食物中毒

（一）河豚中毒

河豚的有毒成分为河鲀毒素，河豚中毒多发生在春季的沿海地区，中毒病死率约 20%。河豚中毒发病急，潜伏期 0.5～3 h。中毒时先感觉手指、口唇、舌尖麻木或有刺痛感，然后出现胃肠道症状，进而四肢肌肉麻痹，甚至全身瘫痪，最后因呼吸麻痹衰竭而死亡。目前尚无河鲀毒素的特效解毒剂，一般采取排出毒素和对症处理措施为主（如催吐、洗胃和灌肠；大量补液和利尿；早期给予大剂量的肾上腺皮质激素和莨菪碱类；心肺功能支持等）。预防河豚中毒的根本方法是加强卫生宣传教育，让大众认识到河豚有毒，不要食用。国家应严禁食品饮食行业加工河豚，同时应让大众正确识别河豚，防止误食。

（二）高组胺鱼类中毒

人类有此种中毒的主要原因是食用了某些不新鲜的鱼类（含有较多的组胺）。因为组胺中毒是一种过敏性食物中毒，因此，组胺中毒也与个人体质的过敏性有关。研究发现，鱼体中组胺含量超过 200 mg/100 g 时就可引起中毒。也有食用虾、蟹引起食物中毒的报道。

一些青皮红肉的海产鱼类（金枪鱼等）体内含有比较多的组氨酸。当鱼体腐败或不新鲜时，产生自溶作用，组氨酸被释放出来。组氨酸与鱼体中的细菌，如组胺无色杆菌或摩氏摩根菌发生反应，脱去羧基，生成有毒性的组胺。

组胺中毒临床表现是发病急、症状轻、恢复快。病人在食用含组胺多的鱼后 10 min～2 h 面部、胸部及全身皮肤有潮红和热感，全身不适，眼结膜充血并伴有头痛、头晕、恶心、腹痛、腹泻、心跳加速、胸闷、血压下降、心律失常，甚至心搏骤停。有时可出现荨麻疹，咽喉烧灼感，个别病人可出现哮喘。一般体温正常，大多在 2 天内恢复健康。组胺中毒一般采用抗组胺药物和对症治疗的方法，可采用口服盐酸苯海拉明或静脉注射 10% 葡萄糖酸钙，同时口服维生素 C。

预防组胺中毒的措施有：鱼类食品必须在冷冻条件下储存、销售，防止鱼类腐败变质，禁止出售腐败变质的鱼类；避免食用不新鲜或腐败变质的鱼类，对易产生组胺的青皮红肉鱼要彻底洗刷鱼体，去除鱼头、内脏和血块。在烹调时可加入醋、山楂，使鱼中组胺含量下降；国家应制定鱼类食品中组胺的最大允许含量标准。

四、植物性食物中毒

（一）毒蕈中毒

蕈类，又称蘑菇，属于真菌植物。我国境内可食用的蕈有 300 多种，有毒蕈有 80 多种。毒蕈和食用蕈不易区别，常因误食而中毒。不同类型的毒蕈含有不同的毒素，因此毒蕈中毒的临床表现也各不相同，一般分为以下几类。

1. 胃肠毒素 含有这种毒素的毒蕈很多，主要为黑伞蕈属和乳菇属的某些蕈种。胃肠炎型毒蕈中毒发病快，潜伏期多为 0.5～6 h；主要症状为剧烈恶心呕吐、腹泻、阵发性腹痛（上腹部和脐部为主），体温不高；经及时治疗，病程 2～3 天，预后良好。

2. 神经、精神毒素 存在于毒蝇伞、豹斑毒伞、角鳞灰伞、牛肝菌等毒蘑菇中。神经、精神毒素中毒潜伏期为 1～6 h，最短仅 10 min；临床症状除有轻度胃肠反应外，主要表现为副交感神经兴奋（流涎、流泪、大量出汗、瞳孔缩小、脉缓等）；重症病人出现精神错乱、幻视（小人国幻视症）、幻听、谵妄等症状；经阿托品类药物及时治疗，可迅速缓解，病程 1～2 天，病死率低。

3. 溶血毒素 存在于鹿花蕈中。溶血型毒素中毒潜伏期多在 6～12 h；除有胃肠炎表现外，主要是出现黄疸、肝脾肿大，少数病人出现血红蛋白尿；给予肾上腺皮质激素治疗可快速控

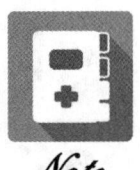

制病情,病程 2～6 天,病死率不高。

4. 肝肾毒素 这类毒素主要存在于毒伞属蕈、褐鳞小伞蕈及秋生盔孢伞蕈种。此类毒素为剧毒,可损害人体的肝、肾、心脏与神经系统,尤其对肝肾损害最大,如不及时抢救,病死率极高,致死量为 0.1 mg/kg 体重。其病情可分为六期:①潜伏期:多为 10～24 h。②胃肠炎期:病人出现恶心、呕吐、脐周腹痛、腹泻水样便,多在 2 天后缓解。③假愈期:胃肠炎症状缓解后,病人可暂时无症状或仅轻微乏力和不思饮食,但此时毒素实际上逐渐进入内脏并损害肝脏。④内脏损害期:严重中毒病人在发病后 2～3 天出现肝、肾、脑、心等器官损害,以肝损害最严重,可出现肝大、黄疸、转氨酶升高,严重者可出现肝坏死、肝性脑病、肾损害与肾衰竭。⑤精神症状期:多数病人继肝损害后,出现烦躁不安、表情淡漠、嗜睡,继而出现惊厥、昏迷,甚至死亡。⑥恢复期:经及时治疗后的病人在 2～3 周进入恢复期并痊愈。

5. 类光过敏毒素 猪嘴蘑中含有这种毒素。误食后会出现类似日光性皮炎的症状。暴露于日光中的皮肤可出现肿胀、疼痛、指甲根部出血、嘴唇肿胀外翻等症状。

发现毒蕈中毒应及时催吐、洗胃、导泻、灌肠,迅速排出毒物。凡食入毒蕈后 10 h 内均应彻底洗胃,洗胃后给予活性炭吸附可能残留于胃内的毒素。对于不同类型的毒蕈中毒,根据症状和毒素情况进行治疗。胃肠炎型毒蕈中毒可按一般食物中毒处理;神经精神型毒蕈中毒可采用阿托品治疗;溶血型毒蕈中毒可采用肾上腺皮质激素治疗,一般状况差或出现黄疸者应尽早应用较大量的氢化可的松,同时保肝治疗;肝肾损害性毒蕈中毒采用二巯基丙磺酸钠有一定效果。

由于许多毒蕈难以鉴别,预防毒蕈中毒最根本、有效的措施就是不要随便采摘野蕈食用,不认识的蕈类一定不采、不吃。

(二) 含氰苷类食物中毒

含氰苷类食物中毒是指因食用苦杏仁、桃仁、李子仁、枇杷仁、樱桃仁、木薯等含氰苷类食物引起的食物中毒。

含氰苷类食物中毒的有毒成分为氰苷,其中苦杏仁含量最高,平均为 3%,而甜杏仁则为 0.1%,其他果仁平均为 0.4%～0.9%。当果仁在口腔中咀嚼和在胃肠内消化时,氰苷被果仁所含的水解酶水解释放出氢氰酸,并迅速被黏膜吸收入血引起中毒。

苦杏仁中毒的潜伏期短者 0.5 h,长者 12 h,一般 1～2 h。木薯中毒的潜伏期长者 12 h,一般为 6～9 h。苦杏仁中毒时,出现口中苦涩、流涎、头晕、头痛、恶心、呕吐、心悸、四肢无力等。较重者胸闷、呼吸困难、呼吸时可嗅到苦杏仁味。严重者意识不清、呼吸微弱、昏迷、四肢冰冷、常发生尖叫,继而意识丧失、瞳孔散大、对光反射消失、牙关紧闭、全身阵发性痉挛,最后因呼吸麻痹或心脏停搏而死亡。此外,还可引起多发性神经炎。木薯中毒的临床表现与苦杏仁相似。

含氰苷类食物中毒应及时催吐、洗胃。采用 5% 的硫代硫酸钠溶液洗胃。解毒治疗时,首先吸入亚硝酸异戊酯 0.2 mL,每隔 1～2 min 一次,每次 15～30 s,数次后,改为缓慢静脉注射亚硝酸钠溶液,成人用 3% 溶液,小儿用 1% 溶液,每分钟 2～3 mL。然后静脉注射新配制的 50% 硫代硫酸钠溶液 25～50 mL。小儿用 20% 硫代硫酸钠溶液,每次 0.25～0.5 mL/kg 体重,如症状仍未改善者,重复静注硫代硫酸钠溶液,直到病情好转。

预防中毒的措施包括:加大宣传力度,向广大居民,尤其是儿童进行宣传,不吃苦杏仁等果仁;采取去毒措施,如加水煮沸,使氢氰酸挥发等。木薯所含的氰苷 90% 在皮中,可通过去皮的方法除掉。

五、化学性食物中毒

化学性食物中毒是指误食有毒化学物质,如鼠药、农药、亚硝酸盐等,或食入被其污染的食

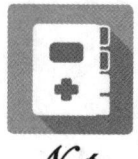

物而引起的中毒。化学性食物中毒发生的起数和中毒人数相对微生物食物中毒少,但病死率较高。

(一)亚硝酸盐食物中毒

亚硝酸盐,俗称"工业用盐",摄入 0.2~0.5 g 就可以引起食物中毒,1~3 g 即可导致死亡。亚硝酸盐摄入过量会使血红蛋白中的 Fe^{2+} 氧化为 Fe^{3+} ,使正常血红蛋白转化为高铁血红蛋白,失去携氧能力导致组织缺氧。另外亚硝酸盐对周围血管有麻痹作用。

引起中毒的原因主要有:①意外事故中毒:亚硝酸盐价廉易得,外观上与食盐相似,容易误将亚硝酸盐当作食盐食用而引起中毒。②食品添加剂滥用中毒:亚硝酸盐是一种食品添加剂,不但可使肉类具有鲜艳色泽和独特风味,而且还有较强的抑菌效果,所以在肉类食品加工中被广泛应用,食用含亚硝酸盐过量的肉类食品可引起食物中毒。③食用含有大量硝酸盐、亚硝酸盐的蔬菜而引起中毒:例如,储存过久的蔬菜、腐烂的蔬菜、煮熟后放置过久的蔬菜及刚腌渍不久的蔬菜亚硝酸盐含量增加,食用后有可能引起食物中毒。④饮用含硝酸盐较多的井水中毒:个别地区的井水含硝酸盐较多(一般称为苦井水),用这种水煮饭,若存放过久,硝酸盐在细菌的作用下可被还原成亚硝酸盐。

亚硝酸盐中毒发病急速,潜伏期一般为 1~3 h,短者 10 min,大量食用有毒蔬菜引起的中毒长达 20 h。中毒的主要症状为口唇、指甲以及全身皮肤出现青紫等组织缺氧表现,也称为肠源性青紫症。病人自觉症状有头晕、头痛、无力、乏力、胸闷、心率快、嗜睡或烦躁不安、呼吸急促,并有恶心、呕吐、腹痛、腹泻,严重者昏迷、惊厥、大小便失禁,可因呼吸衰竭导致死亡。

亚硝酸盐轻症中毒一般不需治疗,重症中毒要及时采用催吐、洗胃和导泻的办法,尽快将胃肠道还没有吸收的亚硝酸盐排出体外,然后应用解毒剂亚甲蓝(又称美蓝)。亚甲蓝用量为每次 1~2 mg/kg 体重,每 6 h 一次或一日三次。同时补充大剂量维生素 C,有利于高铁血红蛋白还原成亚铁血红蛋白,起到辅助解毒作用。

亚硝酸盐食物中毒预防措施:①加强对集体食堂尤其是学校食堂、工地食堂的管理,将亚硝酸盐、食盐分开储存,避免误食。②肉类食品企业要严格按国家《食品添加剂使用标准》(GB 2760—2011)规定添加硝酸盐和亚硝酸盐。③保持蔬菜的新鲜,勿食存放过久或变质的蔬菜,剩余的蔬菜不可在高温下存放过久,腌菜时所加盐的含量应达到 12% 以上,至少腌制 15 天再食用。④尽量不用苦井水煮饭,不得不用时,应避免用长时间保温后的水来煮饭。

(二)砷中毒

砷中毒主要是由砷化合物引起,其中以毒性较大的三氧化二砷(俗称砒霜)中毒多见。砒霜的成人经口中毒剂量(以 As_2O_3 计)为 5~50 mg,致死量为 60~300 mg。

引起砷中毒的原因主要有:①误将砒霜当成食用碱、团粉、食盐等加入食品。②不按规定滥用含砷农药喷洒果树和蔬菜,造成水果、蔬菜中砷的残留量过高。喷洒含砷农药后不洗手立即直接进食等。③盛装过含砷化合物的容器、用具,不经清洗直接盛装或运送食物,致使食品受砷污染。④食品工业用原料或添加剂质量不合格,砷含量超过食品卫生标准。

砷中毒多发生在农村,夏秋季多见,常由误用或误食而引起中毒。砷中毒的潜伏期短,仅为十几分钟至数小时。病人口腔和咽喉有烧灼感,口渴及吞咽困难,口中有金属味。随后出现恶心,反复呕吐,甚至吐出黄绿色胆汁。重者呕血、腹泻,初为稀便,后呈米泔样便并混有血液。继而全身衰竭,脱水,体温下降,虚脱,意识消失。肝肾损害可有黄疸、蛋白尿、少尿等症状。重症病人出现神经系统症状,如头痛、狂躁、抽搐、昏迷等。抢救不及时可因呼吸中枢麻痹于发病 1~2 天死亡。

发生砷中毒时,应采用催吐、洗胃的办法,尽快排出毒物,然后立即口服氢氧化铁,它可与三氧化二砷结合形成不溶性的砷酸盐,从而保护胃肠黏膜并防止含砷化合物的吸收。可选用

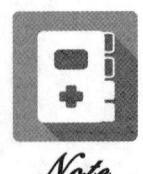

二巯基丙磺酸钠肌内注射解毒,每次用量为 5 mg/kg。第 1 天每 6 h 注射 1 次,第 2 天每 8 h 注射 1 次,以后每天注射 1～2 次,共计 5～7 天。

预防砷中毒可采用以下措施:健全含砷化合物管理制度,实行专人专库、领用登记,不得与食品混放、混装,防止误食;砷中毒死亡的家禽家畜,应深埋销毁,严禁食用;砷酸钙、砷酸铅等农药用于防治蔬菜、果树害虫时,于收获前半个月内停止使用,以防蔬菜水果农药残留量过高;喷洒农药后必须洗净手和脸后才能吸烟、进食;食品加工过程中所使用的原料、添加剂等其砷含量不得超过国家允许标准。

（三）有机磷农药中毒

有机磷农药有一百多种,根据目前农业生产上常用农药(原药)的毒性综合评价(急性口服、经皮毒性、慢性毒性)可分三类。① 高毒类:如甲拌磷(3911)、对硫磷(1605)、内吸磷(1059)。② 中等毒类:如敌敌畏、甲基 1059、异内磷。③ 低毒类:如敌百虫、乐果、杀螟松、马拉硫磷。

有机磷农药引起中毒的原因有:误食农药拌过的种子或误把有机磷农药当作酱油或食用油食用,或把盛装过农药的容器再盛装油、酒以及其他食物等引起中毒;喷洒农药不久的瓜果、蔬菜,未经安全间隔期即采摘食用,可造成中毒;误食被农药毒杀的家禽家畜。有机磷农药残留引起的中毒比较普遍,污染的食物主要以蔬菜、水果为主,尤其是叶菜类,夏秋季发生较多。

中毒的潜伏期一般在 2 h 以内,误服农药纯品者可立即发病,在短期内引起以全血胆碱酯酶活性下降出现毒蕈碱、烟碱样和中枢神经系统症状为主的全身症状。根据中毒症状的轻重可将急性中毒分为三度。

1. 急性轻度中毒 进食后短期内出现头晕、头痛、恶心、呕吐、多汗、胸闷无力、视力模糊等,瞳孔可能缩小。全血胆碱酯酶活力一般在 50%～70%。

2. 急性中度中毒 除上述症状外,还出现肌束震颤,瞳孔缩小、轻度呼吸困难、流涎、腹痛、步履蹒跚、意识模糊。全血胆碱酯酶活力一般在 30%～50%。

3. 急性重度中毒 除上述症状外,如出现下列情况之一,可诊断为重度中毒:① 肺水肿;② 昏迷;③ 脑水肿;④ 呼吸麻痹。全血胆碱酯酶活性一般在 30% 以下。

需要特别注意的是某些有机磷农药,如马拉硫磷、敌百虫、对硫磷、伊皮恩、乐果、甲基对硫磷等有迟发性神经毒性,即在急性中毒后的 2～3 周,有的病例出现感觉运动型周围神经病,主要表现为下肢软弱无力、运动失调及神经麻痹等。神经肌电图检查显示神经源性损害。

发生有机磷农药中毒时应迅速给予中毒者催吐、洗胃。必须反复、多次洗胃,直至洗出液中无有机磷农药臭味为止;轻度中毒者可单独给予阿托品,以拮抗乙酰胆碱对副交感神经的作用,解除支气管痉挛防止肺气肿和呼吸衰竭;中度或重度中毒者需要阿托品和胆碱酯酶复能剂(如解磷定、氯解磷定)两者并用,胆碱酯酶复能剂可迅速恢复胆碱酯酶活力,对于解除肌束震颤,恢复病人神态有明显的疗效;敌敌畏、敌百虫、乐果、马拉硫磷中毒时,由于胆碱酯酶复能剂的疗效差,治疗应以阿托品为主;急性中毒者临床表现消失后,应继续观察 2～3 天;乐果、马拉硫磷、久效磷等中毒者应适当延长观察时间;中度中毒者,应避免过早活动,以防病情突变。

预防有机磷农药中毒需要注意以下几点:有机磷农药必须加强监管,由专人保管,有固定的专用储存场所,其周围不得存放食品;喷药及拌种用的容器应专用,配药及拌种的操作地点应远离畜圈、饮水源和瓜菜地,以防污染;喷洒农药必须穿工作服、戴手套、口罩,并在上风向喷洒;喷药后须用肥皂洗净手、脸方可吸烟、饮水和进食;喷洒农药及收获瓜、果、蔬菜,必须遵守安全间隔期;禁止食用因有机磷农药致死的各种畜禽;禁止孕妇、乳母参加喷药工作。

六、食物中毒调查处理

发生食物中毒或疑似食物中毒事故时,卫生行政部门应按照《食物中毒事故处理办法》《食

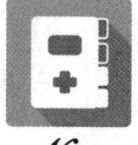

物中毒诊断标准及技术处理总则》《食品安全事故流行病学调查工作规范》等的要求,及时组织和开展对病人的紧急抢救、现场调查和对可疑食品的控制、处理等工作,同时注意收集与食物中毒事故有关的证据。

（一）食物中毒的调查

接到食物中毒报告后应立即指派两名以上食品卫生专业人员赴现场调查,对涉及面广、事故等级较高的食物中毒,应成立由三名以上调查员组成的流行病学调查组。调查员应携带采样工具、无菌容器、生理盐水和试管、棉拭子等;卫生监督笔录、采样记录、卫生监督意见书,卫生行政控制书等法律文书;取证工具、录音机、摄像机、照相机等;食物中毒快速检测箱;各类食物中毒的特效解毒药;记号笔、白大衣、帽及口罩等。

1. 现场卫生学和流行病学调查 包括对病人、同餐进食者的调查,对可疑食品加工现场的卫生学调查。应尽可能采样进行现场快速检验,根据初步调查结果提出可能的发病原因、防控及救治措施。

（1）对病人和进食者进行调查,以了解发病情况:调查内容包括各种临床症状、体征及诊治情况,应详细记录其主诉症状、发病经过、呕吐和排泄物的性状、可疑餐次（无可疑餐次应调查发病前72 h的进食情况）的时间和食用量等信息。

通过对病人的调查,应确定发病人数,共同进食的食品,可疑食物的进食者人数、范围及去向,临床表现及共同点（包括潜伏期临床症状、体征）,掌握用药情况和治疗效果,并提出进一步的救治和控制措施建议。

对病人的调查应注意:①调查人员首先要积极参与组织抢救病人,切忌不顾病人病情而只顾向病人询问。②应重视首发病例,并详细记录第一次发病的症状和发病时间。③尽可能调查到所发生的全部病例的发病情况,若人数较多,可先随机抽取部分人员进行调查。④中毒病人临床症状调查应按规范的"食物中毒病人临床表现调查表"进行逐项询问调查和填写,并须经调查对象签字认可,对住院病人应抄录病历有关症状、体征及化验结果。⑤进食情况应按统一制定的"食物中毒进餐情况调查表"调查病人发病前24～48 h进餐食谱,进行逐项询问和填写,以便确定可疑中毒食物。中毒餐次不清时,需对发病前72 h的进餐情况进行调查,调查结果亦须经调查对象签字认可。⑥调查时应注意了解是否存在食物之外的其他可能的发病因子,以确定是否为食物中毒,对可疑刑事中毒案件应报公安部门。

（2）可疑中毒食物及其加工过程调查:在上述调查的基础上追踪可疑中毒食物的来源、食物制作单位或个人。对可疑中毒食物的原料质量、加工烹调方法、加热温度和时间、用具和容器的清洁度、食品储存条件和时间、加工过程是否存在直接或间接的交叉污染、进食前是否再加热等进行详细调查。在现场调查过程中发现的食品污染或违反食品安全法规的情况,应进行详细记录,必要时进行照相、录像、录音等取证。

（3）食品从业人员健康状况调查:疑为细菌性食物中毒时,应对可疑中毒食物的制作人员进行健康状况调查,了解近期有无感染性疾病或化脓性炎症等,并进行采便及咽部、皮肤涂抹采样等。

2. 样品的采集和检验

1）样品的采集

（1）食物样品采集:尽量采集剩余可疑食物。无剩余食物时可采集用灭菌生理盐水洗刷可疑食物的包装材料或容器后的洗液,必要时还应采集可疑食物的半成品或原料。

（2）可疑中毒食物制、售环节的采样:应对可疑中毒食品生产过程中所用的容器、工具如刀、墩、砧板、筐、盆、桶、餐具、冰箱等进行棉拭子采样。

（3）病人呕吐物和粪便的采集:采集病人吐泻物应在病人服药前进行。无吐泻物时,可取

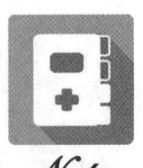

洗胃液或涂抹被吐泻物污染的物品。

（4）血、尿样采集：疑似细菌性食物中毒或发热病人，应采集病人急性期（3天内）和恢复期（2周左右）静脉血各 3 mL，同时采集正常人血样作对照。对疑似化学性食物中毒者，还需采集其血液和尿液样品。

（5）从业人员可能带菌样品的采集：使用采便管采集从业人员大便，对患有呼吸道感染或化脓性皮肤病的从业人员，应对其咽部或皮肤病灶处进行涂抹采样。

（6）采样数量：对发病规模较大的中毒事件，一般应采集 10～20 名具有典型症状病人的相关样品，同时采集部分具有相同进食史但未发病者的同类样品作为对照。

2）样品的检验

（1）采集样品时应注意避免污染并在采样后尽快送检，不能及时送检时应将样品进行冷藏保存。

（2）结合病人临床表现和流行病学特征，推断导致食物中毒发生的可能原因和致病因子的性质，从而选择针对性的检验项目。

（3）对疑似化学性食物中毒，应将所采集的样品尽可能地用快速检验方法进行定性检验，以协助诊断和指导救治。

（4）实验室在收到有关样品后应在最短的时间内开始检验，若实验室检验条件不足，应请求上级机构或其他有条件的部门予以协助。

3. 取证 调查人员在食物中毒调查的整个过程中必须注意取证的科学性、客观性、法律性，可充分利用录音机、照相机、录像机等手段，客观地记录下与当事人的谈话及现场的卫生状况。在对有关人员进行询问和交谈时，必须做好个案调查笔录并经调查者复阅签字认可。

（二）调查资料的技术分析

1. 确定病例 病例的确定主要根据病人发病的潜伏期和各种症状（包括主诉症状和伴随症状）与体征的发生特点；并同时确定病人病情的轻重分级和诊断分级；确定流行病学相关因素。提出中毒病例的共同性，确定相应的诊断或鉴定标准，对已发现或报告的可疑中毒病例进行鉴别。

2. 对病例进行初步的流行病学分析 绘制发病时间分布图，可有助于确定中毒餐次；绘制发病的地点分布地图，可有助于确定中毒食物被污染的原因。

3. 分析病例发生的可能病因 根据确定的病例和流行病学资料，提出是否属于食物中毒的意见，并根据病例的时间和地点分布特征、可疑中毒食品、可能的传播途径等，形成初步的病因假设，以采取进一步的救治和控制措施。

4. 对食物中毒的性质做出综合判断 根据现场流行病学调查、实验室检验、临床症状和体征、可疑食品的加工工艺和储存情况等进行综合分析，按各类食物中毒的判定标准、依据和原则做出综合分析和判断。

（三）食物中毒事件的控制和处理

1. 现场处理

（1）控制措施：在经过初步调查，确认为疑似食物中毒后，调查人员应依法及时采取控制措施，以防止食物中毒蔓延、扩大。主要措施包括：①控制食物中毒范围，封存可疑中毒食物及其原料，可能被污染的半成品、成品和容器、用具、炊具、餐具等，并责令将其消毒；②实施行政控制措施，制作行政控制决定书，使用加盖卫生行政部门印章的封条，封存上述可疑物品，在紧急情况或特殊情况下，调查人员可进行现场封存并制作笔录，然后报卫生行政部门批准，补送行政控制决定书；③行政控制时间为 15 日，卫生行政部门应在封存之日起 15 日内完成对封存物的检验，对其做出评价，并做出销毁或解封的决定，因特殊事由需延长封存期的，应做出延长

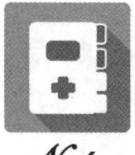

控制限期的决定。

（2）追回、销毁导致中毒的食物：根据现场调查与检验结果，对已确认的中毒食品，卫生行政部门可直接予以销毁，也可在卫生行政部门的监督下，由肇事单位自行销毁。对已售出或发出、送出的中毒食品要责令肇事者追回销毁。

（3）中毒场所处理：根据不同性质的食物中毒，调查人员应指导相关单位和个人，对中毒场所采取相应的处理措施，以消除污染。

2. 对救治方案进行必要的纠正和补充　通过以上调查结果和对中毒性质的判断，对原急治方案提出必要的纠正和补充，尤其应注意对有毒动、植物中毒和化学性食物中毒是否采取针对性的特效治疗方案提出建议。

3. 处罚　根据现场调查和实验室检验结果，卫生行政部门在充分掌握违法事实和证据的基础上，依据食品安全法和其他有关法律法规，制作执法文书，按执法程序追究违法行为责任人的法律责任。

4. 信息发布　依法对食物中毒事件及其处理情况进行发布，并对可能产生的危害加以解释和说明。

5. 撰写调查报告　调查工作结束后，应及时撰写食物中毒调查总结报告，按规定上报有关部门，同时作为档案留存和备查。调查报告的内容应包括发病经过、临床和流行学特点、病人救治和预后情况、控制和预防措施、处理结果和效果评估等。

（孙　艳）

第四节　食品的营养标签

《中国居民营养与慢性病状况报告（2015）》指出，我国居民既有营养不足，也有营养过剩的问题，特别是脂肪、钠（食盐）、胆固醇的摄入较高。为指导和规范食品营养标签的标示，引导消费者合理选择食品，促进膳食营养平衡，保护消费者知情权和身体健康，2011 年发布了食品安全国家标准《预包装食品营养标签通则》（GB 28050—2011），自 2013 年 1 月 1 日起实施。

一、定义

营养标签是预包装食品标签上向消费者提供食品营养信息和特性的说明，包括营养成分表，营养声称和营养成分功能声称。

营养标签是预包装食品标签的一部分，是消费者最简单、最直接获取营养知识的途径，也是均衡膳食，提高公众健康水平的基础性内容。

二、目的

1. 指导消费者平衡膳食　当前我国居民存在营养不足和营养过剩的双重问题，这些与每日的膳食营养状况密切相关，在食品标签中标注营养信息将有效预防和减少营养相关疾病的发生。

2. 满足消费者知情权　当前，越来越多的消费者将食品营养标签作为选购食品的重要参考和比较依据，食品营养标签也有助于向公众宣传和普及营养知识。

3. 促进食品贸易　规范我国食品企业的正确标注，促进我国食品经济的快速发展，有利于我国食品企业开展国际食品贸易。

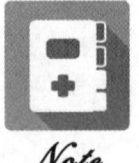

三、内容

食品安全国家标准《预包装食品营养标签通则》(GB 28050—2011)对预包装食品营养的基本要求、标示内容、表达方式以及豁免强制标示等进行了规定。

(一) 基本要求

(1) 标示的营养信息应真实、客观。

(2) 应使用中文。

(3) 以一个"方框表"的形式表示。

(4) 食品营养成分含量应以具体数值标示。

(5) 营养标签的格式应符合要求。

(6) 最小销售单元的包装上应有营养标签。

(二) 预包装食品营养标签的强制标示内容

(1) 能量、核心营养素的含量值及其占营养素参考值(NRV)的百分比。

(2) 营养声称或营养成分功能声称的其他营养成分含量及其占营养素参考值的百分比。

(3) 营养强化后食品中该营养成分的含量值及其占营养素参考值的百分比。

(4) 使用了氢化油脂时,在营养成分表中还应标示出反式脂肪(酸)的含量。

(三) 营养成分的表达方式

预包装食品营养标签中能量和营养成分的含量应以每100克(g)和(或)每100毫升(mL)和(或)每份食品可食部分中的具体数值来标示。在产品保质期内,预包装食品营养标签的能量和营养成分含量的允许误差范围为①维生素A和维生素D要求为80%~180%标示值;②食品中的能量以及脂肪、饱和脂肪(酸)、反式脂肪(酸),胆固醇,钠,糖(除外乳糖)要求小于等于120%标示值;③食品的蛋白质,多不饱和及单不饱和脂肪(酸),碳水化合物、糖(仅限乳糖),总的、可溶性或不溶性膳食纤维及其单体,维生素(不包括维生素D、维生素A),矿物质(不包括钠),强化的其他营养成分要求大于等于80%标示值。

(四) 豁免强制标示营养标签的预包装食品

(1) 生鲜食品,如包装的生肉、生鱼、生蔬菜和水果、禽蛋等。

(2) 酒精含量≥0.5%的饮料酒类。

(3) 包装总表面积≤100 cm² 或最大表面面积≤20 cm² 的食品。

(4) 现制现售的食品。

(5) 包装的饮用水。

(6) 每日食用量≤10 g 或 10 m 的预包装食品。

(7) 其他法律法规标准规定可以不标示营养标签的预包装食品。

预包装食品营养标签示例见图5-1。

四、营养改善工作管理办法与营养立法

(一) 背景

自20世纪80年代,营养立法的必要性得到了广泛的认识。卫生部就临床营养工作下发文件《卫生部关于加强临床营养工作的意见》,并起草了《中华人民共和国营养管理条例》,对营养调查、国民营养改善及营养管理机构等做出了规定,但由于各方面的原因,该条例未被采纳执行。1997年为落实《中国营养改善行动计划》,卫生部拟起草和制定我国的《营养师法》。2001年中国营养学会组织营养专家再次调研和论证营养立法工作;2002年全国人大和政协开

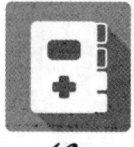

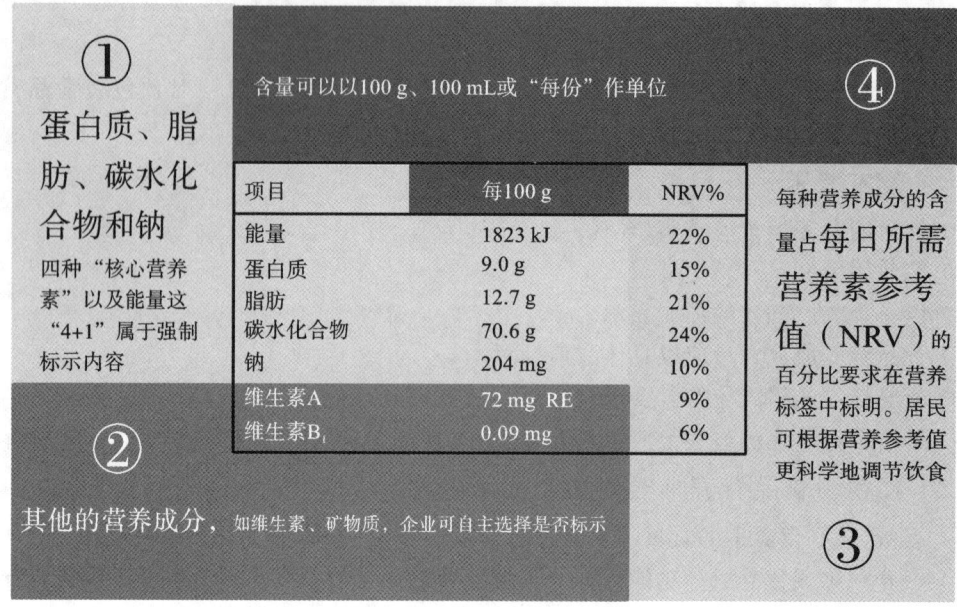

项目	每100 g	NRV%
能量	1823 kJ	22%
蛋白质	9.0 g	15%
脂肪	12.7 g	21%
碳水化合物	70.6 g	24%
钠	204 mg	10%
维生素A	72 mg RE	9%
维生素B₁	0.09 mg	6%

① 蛋白质、脂肪、碳水化合物和钠 四种"核心营养素"以及能量这"4+1"属于强制标示内容

② 其他的营养成分，如维生素、矿物质，企业可自主选择是否标示

③

④ 含量可以以100 g、100 mL或"每份"作单位 每种营养成分的含量占每日所需营养素参考值（NRV）的百分比要求在营养标签中标明。居民可根据营养参考值更科学地调节饮食

图 5-1 预包装食品营养标签示例

始呼吁营养立法的提案；2004 年 3 月卫生部委托中国营养学会负责我国营养立法的起草工作。

（二）营养立法起草的进展

中国营养学会组织专家历时两年，完成了《营养条例的草案及其说明》《中华人民共和国营养工作文件汇编》等立法文件。其中包括立法背景、立法的重要性、必要性和迫切性、我国营养相关疾病的流行状况与发展趋势、营养对社会经济发展的影响、营养相关疾病负担和需求、国内外营养相关法律、法规条款的比较研究等内容。

为促进营养立法工作的进一步开展，中国营养学会受卫生部委托起草了部颁规章《营养改善工作管理办法》（以下简称《办法》），于 2010 年 8 月 12 日发布，该办法已于 2010 年 9 月 1 日起实施。

《办法》包含七章共三十六条，对营养改善的定义、营养改善工作的组织和实施进行了规定；同时对营养监测、营养教育、营养指导、营养干预和奖励营养改善先进等方面进行了规定。

（孙　艳）

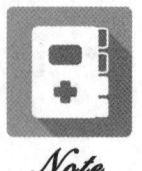

第六章　临床营养学基础

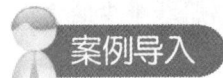 能力目标

1. **掌握**：医院膳食的种类、各类医院膳食的适应证；肠内、肠外营养的适应证及并发症的防治。

2. **熟悉**：各类医院营养护士的职责，膳食的搭配原则、肠内营养的输注方式。

3. **了解**：临床营养科的工作内容，肠内、肠外营养制剂的成分。

临床营养学基础是护士从事临床护理工作必须具备的知识和技能，它是学习和掌握临床常见疾病的基础，是把营养学的基础理论和知识运用于临床营养的桥梁。

案例导入

某男,73岁,因粘连性肠梗阻给予肠外营养支持,经右锁骨下静脉置管给予全营养混合液(TNA)。既往无糖尿病和应用外源性胰岛素史,肠外营养支持前检查血糖正常,TNA中葡萄糖250 g/L,加入胰岛素50 U/d,持续输注,应用至第4天病人出现全身湿冷、乱语、神志不清,继而昏睡。查血糖1.18 mmol/L,诊断为低血糖昏迷,停用TNA,给予50%葡萄糖溶液静脉注射后病人立即清醒,能正确回答问题,复查血糖5.43 mmol/L,继续给予葡萄糖溶液静脉注射,连用1周,病人神志完全恢复正常,血糖正常。

思考：

1. 造成病人低血糖昏迷的原因是什么？

2. 如何预防该种类型的肠外营养并发症？

第一节　医院膳食

一、常规膳食

医院基本膳食也称常规膳食，包括四种形式，即普通膳食、软食、半流质膳食、流质膳食。

（一）普通膳食

普通膳食（general diet）简称普食，与健康人平时膳食基本相同，供应时间和间隔与健康人相似。是应用范围最广的医院膳食，膳食结构应符合平衡膳食原则，能量及各类营养素必须充足供应。

Note

97

1. 适应证 普通膳食主要适用于体温正常或接近正常,咀嚼和吞咽功能正常,消化吸收功能无障碍,治疗上无特殊膳食要求,又不需要限制任何营养素的病人。

2. 膳食原则

(1)品种多样化:食物品种要多样化,运用科学的烹调方法,做到色、香、味、形、养俱全,以增进食欲并促进消化。

(2)能量分配合理:全日普食能量控制在 8890.0~10883.2 kJ(2100~2600 kcal),其中蛋白质能量占总能量的 10%~15%,脂肪占总能量的 20%~30%,糖类占总能量的55%~65%。

(3)合理分配三餐:将全天膳食适当地分配于三餐,一般早、晚餐各占 30%,午餐占 40%为宜。

(二)软食

软食是由半流质膳食向普食过渡的中间膳食。其特点是细软,易咀嚼,易消化。

1. 适应证 软食适用于轻度发热,消化不良,咀嚼不便(如拔牙后咀嚼不便)等不能进食大块食物者;老年人及 3~4 岁小孩;痢疾,急性肠炎等恢复期病人;肛门结肠及直肠等术后恢复期病人。

2. 膳食原则

(1)平衡膳食:软食也应符合平衡膳食原则,一般全日总能量控制在 9.21~10.05 MJ(2200~2400 kcal),蛋白质为 70~80 g,其他营养素按正常需要量供给。

(2)食物细软:软食应细软、易咀嚼、易消化,尽量采用含膳食纤维和动物肌纤维少的食物或切碎、煮烂后食用。

(3)注意补充维生素和矿物质:因软食中的蔬菜及肉类要切碎煮烂,维生素和矿物质损失较多,应多补充菜、果汁、果泥等,以保证足够的维生素和矿物质。

(三)半流质膳食

半流质膳食是介于软食与流质膳食之间,外观呈半流体状态,细软,更易于咀嚼和消化的膳食。半流质膳食多采用限量、多餐式的进食方式。

1. 适应证 半流质膳食适用于发热病人、消化道疾病(如腹泻、消化不良)病人、口腔疾病病人、耳鼻喉术后病人、身体虚弱者和缺乏食欲者等。

2. 膳食原则

(1)能量供给适宜:半流质膳食所提供的全天总能量一般在 6.28~7.53 MJ(1500~1800 kcal)。

(2)半流质食物:食物呈半流质状态,膳食纤维少,细软,易消化吸收。

(3)少量多餐:半流质膳食含水量较多,宜适当增加餐次,减轻消化道负担。通常每隔2~3 h 一餐,每天 5~6 餐。主食定量,一般全天不超过 300 g。

此外,制备少渣半流质膳食应严格限制膳食纤维的摄入量,蔬菜、水果应做成汤、汁、冻、泥等形式。

(四)流质膳食

流质膳食是极易消化,含渣很少,呈流体状态或在口腔内能融化为液体的膳食。它是一种不平衡膳食,不宜长期食用。医院常用流质膳食一般分为五种,即普通流质、清流质、浓流质、冷流质和不胀气流质(无糖流质)。

1. 适应证 普通流质膳食多适用于高热、极度衰弱、无力咀嚼食物、口腔科手术、外科大手术后、急性传染病等病人;清流质膳食可用于急性腹泻初期、消化道大手术后、肠道手术前以及肠外营养向全流质膳食过渡初期;浓流质膳食常用于口腔、颌面部、颈部术后及烧伤病人;冷流质膳食常用于扁桃体摘除、咽喉部手术后。

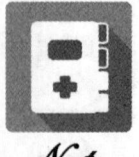

2. 膳食原则

（1）保证一定量的能量供给：流质膳食属于不平衡膳食，其提供的能量和营养均不足，故常作为过渡膳食短期应用。有时为了增加膳食中的能量，可给予少量易消化的脂肪，如芝麻油、花生油、奶油、黄油等。

（2）选用流质食物：所用食物应为流体状态，或进入口腔后即融化成液体，易吞咽，易消化，同时甜咸适宜，以增进食欲。

（3）少量多餐：每餐液体以 200～250 mL 为宜，每天 6～7 餐。

（4）特殊情况可按医嘱而定。

二、治疗膳食

治疗膳食（therapeutic diet）也称成分调整膳食（modified diet），是在基本膳食的基础上，根据病人营养失调及疾病的情况调整膳食营养素含量的高低，或经过特殊加工和烹饪方式制备，调整人体代谢，从而达到治疗疾病、促进健康的目的的一种辅助治疗膳食。治疗膳食的基本原则是以平衡膳食为基础，除必须限制的营养素以外，其他营养素供应充足，比例合理。现将临床常用的治疗膳食归纳如下。

（一）高能量膳食

高能量膳食是指能量供给高于正常膳食的能量，可迅速补充、满足病人疾病状态下高代谢需求。

1. 适用对象 分解代谢增强者（如甲状腺功能亢进、恶性肿瘤、严重烧伤和创伤、肺结核），营养不良、严重消瘦、吸收障碍综合征、慢性消耗性疾病者。

2. 膳食原则

（1）尽可能增加主食量和菜量：高能量膳食主要通过增加主食量和调整膳食内容量来增加能量供给。增加摄入量应循序渐进，少量多餐。

（2）供给量应根据病情调整：病情不同，能量的需要量也不同。一般病人以每天增加 1.26 MJ（300 kcal）左右为宜。

（3）膳食要平衡：为保证能量充足，膳食中应有足量的糖类、蛋白质，适量的脂肪，同时也需要相应地增加矿物质和维生素的供给，尤其是与能量代谢有关的维生素，如维生素 B_1、维生素 B_2、烟酸。由于膳食中蛋白质的摄入量增加，易出现负钙平衡，故应及时补钙。

（二）低能量膳食

低能量膳食是指膳食中所提供的能量低于正常需要量。低能量膳食可减少体质存储，降低体重，或者减轻机体能量代谢负担，以控制病情。

1. 适用对象 需减轻体重者、需减轻机体代谢负担者，如单纯性肥胖者、糖尿病病人、高血压病人、高脂血症病人、冠心病病人等。

2. 膳食原则 膳食原则是除了限制能量外，其他营养素应满足机体需要。能量供给应适当地逐步减少，以利于机体动用消化存储的体脂，并减少不良反应。

（1）减少膳食总热量：根据医嘱计算所需能量后制备膳食，每天能量摄入量一般为 6278.8～7534.5 kJ（1500～1800 kcal）。

（2）蛋白质供给量应充足：每天蛋白质供给量最好大于 1 g/kg，优质蛋白质占 50% 以上。

（3）糖类和脂肪相应减少：糖类供给能量约占总能量的 50%，一般为每天 100～200 g；多选用粗粮和蔬菜；每天脂肪摄入量控制在 40 g 以内，忌食动物性脂肪、煎炸食物以及含油高的坚果类。

（4）适当减少食盐摄入量。

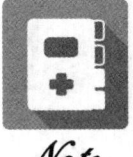

（5）矿物质和维生素充足。

（6）尽量避免病人产生饥饿感。

（三）高蛋白质膳食

高蛋白质膳食是指蛋白质供给量高于正常膳食的一种膳食。

1. 适用对象　明显消瘦、营养不良、肾病综合征、手术前后、烧伤、创伤及慢性消耗性疾病（如肺结核、恶性肿瘤、贫血、溃疡性结肠炎等）病人。此外，孕妇、乳母和生长发育期的儿童也需要高蛋白质膳食。

2. 膳食原则

（1）高蛋白质膳食一般不需单独制备，可在原来膳食的基础上添加富含蛋白质的食物。如在午餐和晚餐增加一个全荤菜，或者在正餐外加餐。

（2）糖类适当增加，每天糖类的摄入量以 400～500 g 为宜。

（3）蛋白质的供应量为成人每天 100～120 g 或 1.2～2 g/kg。

（4）高蛋白质膳食易出现负钙平衡，故应多吃富含钙质的奶类和豆类食物。

（5）脂肪每天 60～80 g，不宜过多，以防血脂升高。

（四）低蛋白质膳食

低蛋白质膳食是指蛋白质含量较正常膳食低的膳食，其目的是尽量减少体内氮代谢废物，减轻肝、肾负担。

1. 适用对象　急性肾炎、急慢性肾功能不全者；肝性脑病或肝性脑病前期病人。

2. 膳食原则

（1）蛋白质每天摄入应低于 40 g，宜选用蛋、奶、瘦肉等蛋白质含量低的食物，代替部分主食以减少植物性蛋白质的摄入。

（2）矿物质、维生素的供应应充足，矿物质的供给应根据病种和病情进行调整，如急性肾炎病人应限制钠的供给。

（五）低脂膳食

低脂膳食又称限制脂肪膳食或少油膳食，因病情需要而必须减少膳食脂肪的摄入量。

1. 适用对象　Ⅰ型高脂蛋白血症、急慢性胰腺炎、胆囊炎、胆石症、脂肪消化吸收不良、肥胖症等病人。

2. 膳食原则

（1）减少膳食中脂肪的含量：根据我国实际情况，可将脂肪限量程度分为三种。严格限制：脂肪供能占总能量的 10% 以下，或脂肪摄入量小于 20 g/d。中度限制：脂肪供能占总能量的 20% 以下，或脂肪摄入量小于 40 g/d。轻度限制：脂肪供能占总能量的 25% 以下，或脂肪摄入量小于 50 g/d。

（2）一般除脂肪外，其他营养素应力求平衡。

（3）选择合适的烹调方法：除选择含脂肪少的食物外，还应减少烹调用油。禁用油煎、炸或爆炒食物，可用蒸、炖、煲等。

（六）低饱和脂肪、低胆固醇膳食

低饱和脂肪、低胆固醇膳食是限制饱和脂肪酸和胆固醇摄入量的膳食。其目的是降低血清胆固醇、甘油三酯和低密度脂蛋白的水平，以减少动脉粥样硬化的危险性。

1. 适用对象　高胆固醇血症、高甘油三酯血症、高脂蛋白血症、高血压、冠心病、动脉粥样硬化、胆石症、肥胖症等病人。

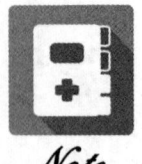

2. 膳食原则

（1）控制总能量和脂肪摄入量：控制总能量使之达到理想体重；糖类供给能量占总能量的 60%～70%，并以复合糖类为主；由脂肪提供的能量不超过总能量的 25%。

（2）限制膳食中胆固醇含量在每天 200 mg 以内。

（3）尽量少食煎炸食物、肥肉、内脏（如动物肝、脑、鱼子等）、牛羊油等。

（4）适当选用粗粮、杂粮、新鲜蔬菜、水果、大豆及其制品等以保证充足的维生素、矿物质、膳食纤维及蛋白质的供应。

（七）限钠（盐）膳食

限钠（盐）膳食是指限制膳食中钠盐的摄入量，以减轻由于水、电解质代谢紊乱而出现的水钠潴留。限钠（盐）膳食以限制食盐、酱油、味精的摄入为主。

临床上限制钠（盐）膳食一般分为三种。低盐膳食：全天供钠 2000 mg 左右。无盐膳食：全天供钠 1000 mg 左右。低钠膳食：全天供钠不超过 200 mg。

1. 适用对象 急性或慢性肾炎、高血压、心功能不全、肝硬化腹水、水肿、先兆子痫等病人。

2. 膳食原则

（1）低盐膳食：禁用一切盐腌制的食品，如咸肉、咸蛋、皮蛋、酱菜、香肠等；每天食盐含量不超过 3 g（或酱油含量不超过 15 mL）。

（2）无盐膳食：禁用食盐、酱油、味精及一切含盐的食物；禁用高钠饮食和食物；每天钠的供给量不超过 1 g。

（3）低钠膳食：除禁用食盐、酱油、味精外，还应限制含钠高的食物，如皮蛋、海带、豆腐干、猪肾，特别是含钠高的蔬菜（如油菜、芹菜、菠菜、空心菜等）。

（八）低嘌呤膳食

1. 适用对象 痛风者和无症状高尿酸症病人。

2. 膳食原则 限制外源性嘌呤的摄入，增加尿酸的排泄；每天能量摄入比正常人减少 10%～20%；以植物性蛋白质代替含嘌呤高的动物性蛋白质或选用含核蛋白很少的乳类、干酪、鸡蛋等动物性蛋白质；适量限制脂肪；少用含果糖多的食物，如蜂蜜等；增加富含 B 族维生素和维生素 C 等的水果、蔬菜。

此外，临床上的治疗膳食还包括高膳食纤维膳食、低膳食纤维膳食、高钾膳食、低钾膳食、麦淀粉膳食等。

三、试验膳食

试验膳食（pilot diet）是在特定的时间内，通过调整病人的膳食内容，以配合和辅助临床诊断或观察疗效的膳食。常见的试验膳食包括葡萄糖耐量试验膳食、潜血试验膳食、胆囊造影试验膳食、肌酐试验膳食等。

（一）葡萄糖耐量试验膳食

葡萄糖耐量试验膳食主要用于协助诊断糖尿病。

试验前 3 天，病人进食正常膳食，每天食用碳水化合物不少于 250 g；试验前一天晚餐后禁食，忌喝咖啡和茶，第二天测空腹血糖；然后口服含 75 g 葡萄糖的 200～300 mL 开水或食用特质馒头一个（用 100 g 富强粉制成，含 75 g 糖类）；测服糖后 30 min、60 min、120 min 和 180 min 的血糖水平。

（二）潜血试验膳食

潜血试验膳食主要用于配合大便潜血试验，以了解消化道出血情况。

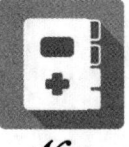

Note

试验前 3 天禁食肉类、动物血、蛋黄、肝、含铁制剂及大量绿叶蔬菜,可食用牛乳、蛋清、豆制品、菜花、冬瓜、白菜、胡萝卜、豆芽菜、去皮马铃薯、梨、苹果、面条、米、馒头等。

(三)胆囊造影试验膳食

胆囊造影试验膳食用于慢性胆囊炎、胆石症、怀疑有胆囊疾病者,配合胆囊造影术检查胆囊及胆管的形态和功能是否正常。其方法如下。

(1)造影前 1 天的午餐进食高脂肪膳食,使胆汁排空。高脂肪膳食通常脂肪含量不低于 50 g,如肥肉、油炒或煎荷包蛋、全脂牛奶、奶油、植物油、乳酪等。临床上常用油煎荷包蛋两个(鸡蛋 2 个,烹调油约 40 g)。

(2)造影前 1 天晚餐进食无脂肪少渣膳食,目的是减少胆汁分泌。可选用馒头、面包、粥、藕粉、果酱果汁、马铃薯、芋头,晚餐后口服造影剂,服药后禁食、禁水。

(3)造影当天禁食早餐,服造影剂 14 h 后开始摄片,观察胆囊显影情况。如果显影满意可让病人再次进食高脂肪饮食,拍片观察胆囊收缩情况。

(四)肌酐试验膳食

适用于测定肾小球滤过功能的肾盂肾炎、尿毒症、重症肌无力等病人。其方法如下。

(1)试验者先进食低蛋白质无肌酐膳食 3 天,每天膳食蛋白质限制在 40 g 内,在蛋白质限量范围内可选用牛乳、鸡蛋和豆类食物,避免食用肉类,蔬菜、水果不限,全天主食不超过 300 g,可用马铃薯、藕粉、点心等含糖类的低蛋白食物充饥。试验期间不要饮茶和咖啡。

(2)试验第 4 天测定血和 24 h 尿内的内生肌酐清除率。

(李秋香)

第二节　临床营养支持

对于不能正常进食的病人,为了保证其对各种营养素的需要,可通过肠内营养和肠外营养的方式供应。

一、肠内营养

肠内营养(enteral nutrition,EN)是指通过口服或管饲摄入不需消化或只需化学性消化的营养制剂,从而获得机体所需能量和营养素的营养支持方法。肠内营养具有简便、安全、有效、经济的特点,只要病人胃肠道功能良好或可以耐受,应首选肠内营养。

(一)肠内营养适应证

凡有营养支持需求、小肠有一定吸收功能的病人,都可以采用肠内营养。其主要适应证如下:①经口咀嚼和吞咽困难的情况;②消化道疾病,如短肠综合征、消化道瘘、顽固性腹泻、急性胰腺炎、炎性肠道疾病等;③器官功能衰竭,如肝功能衰竭、肾功能衰竭、严重心功能衰竭等;④高分解代谢,如大面积烧伤、创伤、手术后;⑤慢性消耗性疾病,如肿瘤、结核等。

(二)肠内营养禁忌证

肠内营养禁忌证包括麻痹性肠梗阻、腹膜炎及其严重腹腔内感染、上消化道出血、顽固性呕吐及严重腹泻、休克及短肠综合征早期等。昏迷、严重吸收不良、接受大量类固醇药物治疗、症状明显的糖尿病病人应慎用。

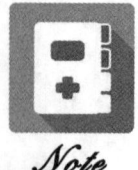

（三）肠内营养制剂

肠内营养制剂按组成可分为要素制剂、非要素制剂、组件制剂和特殊配方制剂四类。前两者称完全制剂,后两者称不完全制剂。

1. 要素制剂　要素制剂是以短肽或氨基酸为氮源,以不需要消化或很易消化的糖类为能源,并含有脂肪、多种维生素及矿物质的营养素齐全的无渣营养剂。要素制剂具有营养价值高、化学成分明确、全面平衡、无须消化、易吸收、无渣等优点,特别适合消化功能减弱的病人,如肠瘘、吸收不良综合征、短肠综合征、胰腺炎等病人。

2. 非要素制剂　非要素制剂是指以蛋白质或蛋白质水解物、脂肪和糖类等大分子营养素为主要成分的营养制剂。该类制剂具有口感较好、适合口服和管饲、使用方便、耐受性强等优点,适用于胃肠道功能较好的病人。常用的非要素制剂如下。

（1）混合奶:包括普通混合奶和高能量、高蛋白质混合奶。

（2）匀浆制剂:包括自制匀浆制剂和商品匀浆制剂。

（3）以蛋白质或蛋白质水解物为氮源的非要素制剂。

3. 组件制剂　组件制剂是以某种或某类营养素为主的肠内营养制剂。临床应用时可采用一种组件制剂或多种组件混合的形式,也可以将某一营养素组件加入其他肠内营养配方中,以增强这种营养素的含量。组件制剂主要包括糖类组件、蛋白质组件、脂肪组件、维生素组件和矿物质组件。

4. 特殊配方制剂　特殊配方制剂是指在肠内营养配方中增加或限制某种营养素的摄入,以满足特殊疾病状态下代谢需要的一种制剂。临床上常用的特殊配方制剂有肝功能衰竭制剂、肾功能衰竭制剂、先天性氨基酸代谢缺陷症制剂、肺疾病制剂、糖尿病制剂等。

（四）肠内营养途径与管饲输注方式

1. 途径　肠内营养途径有口服和管饲两种。管饲是指通过喂养管向胃或空肠输送营养物质的营养支持方法,多数病人因经口摄入受限或不足而采用管饲。根据喂养管的入口处和导管尖端所处的位置,管饲可分为鼻胃管、鼻肠管、肠造瘘等。一般预计肠内营养不超过4周的,可优先考虑鼻胃、鼻十二指肠置管;预计肠内营养需4周以上的,则应考虑肠造瘘。

2. 管饲输注方式　根据喂养管的管径、位置,营养配方和病人留肠道的承受能力,管饲输注方式可分为一次性输注、间歇重力滴注、连续滴注。

（1）一次性输注:将配制好的制剂用注射器缓慢注入喂养管,6～8次/天,每次200 mL。多数病人初期难以耐受此方式,可引起恶心、呕吐、腹痛、腹胀、腹泻等,大多数病人能逐渐适应,不需特殊处理。一次性输注仅适用于置鼻胃管或胃造瘘的病人,空肠置管或肠造瘘的病人不宜采用,以免导致肠管扩张。

（2）间歇重力滴注:将营养液置于无菌输液袋中,营养液在重力作用下经输液管、输食管缓慢滴入胃肠内,4～6次/天,每次250～500 mL,滴速一般为20～30 mL/min,这种输注方式多数病人可耐受,该方法的优点是简便,病人有较多的活动时间,类似于正常进食间隔,缺点是可能发生胃排空延缓。

（3）连续滴注:利用输注泵在24 h内将肠内营养制剂持续输注到胃肠道内的方式称为连续滴注。它适用于危重病人、管端位于十二指肠或空肠内的病人、处于应激状态对营养液耐受性较差的病人。连续滴注时输注速度由慢到快,营养液浓度由低到高,以使病人逐步适应。连续滴注的优点是输注效果更接近胃肠道的工作状态,从而能减轻胃肠道的负担,有利于营养物质充分吸收。连续滴注的缺点是持续时间长,病人不能下床活动,易产生厌烦情绪。

（五）肠内营养并发症及其防治

肠内营养并发症主要有置管并发症、感染并发症、胃肠道并发症、代谢并发症等。

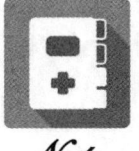

1. 置管并发症及其防治 置管并发症主要与喂养管的放置、管径、材料和护理方法有关。

（1）经鼻置管：经鼻置管的并发症主要有鼻咽部和食管黏膜损伤、鼻翼脓肿、咽喉部溃疡、声音嘶哑、鼻窦炎等。防治方法有选用管径合适、质地柔软的导管；妥善固定喂养管，每天润滑鼻腔黏膜；加强局部护理。

（2）胃造瘘与空肠造瘘：常见的并发症有因固定不严造成的内容物渗漏从而引发的周围组织脏器感染等。

另外，应注意防止喂养管堵塞。措施如下：①给药前后、每次检查胃残留量后、管饲结束后、连续管饲过程中每间隔4 h，都应使用温开水或生理盐水冲洗管腔；②当营养液内的氮源为未水解的蛋白质而必须给予酸性药物时，在给药前、给药后均应冲洗管腔，防止凝结块黏附于管壁；③用药丸制剂时，应彻底研碎并溶在合适的溶剂中直接注入导管，不要直接加入营养液中。

2. 感染并发症及其防治 输液系统污染、营养液污染、误吸所致的吸入性肺炎等可引起感染并发症。应严格规范操作、加强护理、认真监测。

（1）营养液污染的防治：营养液配制时应遵循无菌原则，保持配制容器的清洁；营养液最好现用现配，在室温下放置时间一般为6～8 h；每天更换鼻饲输注管道。

（2）误吸的预防：①减慢输注速度，由低到高，逐渐递增；②选择等渗或低渗配方营养液，浓度由低到高，逐渐增加；③滴注时及滴注后的半小时病人取坐位、半卧位或床头抬高30°～45°；④每4 h检查一次喂养管位置，了解有无移位；⑤连续输注肠内营养液每间隔4 h或间断输注时，在每次输注前应抽吸并估计胃内残留量，若连续两次抽吸胃内残留量为100～150 mL，应暂停输注，必要时加用胃动力药物；⑥原有呼吸道疾病或误吸高危病人，可选十二指肠或空肠内输注。

3. 胃肠道并发症及其防治 肠内营养常见的胃肠道并发症有恶心、呕吐、腹泻、腹胀、便秘、肠痉挛等。

（1）恶心、呕吐：要素制剂中的短肽、氨基酸多有异味，有的使用者会出现恶心、呕吐等现象。可通过减慢输注速度、降低制剂渗透压、对症处理等措施加以缓解和控制。

（2）腹泻：营养液制剂选择不当、营养液高渗且滴速过快、营养液温度过低、营养液被污染、脂肪吸收不良、乳糖不耐受症、低蛋白血症、肠道菌群失调等均能引起腹泻，消除不利因素后可缓解。

4. 代谢并发症及其防治 对于老年、危重、意识障碍病人，肠内营养治疗时可导致代谢并发症。常见的代谢并发症有脱水、高血糖症、维生素缺乏、电解质和微量元素异常。预防和处理的关键是认真监测、及时纠正。

二、肠外营养

肠外营养（parenteral nutrition，PN）是指对胃肠道功能障碍的病人通过静脉途径供应各种营养素，以维持机体新陈代谢的治疗方法。它可分为中心静脉营养和周围静脉营养。中心静脉营养又称为完全肠外营养，是指从静脉途径供给病人每天所需的所有营养物质；周围静脉营养是部分营养物质经静脉输入，是对病人肠内营养摄入不足的补充。

（一）肠外营养适应证

凡需要营养支持，又不能或不宜接受肠内营养的病人，都是肠外营养的适应对象。主要适应证如下：①不能从胃肠道正常进食，如消化道瘘、短肠综合征、胃肠道梗阻（高位肠梗阻、幽门梗阻、贲门癌、新生儿胃肠道闭锁等）、严重腹泻、消化道大手术前后等；②消化不良或消化道需充分休息，如炎性肠道疾病（肠结核、溃疡性结肠炎等）、急性重症胰腺炎、长期腹泻、消化道大

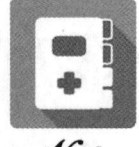

出血等；③高代谢状态，如大面积烧伤、严重复合伤、破伤风、严重感染与败血症、大手术等；④严重营养不良，如肿瘤晚期、肿瘤放疗或化疗引起严重呕吐、慢性胆道梗阻伴呕吐等；⑤其他情况，如妊娠呕吐、神经性厌食者，低出生体重儿等。

（二）肠外营养禁忌证

肠外营养禁忌证主要包括严重呼吸、循环功能衰竭，严重水、电解质平衡紊乱，肝肾衰竭等病人。此外，需急诊手术者、一般情况良好且预计需要肠外营养时间少于 5 天者、胃肠道功能正常或有肠内营养适应证等病人不建议使用肠外营养。

（三）肠外营养制剂

（1）葡萄糖制剂：葡萄糖在体内利用率高，是人体的主要供能物质，常作为肠外营养的主要能量来源，但机体利用葡萄糖的能力有限，输入过快可致糖尿、高血糖、高渗性脱水，输入过多，部分葡萄糖可转化为脂肪沉积于肝而致脂肪肝。故成人每天葡萄糖需要量为 $4\sim5$ g/kg，每天不超过 400 g，占总能量的 $50\%\sim60\%$。

（2）脂肪乳剂：脂肪乳剂作为人体能量和必需脂肪酸的重要来源，被广泛应用于肠外营养中，它与高渗葡萄糖、电解质溶液同时输入可减少对血管壁的损伤。故脂肪乳剂常与葡萄糖溶液合用，脂肪和葡萄糖的比例为（1∶2）～（2∶3），成人每天脂肪乳剂 $1\sim2$ g/kg，提供总能量的 $30\%\sim50\%$。通常 10% 的脂肪乳剂在输注的最初 30 min 内输注速度不宜超过 1 mL/min，半小时后可逐渐加快，输注过快易出现畏寒、心悸、发热、呕吐等反应。

（3）氨基酸溶液：氨基酸是机体合成蛋白质和其他生物活性物质不可缺少的成分。临床上所用的氨基酸溶液可分为两大类，即平衡氨基酸溶液和非平衡氨基酸溶液。平衡氨基酸溶液所含的必需氨基酸和非必需氨基酸的比例符合人体基本代谢需要，适用于大多数病人；而非平衡氨基酸溶液是针对某一疾病的代谢特点而设计的，有营养支持和治疗作用，如治疗肾衰竭使用的必需氨基酸溶液、治疗肝性脑病使用的高支链低芳香族氨基酸溶液等。临床上每天提供的氨基酸的量为 $1\sim1.5$ g/kg，占总能量的 $15\%\sim20\%$。

（4）水和电解质：肠外营养的液体需要量以 $2500\sim3000$ mL 为宜。无额外丢失时，电解质按正常需要量补充，若有大量引流、呕吐、腹泻等情况需相应增加。临床上常用的电解质溶液有 10% 氯化钠、10% 氯化钾、10% 葡萄糖酸钙、25% 硫酸镁及有机磷制剂等。

（5）维生素、微量元素：维生素一般可按生理需要量补充，但维生素 D 例外，长期应用含维生素 D 的肠外营养制剂可加重代谢性骨病。微量元素一般不需要补充。

（四）肠外营养途径

肠外营养途径的选择根据营养液组成、输注量，病人病情、静脉条件，预期使用肠外营养的时间等而定。肠外营养常用途径有中心静脉途径和周围静脉途径。

（1）中心静脉途径适应证：肠外营养时间超过 2 周、营养液渗透压超过 900 mmol/L，特别是超过 1200 mmol/L 者。中心静脉常选择锁骨下静脉、颈内静脉，有时通过上肢的外周静脉达到上腔静脉。

（2）周围静脉途径适应证：预期肠外营养的时间小于 2 周且渗透压小于 900 mmol/L 者；部分营养支持或中心静脉置管和护理有困难者；中心静脉导管感染或有脓毒血症者。

（五）肠外营养并发症及其防治

肠外营养并发症常见的有置管并发症、感染并发症和代谢并发症三大类。

1. 置管并发症 这类并发症多见于中心静脉肠外营养途径。常见的有气胸、血胸；空气栓塞；神经、血管损伤；心脏、胸导管损伤；静脉炎、血栓形成；导管错位、移位或断裂；纵隔损伤等。如果严格遵守操作程序，熟练掌握操作技术，认真做好置管护理，这类并发症是可以避

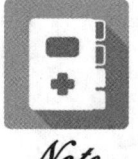

2. 感染并发症 感染是中心静脉途径的常见并发症之一,在导管置入、营养液配制及输入过程中极易发生感染,导管性败血症是肠外营养常见的严重并发症。在中心静脉营养实施过程中出现难以解释的发热、寒战、反应淡漠或烦躁不安甚至休克时,应怀疑有导管性感染或败血症。应立即按无菌操作要求拔除导管,做导管头及血细菌培养和真菌培养,同时辅以周静脉营养,必要时根据药物敏感试验配合抗生素治疗。导管性败血症的预防措施包括:①置管过程中严格无菌操作;②经常消毒导管的入口处皮肤并更换敷料;③营养液在超净工作台新鲜配制;④采用全封闭式输液系统;⑤每次中心静脉营养输注后及时用生理盐水冲管;⑥不可从中心静脉导管抽血。

3. 代谢并发症 这类并发症多与病情动态监测不够、治疗方案选择不当或未及时纠正有关。

(1) 糖代谢紊乱常表现为高血糖反应、低血糖反应、非酮性高糖高渗性昏迷。

①高血糖反应:是因为单位时间内输入过量葡萄糖或胰岛素补充相对不足引起。

②非酮性高糖高渗性昏迷:高血糖未及时发现和控制,从而出现大量利尿、脱水、电解质紊乱、中枢神经系统功能受损,最后昏迷。

要预防高血糖反应和非酮症高糖高渗性昏迷,应注意控制糖的输入速度;严格监测血糖和尿糖;用脂肪乳剂满足部分能量需求,减少葡萄糖用量;对需要葡萄糖量较大及隐性糖尿病病人适当补充胰岛素。

③低血糖反应:大多是由突然停输高渗葡萄糖溶液或营养液中胰岛素含量过多所致。由于持续输入高渗葡萄糖,刺激胰岛细胞增加胰岛素分泌,使血中有较高的胰岛素水平,若突然停用含糖溶液,有可能导致反应性血糖下降,甚至出现低血糖性昏迷,严重者危及生命。要预防低血糖反应,最理想的方法是应用全营养混合液方式输注,或在高糖液体输完后,以等渗糖溶液维持数小时过渡,再改用无糖溶液。

(2) 肝胆系统损害:长期肠外营养可致肝胆功能损害,出现脂肪肝、胆汁淤积性肝炎、胆囊结石和肝功能衰减等。为减少肠外营养引起的肝胆系统损害,应注意减少总能量摄入、调整葡萄糖和脂肪的比例、降低能氮比、更换氨基酸制剂等。

(3) 电解质紊乱:长期肠外营养治疗,大量磷、钾、镁从细胞外进入细胞内,导致低磷血症、低钾血症、低镁血症。

(4) 高脂血症:脂肪乳剂输入速度过快或总量过多,可发生高脂血症。

(李秋香)

第三节　护士与临床营养

一般说来,入院病人涉及营养的状况往往有两种:一是由营养失衡造成或引起的疾病,我们称之为营养性疾病;二是由各种非营养性疾病引起的营养失衡,也可以称之为非营养性疾病引起的营养问题。这两种情况都需要进行营养调养、营养修复或营养治疗。在临床各个专科甚至院外,都会遇到这样的病人和这样的营养治疗和护理过程。虽然现在各大医院都设有营养科,有专职的营养医师、营养师和营养护士,但是各专科护士仍然是实施营养护理的主要力量。

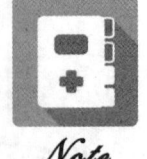

一、各科护士与临床营养

当医生对于上述两类病人进行了营养状况评估并根据病人状况下达了营养治疗医嘱后，护士即应遵照医嘱着手对病人进行营养护理。

（一）护士应具备现代营养治疗和营养干预的意识

随着现代健康概念的深入人心和对健康需求的日益扩大，健康管理的理论和实践得以飞速发展。基于健康管理理论与实践的营养管理，包括现代营养治疗和营养干预的理论与实践也与时俱进。当代疾病谱的变化，也使医务人员意识到营养的失衡是许多疾病直接或间接的原因，或者是左右疾病转归的重要因素。作为临床护士，过去那种被动执行医生营养治疗医嘱的情况不再能够适应新形势下的临床医学要求。因此，临床护士在接受一位病人的第一时间就关注病人的营养状况十分必要，在病史采集、健康评估、护理诊断、护理计划制订等环节都要注重对于病人的营养健康监测、营养健康评估、营养健康危险因素干预以及在病人住院期间整个护理过程中的营养管理指导和营养健康宣传教育，真正做到全方位、全过程、全领域、全时空做好病人的医疗护理服务。

（二）护士应掌握的现代临床营养护理技术

（1）临床营养治疗的护理程序。

（2）肠内外营养的基本程序。

（3）中心静脉置管与维护的基本技术。

（4）营养液输注与监测。

（5）肠内外营养治疗的并发症防治与护理。

（三）护士应熟悉的现代临床营养学知识

（1）住院病人的营养状况评定与营养风险筛查。

（2）各类住院病人的营养支持。

（3）各类营养性疾病和疾病的营养问题病人的营养指导。

（4）肿瘤营养防治指导。

（5）识别膳食结构与平衡膳食。

（6）营养咨询与营养教育。

二、临床营养科护士

临床营养科护士在临床营养科工作，受临床营养科主任直接领导。

按照国家卫生行政部门的规定，医疗机构（医院）营养科是临床一级科室。

医院临床营养科是行使对住院病人进行营养评价、营养治疗的专门科室，编制有营养医师、营养技师和营养护士若干。

早在 2009 年，卫生部医政司就发文《关于开展临床营养科设置试点工作的通知》，明确指出营养治疗或营养支持是临床疾病治疗的重要组成部分，营养治疗应该也必须成为一种医疗行为而被高度重视。当前，营养诊断和营养治疗已经成为发达国家的一种普遍医疗行为，美国的营养诊治率在外科病人中占 40%～50%、在放化疗肿瘤病人中占 100%、在儿科占 40%～80%。此处仅简要介绍临床营养科。

（一）临床营养科的任务

（1）负责住院病人的多种膳食的设计、制备与供应，保证良好的食物质量与营养质量。

（2）是全院营养支持小组的成员，承担疑难病人的营养会诊任务。根据病人的病情以及

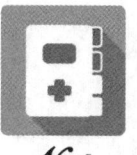

107

营养状况,提出与制订病人的营养治疗方案。

（3）保证营养治疗方案的实施,建立科学的管理规章制度,并检查与评价执行情况。

（4）承担各级营养学教学任务,实施进修生和实习生的培训以及在职人员的营养学专业教育等工作。

（5）开展科研工作,吸取国内外先进经验,不断总结以改进业务工作,提高业务水平。

（6）在门诊开展营养咨询,对门诊和住院病人进行营养学指导,对群众进行营养科学普及宣传。

（二）营养科的业务属性

临床营养科是对不同生理和病理状态下（包括疾病和医源性因素引起）的营养代谢改变者,通过营养检测和评价进行营养诊断,使用各类肠内营养制剂、肠外营养制剂和治疗性膳食等进行营养治疗的临床业务科室。

（三）基本执业条件

（1）临床营养科应具备与其功能和任务相适应的场所、设施、仪器设备和人员等。

（2）临床营养科应当设置医疗区和营养治疗制备区。医疗区应包括营养门诊、营养代谢实验室（可单独设置或设于中心实验室内）。营养治疗制备区应包括治疗膳食配制室、肠内营养配置室、肠外营养配置室（可单独设置或设于 PIVAS 内）,有条件的医院可以开设营养病房。治疗膳食配置室负责病人的治疗膳食的配置工作,是临床营养科的重要组成部分,应与医院后勤部门分开管理。

（3）临床营养科的人员配备和岗位设置应满足完整临床营养诊治流程与支持保障的需要,其中临床营养专业人员（医师、技师、护士）总人数与医院床位之比不小于 1∶100,临床营养专业人员中临床类别执业医师人数与医院床位数之比不小于 1∶200,护士人数不少于三人。营养病房护士的配置应达到医疗机构病房护士的配置标准。

（4）临床营养科主任负责本科室的医疗、教学、科研和行政管理工作,是临床营养科诊疗质量和学科建设的第一责任人。临床营养科主任应为专职专任,三级医院的营养科主任可由副高职以上技术职称任职资格或具有中级技术职称任职资格并连续从事临床营养诊疗工作 5 年以上人员担任;二级医院临床营养科主任可由医学本科以上学历、相应医疗专业中级以上技术职称任职资格或具有初级以上技术职称任职资格并连续从事临床营养诊疗工作 3 年以上人员担任。具备条件的医疗机构应在满足上述条件的同时由临床类别执业医师担任临床营养科主任一职。

（5）营养医师应当具有临床执业医师资格,并经过临床营养专业教育或专业培训并考核合格,方可全面负责营养诊疗工作。

（6）营养技师应当具有营养、医药、检验、卫生、食品等相关专业专科以上学历,经过临床营养专业培训并考核合格,方可负责营养咨询、营养检测、营养筛查及评价、肠内营养配制和治疗膳食制备等技术工作。

（7）营养护士应当具有临床执业护士资格、经过临床营养专业培训并考核合格,方可负责营养相关护理工作及科室内医院感染预防与控制、肠内外营养制剂的配制、营养管路建立和维护、营养咨询、营养检测、营养评价等技术工作。

（四）临床营养科的业务范围

1. 临床营养科负责诊治病人范围

（1）可以独立诊治因摄入营养物质不足、过多或比例不当引起的原发性营养失调的病人,如摄入蛋白质不足引起的蛋白质缺乏症、能量摄入过量引起的肥胖症等。

（2）可与临床各科室联合诊治因器质性或功能性疾病、创伤应激以及特殊生理因素等各

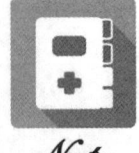

种原因引起的继发性营养失调病人：①进食障碍：如口、咽、食管疾病所致摄食困难，精神因素所致摄食过少、过多或偏食等。②消化、吸收障碍：消化道疾病如慢性腹泻、炎症性肠病等，短肠综合征；或某些药物如新霉素、考来烯胺引起的消化吸收障碍。③物质合成障碍：如肝硬化失代偿期白蛋白合成障碍引起的低蛋白血症等。④机体营养需求改变：如肿瘤等慢性消耗性疾病、手术创伤应激以及生长发育、妊娠、中老年等特殊生理性因素。⑤排泄失常：如多尿症可致失水、腹泻可致低钾、长期大量蛋白尿可致低蛋白血症等。

（3）可与临床各科室联合诊治因代谢障碍引起的代谢病病人。①蛋白质代谢障碍：继发于器官疾病，如严重肝病时的低蛋白血症等；先天代谢缺陷，如苯丙酮尿症、血红蛋白病等。②糖代谢障碍：各种原因所致糖尿病以及糖耐量减低以及低血糖症等；先天性代谢缺陷，如果糖不耐受症、半乳糖血症等。③脂类代谢障碍：主要表现为血脂或脂蛋白异常的疾病，可为原发性代谢失常或继发于糖尿病、甲状腺功能减退等。④水、电解质代谢障碍：多为继发性。⑤矿物质代谢障碍：如铜代谢异常所致肝豆状核变性、铁代谢异常所致含铁血黄素沉着症、钙磷代谢异常所致骨质疏松症等。⑥其他代谢障碍：如嘌呤代谢障碍所致痛风、卟啉代谢障碍所致血卟啉病等。

2. 临床营养科的其他职责

（1）临床营养科通过参与院内、院外营养会诊，或在有条件的医院组织对住院病人定期进行营养风险筛查，通过营养检测、评估和诊断，筛查出患有营养疾病（营养失调）和代谢疾病的病人。对于其中需要使用治疗膳食、肠内外营养的病人，临床营养科应积极采取营养治疗。

（2）临床营养科对应采取营养治疗的住院病人实行查房制度，并参加医院质量查房、重点病人营养治疗病例讨论。

（3）临床营养科应开设营养门诊，负责门诊病人的营养评估、诊断和治疗。

（4）临床营养科的营养治疗制备部门应遵照营养治疗医嘱，负责营养治疗膳食和肠内外营养制剂的统一制备。

（5）制订临床营养科各功能区的规章制度并督促检查。

（6）开展临床营养新技术项目及科研工作。

（7）承担临床营养专业教学任务。

（8）对脂肪乳剂等营养治疗药品的处方应由临床营养专科用药、专科管理；对非处方药品类营养治疗产品的处方应进行专科管理和建议。

（五）临床营养科的工作制度

1. 营养查房工作制度

（1）营养医师应对采取营养治疗的住院病人实行查房制度，对建立营养病历的住院病人实行三级查房制度。

（2）营养医师每天按时查房，询问病人情况，仔细查体，认真阅读和书写病程记录、营养病历，根据病人病情变化以及个体情况调整营养治疗方案，做到临床营养诊疗与临床医疗密切结合，促进病人康复。

（3）营养医师应耐心解释病人提出的有关营养治疗及预防等方面的问题。

（4）营养医师在查房时应着装整洁、严肃认真，遵守各项工作行为规范，保持医务人员的职业道德。

2. 营养门诊工作制度

（1）临床营养科每周至少应开设五个半天营养门诊。

（2）营养医师应做好开诊准备，按时出诊，坚守岗位。

（3）营养医师应规范书写营养门诊病历，耐心解释病人提出的有关营养治疗及预防保健

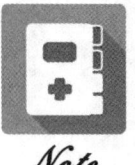

等方面的问题。

（4）营养医师在营养门诊时应着装整洁、严肃认真，遵守各项工作行为规范，保持医务人员的职业道德。

（5）营养门诊内的检测设备设施应当由专（兼）职人员负责操作，并进行日常维护保养和消毒，建立健全使用、维修档案，定期进行质量控制。

（6）指定专（兼）职人员或院内相关部门负责营养门诊处方的非药品类营养治疗产品的发放，做到有规范、有记录。

（7）营养门诊应按照医疗机构收费标准规定合理收费。

3. 营养治疗医嘱执行工作制度

（1）营养医师根据病人病情变化以及个体情况，负责营养治疗方案的制订，开具营养治疗医嘱。

（2）营养护士负责汇总营养治疗医嘱，将病人所用药品和非药品类营养治疗产品录入医院收费系统后，再将营养治疗医嘱分发至营养治疗各制备部门，统一制备治疗膳食和肠内外营养制剂。

（3）营养技师根据营养治疗医嘱配制肠内营养制剂及编制治疗膳食食谱等，指导专业操作人员完成营养治疗产品及食材的加工处理；营养护士根据营养治疗医嘱配制肠外营养制剂。

（4）营养技师应遵守营养治疗核对制度，对配制好的治疗膳食和肠内外营养制剂的质量、发放对象检查确认后方可分发。

（5）营养技师应到各病区监督住院病人治疗膳食和肠内外营养制剂的使用情况，确保营养治疗医嘱的有效执行。

三、其他护士与营养

随着中国医疗改革和健康中国战略的步步深入，各种体检中心、健康管理中心、家庭病房、护理诊所、康养机构等健康产业如同雨后春笋不断涌现。今后的护士不仅仅是在医院就业，也将会在上述各类机构入职就业。这些护士所面临的营养问题将不再是单纯的临床营养治疗，更多的是营养管理问题。因此，这些护士除了需要具备营养治疗的基本理论知识和技能之外，还要具备全面而丰富的营养管理理论与技术。其中重点是营养状况调查的技术与方法、营养健康检测技术与方法、营养健康评估技术与方法、营养健康危险因素干预技术与方法以及在各种慢性病管理中的营养指导，如高血压管理中的营养指导、糖尿病管理中的营养指导、肥胖及体重管理中的营养指导等。与此同时，在这些机构工作的护士更应掌握营养健康宣传教育的方法和技术。

（朱　兵）

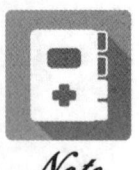

第七章　主要临床疾病的营养

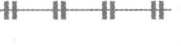

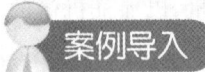

能力目标

1. **掌握**：疾病营养治疗原则、营养支持方法及食物的选择。
2. **熟悉**：与疾病发生、发展相关的膳食营养因素，以及疾病状态下机体代谢情况的改变。
3. **了解**：各类疾病的相关知识。

扫码看 PPT

临床营养是营养学科的重要领域，与基础营养和临床医学有密切的联系，在预防和治疗疾病的过程中，营养物质的作用在一定意义上甚至大于药物。由此可见，临床营养在疾病综合治疗中的重要地位。以下介绍各类常见疾病的营养防治。

案例导入

　　某大学生，男，22岁，晚餐食用路边炸肉串10串，半小时后开始恶心、呕吐数次，伴上腹部痉挛性疼痛，呕吐物为所进食食物和黏液，未腹泻，体温正常，平时体健，饮食生活不规律，生活紧张时偶尔出现上腹部不适或反酸。临床诊断：急性胃炎。

　　思考：该病例应该拟订怎样的营养治疗方案？

第一节　消化系统疾病与营养

一、胃炎

　　胃炎是指多种不同病因引起的胃黏膜急性和慢性炎症，是胃黏膜对各种损伤的反应过程，包括上皮损伤、黏膜炎症反应、上皮再生，是常见的消化道疾病之一。按临床发病的缓急和病程的长短，一般分为急性胃炎和慢性胃炎。后者根据病理组织学改变和病变在胃的分布部位，结合可能病因，可分为浅表性、萎缩性和特殊类型三大类。

（一）急性胃炎

　　急性胃炎是由不同病因引起的急性胃黏膜非特异性炎症，病变严重者可累及黏膜下层与肌层，甚至达浆膜层。临床上按病因及病理变化的不同，分为急性单纯性胃炎，糜烂性和腐蚀性胃炎，化脓性和急性胃黏膜病变，其中临床上以急性单纯性胃炎最常见。病因有理化因素、生物因素、精神神经因素、其他外源性和内源性刺激。临床表现多数起病较急，病程较短，多有上腹部饱胀不适、隐痛、食欲缺乏、嗳气、恶心、呕吐等。

Note

1. 相关营养素

（1）矿物质和水：急性胃炎病人因腹痛、恶心、呕吐和腹泻等症状，摄入机体的水和食物减少，排泄增加，导致机体水、电解质紊乱。临床上可见低钠、低钾、低氯，甚至脱水，严重者可出现休克。

（2）维生素：因摄入不足，同时吸收能力有限，会出现多种水溶性维生素缺乏。慢性萎缩性胃炎病人由于胃酸缺乏，使维生素 B_{12} 吸收不良，可导致恶性贫血。

（3）能量代谢：为减轻胃肠负担，每日进食量减少，严重者需禁食，使病人每日的能量代谢呈现负平衡状态，直接影响到病人的体力和营养状态。

2. 营养治疗　营养治疗目的首先应是消除病因，减少理化刺激性较强的食物、药物的摄入，以减轻胃肠负担，保护胃黏膜，必要时可暂时禁食。同时根据不同的病情和症状，提供适宜的水分、能量和营养素，维持合理的营养状况，调整胃的各项功能，促进胃黏膜修复。

（1）营养治疗的原则：缓解症状，促进胃黏膜恢复。根据病人具体情况采取相应的营养治疗方法。

（2）营养治疗的要点：去除病因，腹痛剧烈、出血或呕吐频繁者，禁食 24～48 h，给予静脉补液，纠正水、电解质紊乱，必要时给予肠外营养支持。

（3）补充水、电解质：按每小时 1 次给予 100～150 mL 的温开水或淡果汁、口服补液盐。

（4）膳食类型和进食方式：根据病情可选流食、半流食、软食等，少量多餐，细嚼慢咽。开始时病人能量及蛋白质摄入不足，进入恢复期的病人可增加优质蛋白质摄入量，以保证机体的需要，促进胃黏膜修复。

（5）禁食含粗纤维较多的食物和各种产酸、产气饮料及辛辣调味品，忌烟。

3. 营养护理

（1）协助做好饮食调理。

（2）注意饮食方案的调整。

（3）注意食物的选择。

胃炎急性发作时，经过禁食期后，首先要进食清流食、流食，如米汤、藕粉、果汁、清汤等。伴肠炎腹泻者禁用牛奶、豆浆和蔗糖等产气或引起腹胀的食物。病情缓解后给予易消化的低脂少渣半流质膳食，可选用米粥、瘦肉粥、碎菜面条、蛋糕、馄饨等。也可供给烘烤的面食，如馒头片、面包片等，继而过渡到少渣软食，饮食应尽量无刺激性、少纤维。转入恢复期要补充蛋白质，增加动物性食物的摄入，如鱼、肉、蛋、奶等，以增加机体抵抗力。烹调宜采用蒸、煮、烩、焖、炖、汆等方法，使食物细软易于消化。

（二）慢性胃炎

慢性胃炎是多种原因引起的胃黏膜慢性炎症。根据病理组织学、内镜，结合可能的病因分为浅表性胃炎、萎缩性胃炎、特殊类型胃炎。

慢性胃炎的病因有以下几种：幽门螺杆菌感染；急性胃炎迁延；长期食用有刺激性的食物；营养素缺乏，如蛋白质和B族维生素缺乏。临床表现为多数人在中上腹部有饱闷感或疼痛、食欲减退、恶心、呕吐、反酸、胃灼热、腹胀等症状。

1. 相关营养素

（1）矿物质和水：大多数病人消化功能差，长期摄入不够，易导致电解质紊乱。

（2）维生素：因摄入量不够，人体对维生素的需要量无法保证，导致缺乏。

（3）能量代谢：因进食可引起或加重胃部不适，病人的蛋白质、脂肪和碳水化合物三大产能营养素的摄入不足，导致能量和蛋白质的负平衡。

2. 慢性胃炎的营养治疗　慢性胃炎的主要治疗措施就是营养治疗，通过调整膳食的成

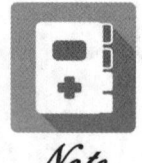

分、质地及餐次,减少对胃黏膜的刺激,促进胃黏膜的修复,防止慢性胃炎发作。发作期应暂时禁食、禁水,可参照急性胃炎治疗方法。进入间歇期后可按如下原则进行营养治疗。

(1)供给能量平衡膳食,保证蛋白质的摄入。适当增加优质蛋白质的比例,利于损伤组织的修复;适当控制动物性油脂;糖类宜选用产气少、纤维少的精制米面。

(2)减少膳食纤维的供给,以减轻对胃黏膜的机械刺激。增加低纤维的水果、蔬菜的供给还能满足机体对维生素和矿物质的需要。若出现明显的贫血症状,可直接补充维生素 C、维生素 B_{12} 及铁剂,后两者以静脉补充为宜。

(3)不食过冷、过热、过酸、过甜、过咸的食物或刺激性调味品,控制烟、酒、浓茶、咖啡等饮食,减少对胃黏膜的刺激。

(4)饮食要有规律,忌过饥过饱。应少食多餐,全天以 6 餐为宜,并养成细嚼慢咽的饮食习惯。

3. 营养护理

(1)加强病人营养教育:指导病人在日常生活中养成良好的习惯,避免食用易造成胃黏膜损伤的食品和药物,饮食规律化。

(2)根据病情,有针对性地指导饮食:萎缩性胃炎胃酸分泌过少或缺乏的病人,可给予浓鱼汤、肉汁如浓缩的肉汤、鸡汤、鱼汤、带酸性的水果和糖醋食品以刺激胃酸分泌,还应多用蛋白质含量高而脂肪低的食品;对浅表性胃炎胃酸分泌过多者,应避免食用富含含氮浸出物的原汁浓汤,可适量增加有中和胃酸作用的牛奶、豆浆,加碱的馒头、苏打饼干和面包。

二、炎性肠道疾病

炎性肠道疾病是一种病因尚不十分清楚的慢性非特异性肠道炎性疾病,包括溃疡性结肠炎和克罗恩病。有终生复发倾向。病因认为是环境、遗传、感染和免疫多因素相互作用所致。

(一)溃疡性结肠炎

溃疡性结肠炎(ulcerative colitis,UC)是一个局限于结肠黏膜及黏膜下层的慢性非特异性炎症,病变多位于乙状结肠和直肠,也可延伸至降结肠,甚至整个结肠。病程漫长,常反复发作。临床表现为血性腹泻、黏液脓血便,左下腹阵发性、痉挛性绞痛,疼后多有便意,排便后疼痛缓解。

溃疡性结肠炎的饮食治疗:给予刺激性少、容易消化、营养丰富的食物,尽量避免含粗纤维食物,暂时不吃牛奶和乳制品。适当补充液体、电解质和维生素。病情严重者可给予肠内营养或肠外营养。

(二)克罗恩病

克罗恩病(crohn's disease,CD)是一种原因不明的肠道炎症性疾病,可发生于整个胃肠道的任何部位,好发于末端回肠。主要症状为易腹痛、腹泻、肠梗阻,有发热、营养障碍等肠外表现。病程多迁延,常反复。

1. 诱发因素 精神刺激、过度疲劳、饮食失调、继发感染等因素可诱发加重。

2. 临床表现 一般起病缓慢,少数急骤。病情轻重不一,易反复发作。腹泻每天 2～6 次,呈糊状或水样,一般无脓血或黏液。右下腹隐痛,阵发性加重。里急后重腹部包块,肛门症状等。

3. 饮食 急性期应给予流质或半流质饮食;严重者禁食。

4. 合理选择饮食 摄入高热量、高蛋白、多种维生素、柔软、少纤维食物;少食多餐;避免生冷、刺激性强、易发生变态反应的食物;避免牛奶和乳制品。

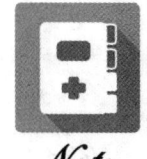

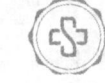

(三)营养代谢的特点

UC和CD营养缺乏的发生和发展是不一样的,CD是长期而缓慢的,而UC是一个急剧过程,原来营养状况较好,住院期间发生肠易激综合征(IBD),出现急性营养缺乏。其营养不良发生原因如下。

1. 营养摄入减少 因素很多,急剧减退可能是由于细胞因子如白介素-1和肿瘤坏死因子水平的提高造成的;CD病人使用甲硝唑治疗后口腔内出现金属味,影响食欲,再加上锌、铜、镍缺乏后味觉变化食欲减退,病人有腹泻腹痛、口腔溃疡等导致摄食障碍。

2. 吸收不良 约1/3病人的炎症波及小肠,广泛炎症和肠切除都会减少小肠吸收面积;切除回肠可引起胆盐和维生素 B_{12} 吸收不良,胆盐缺乏影响脂肪和脂溶性维生素的吸收;切除回盲瓣会引起小肠细菌过度生长或盲瓣综合征,引起吸收不良。

3. 营养丢失增加 肠炎症和溃疡时黏膜面发生蛋白质渗出性丢失。蛋白质丢失的程度与疾病严重程度有关。

4. 药物的影响 用于肠易激综合征的药物会引起营养缺乏的发生。皮质激素能抑制小肠钙的吸收和增加尿钙的排泄;服用柳氮磺吡啶可使叶酸吸收不良;甲硝唑能引起恶心、呕吐、消化不良使营养素吸收减少。

5. 能量和蛋白质需求增加 肠易激综合征导致能量消耗增加。

(四)营养治疗原则

营养治疗的目的是供给病人充足的营养,纠正营养不良,同时将炎症造成的刺激降低到最小。

1. 能量 肠易激综合征病人活动期能量消耗增加,能量摄入以维持适宜体重为目标,三大产能营养素配比合理。

2. 蛋白质 肠易激综合征病人的蛋白质需求是增加的,炎症可引起内源性蛋白酶的分解代谢反应,导致负氮平衡。

3. 脂肪 活动性肠易激综合征要控制脂肪的量,进低脂或无脂食物。缓解期病人可用中链脂肪酸。

4. 碳水化合物 碳水化合物是肠易激综合征病人的能量主要来源,少选用含单、双糖的食物。

5. 矿物质 和健康人基本一致,摄入天然食物的矿物质。

6. 维生素 富含维生素 A、B 族维生素、维生素 C 的食物有助于修复受损的肠黏膜和促进溃疡的愈合。宜摄入足量的天然食物的维生素。

7. 水 活动性肠易激综合征病人水的需要量要考虑腹泻排出粪便液体增加量,以维持水和电解质平衡。不能摄入含咖啡因的食物(如浓茶、咖啡);应禁酒。

8. 膳食纤维 活动性肠易激综合征病人要控制摄入膳食纤维,缓解期适当摄入膳食纤维。

9. 特殊营养素 包括短链脂肪酸、表皮生长因子、核苷酸等。

(五)治疗方案设计

肠外营养:谷胺酰胺、短链脂肪酸、益生菌等。

三、肝胆疾病

(一)胆囊疾病

胆囊的生理功能为储存和浓缩肝细胞分泌的胆汁,胆汁能够促进脂肪消化和吸收,并能促

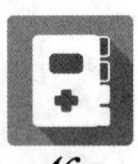

进脂溶性维生素的吸收。胆囊炎与胆石症是胆道系统的常见病与多发病,二者常同时存在,且互为因果。

1. 膳食营养因素

(1)肥胖:胆石症多见于肥胖且血脂高的病人。肥胖者胆固醇的合成和分泌增加,而人体不易将过剩的胆固醇转化为胆汁酸,致使胆汁中的胆固醇过饱和。这可能是胆石症形成的主要原因。

(2)脂肪:高脂肪膳食能刺激胆囊收缩,使疼痛加剧,并且摄入过量的胆固醇大部分重新分泌于胆汁中,从而容易导致胆固醇结石。

(3)糖类:适量的糖类能增加糖原储备,具有节约蛋白质和保护肝脏的功能,而且对胆囊的刺激作用亦较脂肪和蛋白质弱,根据临床观察结果推测,大量碳水化合物的摄入可能导致胆固醇合成亢进,但具体机制不详。

(4)膳食纤维:膳食纤维能吸收肠道内胆汁酸,抑制肠内胆固醇的吸收,又能促进肠道蠕动,增加胆固醇和胆汁酸的排泄。

2. 营养治疗 急性发作期应禁食,给予肠外营养支持,使胆囊得到充分的休息,以缓解疼痛,保护肝脏。同时注意维持水和电解质平衡。在缓解期或无症状时,采用低脂肪、高蛋白质、高维生素膳食。

(1)适宜的能量:胆结石病人多见于肥胖者,而能量摄入过高易导致肥胖,因此,供能应以满足生理需要为标准,以每天 0.75～0.84 MJ(1800～2000 kcal)为宜。肥胖者应限制能量摄入以控制体重,消瘦者应适量增加能量供应。

(2)严格限制脂肪和胆固醇:胆囊炎病人因胆汁分泌障碍,影响了脂肪的消化与吸收,过多摄入脂肪,会诱发胆囊疼痛,故须严格限制脂肪摄入量,尤其是动物性脂肪。植物油为机体供应必需脂肪酸,且有助于胆汁排泄,可以适量选用,但应均匀分配于一日三餐中。同时应严格限制高胆固醇食物的摄入,以避免胆汁中胆固醇浓度增高,导致胆固醇沉淀,形成胆固醇结石。胆固醇供给量应小于 300 mg/d,若合并重度高胆固醇血症,则应限制在 200 mg/d 以内。

(3)适宜的糖类:糖类供给量为 300～500 g/d,以保证能量供应充足,达到增加肝糖原和保护肝细胞的目的。应多选用复合糖类,适当限制单糖类的摄入,尤其是合并高脂血症、冠心病和肥胖者。增加膳食纤维的摄入,以减少胆结石的形成。

(4)充足的蛋白质:供应充足的蛋白质,全天量以 80～100 g 为宜。蛋白质可以补偿损耗,维持氮平衡,增强机体免疫力,对修复肝细胞损伤、恢复其正常功能有利。应选用含脂肪低的高生物学价值的优质蛋白质,如豆制品和鱼虾类。

(5)丰富的维生素:维生素 A 具有防止胆结石形成的作用,并有助于病变胆道的修复,大量补充维生素 A 对胆道疾病的恢复有利;维生素 K 对内脏平滑肌有解痉挛作用,对缓解胆道痉挛和胆绞痛具有良好的效果;而 B 族维生素、维生素 C 和维生素 E 也都很重要。

(6)少量多餐、充分饮水:少量进食能减轻消化道负担,从而有利于食物的消化与吸收;多餐能起到经常刺激胆囊分泌胆汁,防止胆汁淤积的作用,从而有利于胆道疾病的恢复。充分饮水可以起到稀释胆汁、加速胆汁排泄、防止胆汁淤积的作用,从而也有利于胆道疾病的恢复。

3. 注意事项

(1)忌用或少用的食物:禁用肥肉、动物油、油和油炸食品等高脂食物,并限制烹调油用量;禁用高胆固醇食物,如动物脑、肝或肾等动物内脏、蛋黄、鱼子、蟹黄等食物;少用辣椒、胡椒、咖喱、芥末、烈酒、浓茶、咖啡等刺激性食物和调味品;不宜进食山楂、杨梅、食用醋等过酸食物,以免诱发胆绞痛。

(2)烹调方式:以蒸、煮、汆、烩、炖、焖为宜,禁用油煎、油炸、爆炒、滑溜等方式。

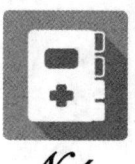

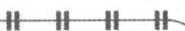

（二）肝硬化

肝硬化是各种慢性肝病发展的晚期阶段。病理上以肝脏弥漫性纤维化、再生结节和假小叶形成为特征。临床上，肝硬化起病隐匿，病程发展缓慢，晚期以肝功能减退和门静脉高压为主要表现，常出现多种并发症，是我国常见疾病和主要死亡病因之一。

1. 膳食营养因素　肝脏具有参与机体物质代谢、生成胆汁、合成凝血因子、稳定免疫功能、改变激素活性等多方面的生理功能。肝硬化时，肝脏功能受损，机体可出现代谢紊乱、免疫功能下降等，严重者可累及其他脏器功能甚至危及生命。

（1）能量摄入不足：由于食欲不振，膳食摄入不足，营养物质消化吸收不良，能量代谢处于负平衡状态，病人体重减轻并且抵抗力下降。

（2）糖代谢障碍：糖代谢障碍主要表现为血糖浓度的降低或升高。正常情况下，肝糖原是血糖的主要来源，糖原的合成和分解受胰高血糖素和胰岛素的调节。肝细胞坏死或对胰岛素敏感性下降等原因使肝功能受损，致使血糖表达异常。

（3）蛋白质代谢障碍：蛋白质代谢发生障碍时，肝脏合成蛋白质的水平下降，血浆白蛋白合成减少，出现低白蛋白血症，胶体渗透压下降，白蛋白减少还影响其运输物质（包括脂肪酸、某些激素、微量元素等）的代谢。运载蛋白合成减少，相应物质的运输和代谢也受到影响，如铁、铜等。肝脏自身所需的蛋白质合成减少，使肝细胞数目进一步减少而出现肝功能异常。肝脏损害时，血中支链氨基酸（缬氨酸、亮氨酸、异亮氨酸）水平下降，而分解芳香族氨基酸（酪氨酸、苯丙氨酸、色氨酸、蛋氨酸）能力下降，致使芳香族氨基酸增加。

（4）脂类代谢障碍：肝脏对脂肪的利用率降低，脂肪动员与分解加强，血浆中游离脂肪酸增加。脂蛋白代谢出现异常。胆固醇在肝内的合成出现障碍，可使血清胆固醇水平降低。

（5）水和电解质紊乱：水和电解质紊乱会影响水、电解质和血管活性激素在肝脏中的代谢。肝硬化时肝对这些激素的灭活能力降低，并且门静脉高压、低白蛋白血症导致腹水形成，使有效循环血量减少，电解质发生紊乱。

2. 营养治疗　肝硬化的营养治疗应提供充足的能量与营养，保护肝并减轻肝脏负担，同时防止并发症的发生。应给予高能量、高蛋白质、高维生素、适量脂肪的饮食。

（1）能量：根据病人具体病情确定能量需要量，一般为 $25 \sim 30$ kcal/（kg·d）。

（2）供给充足的蛋白质：高蛋白质膳食可以改善病人的肝肾功能及其营养状况，避免出现低白蛋白血症、腹水，并修复被破坏的肝组织。蛋白质供给量应以病人耐受、保持正氮平衡、不引起肝性脑病、促进肝细胞再生为准。患有肝性脑病时暂不给予蛋白质。

（3）适量的脂肪：肝硬化病人肝功能减退，胆汁合成减少，脂肪消化吸收受到影响。因此，应控制脂肪的供给量，脂肪供给量占总能量的25%，每日以 $40 \sim 50$ g 为宜，并以植物油为主。

（4）糖类：每日可供给糖类 $350 \sim 500$ g，以使肝脏合成足够的肝糖原，防止致病因素损害肝细胞，从而有利于肝功能恢复。另外，充足的糖类还可减少机体对蛋白质的消耗。

（5）维生素：肝硬化病人饮食少、胆盐分泌少和胰腺功能异常均为导致脂溶性维生素减少的原因；在酒精引起的进展性肝病中，水溶性维生素也有可能减少，膳食中应有充足的维生素以补充其缺乏，保护肝内酶系统，增加肝细胞的抵抗力，促进肝细胞再生。如果饮食不能提供充足的维生素，可服用相应的营养补充剂。

（6）水和电解质：对于腹水、水肿的病人，应严格限制钠和水的摄入量。

3. 注意事项

（1）忌用有刺激性的食物和调味品，忌饮含酒精的饮料。少吃油炸食品、肥肉等含脂肪高的食物。

（2）对于食管静脉曲张者，应进食细软、易消化的软食，避免摄入粗糙纤维和坚硬的食物。

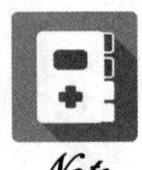

（3）注意减少芳香族氨基酸的摄入，以减少产氨量，同时增加支链氨基酸的供给，预防肝性脑病的发生。支链氨基酸含量丰富的食物有鱼和鸡肉等。

（4）腹胀时避免食用产气量高的食物，如豆类、薯类、萝卜等，不喝碳酸饮料。

（李秋香）

第二节　呼吸系统疾病与营养

一、肺炎

肺炎是一种呼吸系统常见病和多发病，指终末气道、肺泡和肺间质的炎症，可分为细菌性肺炎、病毒性肺炎、立克次体肺炎及衣原体肺炎等多种形式。发病因素很多，如病原微生物、理化因素、免疫损伤、过敏及药物等，多为细菌感染所致。四季均可发病，以冬春季多见，男性多于女性。继发性肺炎多见于儿童及年老体弱者。诱发因素有突然受寒、饥饿、疲劳、酗酒等。

（一）营养代谢特点

肺炎病人由于感染、摄入不足或吸收不良等原因易造成机体代谢紊乱，出现营养不良，使呼吸肌和通气功能受损。疾病本身原因和治疗因素可导致机体处于高代谢状态，能量消耗增加；蛋白质分解代谢增强，加之食物摄入不足，蛋白质合成代谢减弱，易出现负氮平衡，导致机体免疫功能低下，从而加重感染；体内脂肪动员和氧化分解增强，以供给高代谢所需能量，减少氮丢失，当脂肪储备耗尽时，蛋白质的丢失明显加快。另外由于感染，摄入减少，吸收不良或腹泻均可导致多数矿物质和维生素的缺乏，尤其是锌、硒、钙、维生素 A、维生素 C 及 B 族维生素等的缺乏。

（二）营养治疗原则

1. 能量 病人因长时间高热，体力消耗较严重，故每天供给能量应为 8.4～10.0 MJ（2000～2400 kcal）或按"BEE×应激系数×活动系数×体温系数"计算，应激系数可取 1.3～1.5，活动系数取值同一般疾病病人，持续发热者体温每升高 1 ℃，BEE 增加约 13％。

2. 蛋白质 供给充足的蛋白质，以 1.5 g/(kg·d) 为宜，其中优质蛋白质比例保证在 1/3 以上，可给予牛奶、豆制品蛋类及瘦肉等，以提高机体抗病能力，防止呼吸系统感染转向恶化，维持机体消耗。

3. 脂肪 由于肺炎病人发热及频繁咳嗽，导致病人食欲减退。故应适当限制脂肪的摄入量，给予清淡易消化的饮食。

4. 碳水化合物 碳水化合物摄入量应充足，以占总能量的 50％～60％ 为宜。

5. 矿物质 由于酸碱失衡是肺炎的常见症状，应多给予新鲜蔬菜或水果，补充矿物质，纠正水、电解质失衡。给予含铁丰富的食物，如动物心脏、肝肾等；给予虾皮、奶制品等高钙食物。

6. 维生素 注意各种维生素尤其是维生素 A、维生素 C 及 B 族维生素的补充。

7. 水 保证充足的水分供给，鼓励饮水，保证每天 2000 mL。以利湿化痰液，及时排痰，防止加重中毒症状。

8. 膳食纤维 病人因缺氧、呕吐、腹泻，甚至有肠麻痹的症状，严重时可能有消化道出血，故其摄入的膳食纤维不宜过高，尤其是不溶性膳食纤维应限制。

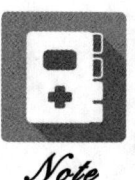

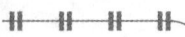

（三）治疗方案设计

1. 宜用食物 具有清热、止渴和化痰作用的水果如梨、橘子；牛奶、瘦肉、蛋类等优质蛋白质丰富的食物；含丰富维生素和矿物质的新鲜蔬菜如黄瓜、丝瓜、西红柿等和水果如西瓜、柠檬、菠萝等，挂面、面片、馄饨、粥等。

2. 忌（少）用食物 少食坚硬及含纤维高的食物；禁食大葱、洋葱等刺激性食物以免加重气喘；忌食油腻；忌酒。

3. 营养治疗实施 以经口饮食为主，发热期应以清淡半流质饮食为好，少量多餐；进食量少可考虑以肠内、肠外营养治疗。

二、哮喘

对肺疾病病人进行营养干预是新课题。事实上，这类病人大都为营养不良，绝大多数研究认为营养干预是必要和有利的，但许多细节还有待于继续研究。

哮喘常和食品过敏有关。特别是高蛋白质食品易致变态反应。有些病人吃鱼、虾、蟹等可能发生过敏反应，如荨麻疹，也有的病人可能发生哮喘。任何食品均可发生过敏，但以蛋白质食品多见。常见致敏食品有牛奶、鸡蛋、麦子、谷物、巧克力、柑橘、核桃、海味、河鲜等，通常煮熟的食品比新鲜食品致哮喘的机会要少。同种属性食品常有共同变应原特性，病人可能发生交叉过敏反应。食品过敏导致的呼吸系统症状有哮喘、过敏性鼻炎等。要判断是否由食品过敏导致的哮喘，必须根据病史、体检及必要的实验室检查结果。

（一）营养代谢特点

1. 影响进食 哮喘发作病人常难以正常进食，而影响营养素摄入。

2. 代谢紊乱 代谢紊乱导致病人处于焦虑、恐惧和高度应激代谢状态，致机体内分泌紊乱，能量消耗，尿氮排出增加。

3. 影响营养素吸收 低氧血症所导致的电解质和消化功能紊乱使营养素吸收、氧化和利用率下降。

4. 激素和药物影响 治疗中常用皮质激素、茶碱类或抗生素类药物，这些药物对代谢，特别是骨代谢有影响，可致骨质疏松。此外，对胃肠本身也有刺激作用，甚至导致肠内菌群失调。

（二）营养状况评价

1. 营养摄入量调查 可采用 24 h 回顾法或食品频度调查法，调查病人营养素摄入量。

2. 营养状况 可采用体质指数、肱三头肌皮褶厚度、体脂含量、臂肌围或肌酐生长指数及生化指标，如前清蛋白等进行营养评价。对儿童病人，要关注发育和骨骼营养状况。

（三）营养干预

（1）确定食品致敏原。营养人员有责任协助临床确定食品致敏原，可用排除食品或激发试验进行食品筛选。

（2）口服脱敏疗法。

（四）营养治疗原则

在使用解痉止喘药物的同时，应注意膳食营养治疗。其目的是首先找出导致哮喘的致敏食品加以排除，不用可能有交叉过敏反应的同属食品，以消除症状，恢复病人正常的胃肠消化和吸收功能。

1. 排除致敏食品 如致哮喘过敏的食品有多种，则应提供营养丰富的，经过排除致过敏因素的膳食，由营养师制订专门食谱，保证充足的营养供给。过敏体质应少食异性蛋白类食物，一旦发现某种食物确实可诱发病人支气管哮喘，应避免进食，宜多食植物性大豆蛋白，如豆

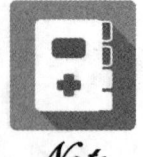

类及豆制品等。

2. 婴儿慎用牛奶 婴儿应以母乳为主,母乳中含分泌型免疫球蛋白抗体,能增加呼吸道抵抗力。

3. 产热营养素比例 每天能量供给不低于 0.13 MJ(30 kcal)/kg。①高糖类膳食提高呼吸商,使呼吸系统负荷加重。故在哮喘发作时适当减少糖类供能比例会相应减少 CO_2 的生成,供能比例不宜超过 50%。②蛋白质也会增加氧的消耗,主要是蛋白质的食品特殊动力作用,可增加瞬间通气量,增加对高碳酸血症反应,故应在膳食中减少效价低的蛋白质摄入量,用优质蛋白质以维持平衡。③高脂膳食可减少 CO_2 生成,提高脂肪的供能,可达 30%,甚至更高,在哮喘急性发作期可以使用。

4. 保证营养供给 应该加强营养治疗,提高病人机体免疫功能,应同时补充各种营养素包括矿物质、微量元素及维生素等。

5. 避免刺激性食品 哮喘病人的膳食宜清淡,少刺激,不宜过饱、过咸、过甜,忌生冷、辛辣等刺激性食物。戒烟忌酒。

6. 加强营养 治疗哮喘持续状态时,应考虑给予静脉补充营养素,防止加重营养不良。

7. 增强免疫力 经常吃食用菌类能调节免疫功能,如香菇、蘑菇,因含香菇多糖、蘑菇多糖,可减少支气管哮喘的发作,以增强人体抵抗力,减少支气管哮喘的发作。

三、呼吸衰竭

呼吸衰竭是各种原因引起的肺通气和(或)换气功能严重障碍,以致不能进行有效的气体交换,导致缺氧伴(或不伴)二氧化碳潴留,从而引起一系列生理功能和代谢紊乱的临床综合征,是一种功能障碍状态,而不是一种疾病,可因肺部疾病引起,也可能是各种疾病的并发症。

呼吸衰竭的病人,特别是慢性呼吸衰竭病人常合并营养不足,主要原因为能量摄入不足及消耗增多。营养不足可严重影响机体的免疫、呼吸及组织修复等功能。营养治疗应满足机体的能量及蛋白质的需要。呼吸衰竭病人应以高脂低糖类膳食为主,减轻呼吸系统的负荷,并应注意减少营养治疗过程中的并发症。

四、慢性阻塞性肺疾病

慢性阻塞性肺疾病(chronic obstructive pulmonary disease,COPD)是一种以气道气流受阻为特征的呼吸道疾病。当慢性支气管炎、肺气肿病人肺功能检查出现气流受阻,并且不能完全可逆时,即能诊断为 COPD。吸烟、各种矿物粉尘、化学烟雾和有机尘埃等环境污染反复致呼吸道感染等是 COPD 的主要病因。对 COPD 病人进行营养治疗,能使病人维持良好的营养状态,维持理想体重,增强呼吸肌力,改善体力活动能力,维持有效呼吸通气功能,增强机体免疫力,有利于减轻急性呼吸道感染等并发症,并降低急性并发症的发生频率。

(一)营养相关因素

1. 高能量消耗 COPD 病人每天呼吸耗能是正常人的 10 倍,消耗能量高于摄入能量导致体重下降。病情越严重,体重下降速度越快。

2. 蛋白质分解加速 肺部慢性炎症,使蛋白质分解加速,导致蛋白质-能量营养不良,免疫功能低下,因此应保证蛋白质的摄入。但过量的蛋白质会增加 COPD 病人的呼吸负担,使病人呼吸困难,还会导致尿钙含量增高,使钙需要量增加和体液失衡。

(二)膳食营养防治

1. 能量 急性期或伴有感染时病人出现急性呼吸道感染或病情突然加重,做面罩或人工气道辅助机械通气时,应提供鼻饲等胃肠内营养支持。若出现严重的胃肠道反应,如恶心、呕

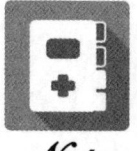

吐、腹胀、便秘等应先做短期的胃肠外静脉营养,1～2天症状缓解后改为肠内营养支持。

稳定期时摄入充足能量,能量消耗计算公式如下:

每天能量＝基础能量消耗(BEE)×活动系数×体温系数×应激系数×校正系数

男性 BEE(kcal)＝66.4730＋13.75×体重(kg)＋5.0033×身高(cm)－6.7550×年龄(岁)

女性 BEE(kcal)＝655.0955＋9.463×体重(kg)＋1.8496×身高(cm)－4.6756×年龄(岁)

活动系数为卧床1.2,下床轻度活动1.25,正常活动1.3;体温系数为38 ℃取1.1,39 ℃取1.2,40 ℃取1.3,41 ℃取1.4;应激系数为体温正常1.0,发热1.3;校正系数男性是1.16,女性是1.19。

2. 摄入适量蛋白质 为了维持氮平衡,蛋白质供给量按 1.0～1.5 g/(kg·d)计算,蛋白质供能占总能量的 15%～20%。保证鱼、禽、蛋、瘦肉等动物性食物的摄入,每天喝奶,以摄入适量的蛋白质。

3. 增加脂肪的摄入 脂肪具有较低的呼吸商,能减少二氧化碳的产生,对 COPD 病人有利,尤其对高碳酸血症及通气受阻的病人。脂肪供能占总能量的 30%～35%,其中饱和脂肪的摄入不宜过高,可增加不饱和脂肪酸的摄入,必要时可用中链脂肪酸代替。通过植物油和动物性食物摄入一定量的脂肪,摄入花生米、核桃、芝麻等坚果类增加脂肪的摄入。

4. 适量碳水化合物 大量的碳水化合物摄入会增加二氧化碳生成,对于严重的通气功能障碍病人,特别是对患有高碳酸血症的病人不利,但过分限制碳水化合物的饮食易引发酮症,导致组织蛋白的过度分解以及体液和电解质的丢失。碳水化合物供能占总能量的 50%～55%为宜,每天应保证至少有 50 g 碳水化合物摄入。

5. 补充维生素和微量元素 COPD 病人容易缺乏各种维生素和矿物质,造成氧自由基对机体的损伤,加重呼吸肌无力。维生素 A 缺乏会降低呼吸道上皮细胞的修复能力和导致黏膜分泌细胞的退化,增加机体对感染的易感性。同时注意多进食富含维生素 C、维生素 E、硒等维生素和微量元素丰富的食物,提高机体免疫力,如选用动物肝脏、深色蔬菜、水果等。

6. 少量多餐 采取少量多餐,促进食物的消化吸收,减轻一次性摄入过多食物对胃肠道的负担。

五、肺结核

肺结核是结核分枝杆菌引起的肺部慢性传染性疾病。其症状主要为咳嗽、咯血、潮热、乏力、盗汗、食欲缺乏、体重减轻。当过度疲劳、过量饮酒等造成机体免疫力下降时,受到结核分枝杆菌的感染,就容易引发疾病。通过肺结核的营养治疗可减少药物治疗的不良反应,加速结核病灶的钙化,提高机体免疫力,促进机体康复。

(一)营养相关因素

1. 基础代谢增加 肺结核是慢性消耗性疾病,体温升高使基础代谢增加,特别是长期发热和盗汗使能量的消耗更加明显。

2. 蛋白质分解加速 肺结核病人长期的能量消耗使体内蛋白质分解加速。疾病病灶的修复需要大量的蛋白质,充足的蛋白质有助于生成体内免疫因子。

3. 贫血、缺钙 肺结核病人因咯血,可能会出现贫血。另外,结合康复过程中出现"钙化"需要补充大量的钙。

(二)膳食营养防治

1. 能量 充足膳食高能量,增加食物的摄入量,如在一日三餐的同时加餐 1～2 次,按理

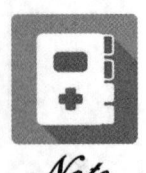

想体重提供能量为 40～50 kcal/(kg·d)。脂肪供能不宜过高,占总能量的 25%～30%。

2. 足量蛋白质 蛋白质供给量按理想体重计算应达到 1.5～2.0 g/(kg·d),其中优质蛋白质占 1/3～2/3。每餐吃鱼、禽、蛋、瘦肉等动物性食物,保证摄入足量的优质蛋白质。

3. 富含维生素 维生素 A 能增强呼吸系统上皮细胞抵抗力;维生素 C 能健全肺部和血管的功能;B 族维生素能促进食欲,参与体内代谢,帮助机体恢复,特别是维生素 B_1 和维生素 B_6,能减少抗结核药的不良反应;维生素 D 有助于钙的吸收。应多选用新鲜的蔬菜、水果,鱼虾,动物内脏和蛋类等食物。

4. 补充钙和铁 奶及奶制品、豆类及其制品含钙丰富,应每天食用。动物肝脏、动物血、瘦肉含铁多而且吸收率高。

5. 膳食多样化 食物多样化不仅能摄入各种营养素,还能摄入更多有益的植物化学物质,提高机体的免疫力,更有利于机体康复。

(李秋香)

第三节 泌尿系统疾病与营养

肾脏是人体内具有排泄、代谢和内分泌功能的重要器官,肾脏的生理功能主要是排泄代谢产物及调节水、电解质平衡和酸碱平衡,维持机体内环境稳定,肾脏疾病病人体内各种营养素(包括水、电解质、蛋白质、糖、脂肪、维生素和某些微量元素等)和体液物质的代谢紊乱,是其病理生理变化的突出特点之一,其中尤以水和各种电解质平衡失调及蛋白质代谢紊乱最为常见和突出。

一、肾小球肾炎

肾小球肾炎可分为急性肾小球肾炎和慢性肾小球肾炎。急性肾小球肾炎简称急性肾炎,是以急性肾炎综合征为主要临床表现的一组疾病。其特点为急性起病,病人出现血尿、蛋白尿、水肿和高血压,并可伴有一过性氮质血症。慢性肾小球肾炎简称慢性肾炎,是指以蛋白尿、血尿、高血压、水肿为基本临床表现,起病方式各有不同,病情迁延,病变进展缓慢,可有不同程度的肾功能减退,最终将发展为慢性肾衰竭的一组肾小球病变。

(一)营养治疗

1. 根据病情控制蛋白质摄入量 根据肾功能损害程度确定膳食蛋白质摄入量。对于肾功能损害不严重者,不需要严格限制蛋白质摄入量,以免造成营养不良。供给量为 0.8～1.0 g/(kg·d),以不超时 1.0 g/(kg·d)为宜,应当选用鸡蛋、生乳、鱼类和瘦肉等生物学价值高的动物性蛋白质,当病情恶化或急性发作时,蛋白质供给量为 0.5～0.8 g/(kg·d)。病情较重,出现氮质血症时,应限制蛋白质的摄入量,应小于 0.5 g/(kg·d),必要时可适量口服必需氨基酸。

2. 保证能量供给 以糖类和脂肪为能量的主要来源,供给量应以满足活动需要为准。通常可按 30～35 kcal/(kg·d)摄取,中、重度病人以 25～30 kcal/(kg·d)为宜。

3. 充足矿物质和维生素 宜多摄取各种维生素含量丰富的食物,以利于肾功能恢复,如新鲜蔬菜和水果。有贫血表现时,应多供给 B 族维生素、叶酸和富含铁的食物,如动物肝脏等。保证维生素 C 摄入量在 300 mg/d 以上。但血钾高时,应避免选择含钾量高的蔬菜和水果。

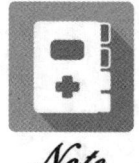

4. 调整摄入水量,限制钠盐摄入 根据水钠潴留情况和有无高血压,适时调整水、钠的摄入量。摄入水量应以前一天的尿量(mL)加 500 mL 为限,且摄入水量不应超过 1000 mL/d。有水肿和高血压者,应限制钠盐的摄入,采用低盐饮食,每天 2~3 g 为宜。水肿严重者,每天食盐摄入量应在 2 g 以下,或采用无盐饮食。

5. 根据病情变化调整饮食 大量蛋白尿时,可按肾病综合征的营养治疗原则进行处理。肾功能恶化时,应根据恶化程度,采用相应的营养治疗原则,调整饮食内容。

(二)注意事项

(1)慢性肾炎多尿期或长期限制钠盐摄入量,容易造成机体钠含量不足或缺乏,故应定期检查血钾、血钠水平。血钾水平高时,忌用含钾量高的蔬菜和水果。

(2)忌用酒精类饮料和刺激性食物。

二、肾病综合征

肾病综合征是指一组表现为大量蛋白尿、低蛋白血症、水肿和高脂血症的临床症候群。很多肾脏疾病都可以导致肾病综合征。肾病综合征分为原发性和继发性两类。

(一)营养治疗

营养治疗的目的是采用充足能量、充足优质蛋白质、适量脂肪、限制钠摄入量等手段,设法纠正低蛋白血症、水肿和营养不良。

1. 根据病情调节蛋白质摄入量 肾病综合征病人通常表现为负氮平衡。患病初期肾功能尚好时可供给高蛋白质膳食,以弥补尿蛋白质的丢失。按照 0.8~1.0 g/(kg·d)给予,应加上尿蛋白丢失的量。并注意选用优质蛋白质(占蛋白质总量的 60%~70%),病情加重出现氮质血症时,应立即限制膳食蛋白质的摄入量,即按照 0.6~0.8 g/(kg·d)给予,并适当补充每天尿蛋白丢失量,以能够维持氮平衡时的蛋白质摄入量为标准。全天蛋白质摄入量不应低于 50 g。

2. 供给足够能量 能量供给以 0.13~0.15 MJ/(kg·d)(30~35 kcal/(kg·d))为宜,使蛋白质能为机体充分利用。糖类产能应占每天总能量的 65%~70%。

3. 限制钠盐 限钠饮食是纠正水钠潴留的一项有效治疗措施。根据病人水肿和高血压的不同程度,可给予低盐、无盐或低钠饮食。

4. 适量脂肪 严重高脂血症病人除了应限制脂类的摄入量外,还应注意脂肪种类的选择,以含多不饱和脂肪酸丰富的植物油为宜。每天膳食脂肪供给量为 50~70 g,产能占总能量的 20%以下。采用少油低胆固醇饮食。

5. 充足的矿物质和维生素 应选择富含铁、钙和维生素 A、维生素 D、维生素 C 和 B 族维生素的食物。

(二)注意事项

(1)尽可能做到食物品种多样化、美观可口,以增进食欲。

(2)高蛋白质饮食时,脂类的摄入量亦增加。因此,对脂类的摄入总量应当控制。

(3)如病情需要限制钾、钠摄入量时,饮食应限盐,忌用咸菜、含盐挂面、腌菜等,忌用含钾量高的蔬菜、水果。

(4)忌食动物油、辣椒、芥末、胡椒等刺激性食物。

三、肾衰竭

(一)急性肾衰竭

急性肾衰竭(acute renal failure,ARF)是由多种原因引起的肾功能在短时间内(几小时至

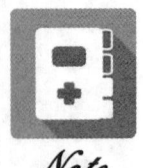

几周)突然下降而出现的氮质废物滞留和尿量减少的综合征。急性肾衰竭主要表现为氮质废物血肌酐(Cr)和尿素氮(BUN)升高,水、电解质平衡和酸碱平衡紊乱,全身各系统出现并发症。常伴有少尿(尿量少于 400 mL/d),但也可能无少尿表现。

1. 营养治疗

(1)少尿期(或无尿期):部分病人初期采用肠外营养以增加能量、蛋白质及必需脂肪酸的摄入,达到促进组织修复,维持机体氮平衡的目的。可进食后,膳食供应以碳水化合物为主要来源提供充足的能量;限制蛋白质的摄入,以 0.5～0.6 g/(kg·d)为宜,选择优质蛋白质如牛乳、鸡蛋等。少尿期以低钠饮食为宜,膳食中钠、钾的供给量应根据病人血钠、血钾情况进行调整;同时应严格限制摄入液量,日摄入液量一般维持在前日尿量加 500～800 mL 的水平。根据尿量及时调整摄入液量。

(2)多尿期:早期营养治疗与少尿期相同,保证足够的能量供应。随着氮质血症的纠正,蛋白质摄入量可增加至 0.6～0.8 g/(kg·d),其中优质蛋白质应占 50% 以上,以供组织修复的需要。此时水和电解质随尿排出增加,摄入液量取决于前一日尿量,应注意补充钾盐,饮食中多选用含钾高的蔬菜和水果,钠无需特殊限制,应当根据病人具体情况及时调整,注意及时补充维生素和矿物质,尤其是水溶性维生素。

(3)恢复期:能量供应应当充足,蛋白质摄入量可逐渐增加至 1.0～1.2 g/(kg·d),注意观察肾功能,随时调整用量。多吃富含维生素 A、维生素 C 以及 B 族维生素的食物。

2. 注意事项 ①宜用食物:可选用藕粉、蜂蜜、白糖、粉丝、粉皮、凉粉、核桃、山药、干红枣、桂圆、干莲子等,按病情限量选用蛋类、乳类。少尿期可用葡萄糖、糖以及少量香料或鲜柠檬,可制成冰块或溶入定量的水中服用。多尿期可用各种饮料,亦可选用水果、蔬菜和蔬菜汁。②忌(少)用食物:忌用或少用青蒜、大葱、辣椒、酒、咖啡、咸肉、动物内脏,不食油煎、油炸食物。膳食少用盐和酱油。

(二)慢性肾衰竭

慢性肾衰竭(chronic renal failure,CRF)是指各种原因引起的慢性肾脏结构和功能障碍(肾损伤病史超过 3 个月),包括肾小球滤过率(GFR)正常和不正常的病理损伤,血液或尿液成分异常,以及影像学检查异常,或不明原因的肾小球滤过率下降(小于 60 mL/min)超过 3 个月的功能障碍。广义上的慢性肾衰竭是指慢性肾脏疾病引起的肾小球滤过率下降及与此相关的代谢紊乱和临床症状组成的综合征。慢性肾衰竭按肾功能损害程度可分为四个阶段,即肾功能代偿期、肾功能失代偿期、肾功能衰竭期(尿毒症前期)和尿毒症期,慢性肾衰竭病人临床表现除氮质血症外,常伴有代谢性酸中毒、水和电解质失衡等尿毒症特征,还会出现乏力、厌食、恶心、呕吐、头痛、抽搐、皮肤瘙痒、出血倾向等表现。

1. 营养治疗 慢性肾衰竭营养治疗的目的是通过调整膳食营养素供给量,优化氨基酸比例,以减少体内氮代谢产物的积聚;针对症状纠正电解质紊乱现象,维持病人的营养需要,增强抵抗力,改善负氮平衡,缓解病情,延长寿命。

(1)控制蛋白质摄入,调整必需氨基酸比例:限制蛋白质摄入可以减少氮代谢产物的堆积,保护残余肾单位,减缓病程进展。可采用低蛋白麦淀粉饮食法,即在蛋白质限量范围内用含植物性蛋白质极低的麦淀粉或玉米淀粉、土豆淀粉(含蛋白质 0.3%～0.6%)代替部分大米、面粉等主食,以满足能量的需要,将节约下来的蛋白质用高生物学价值的蛋白质食物(鸡蛋、牛乳、瘦肉等)补充,以提高膳食中必需氨基酸的供给量,降低非必需氨基酸摄入量。这种配膳方法可以促使病人体内代谢的氮用于合成非必需氨基酸,使尿素生成减少,血尿素氮下降,改善负氮平衡,缓解临床症状。进食量不足时,在低蛋白质饮食基础上加用必需氨基酸制剂,能够改善病人体内氨基酸代谢异常,纠正必需氨基酸与非必需氨基酸之间的比例异常,更

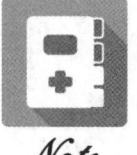

重要的是可以利用自身滞留的氮来合成人体蛋白质,进而减少含氮代谢产物潴留,改善蛋白质营养状况,比单用低蛋白质饮食疗法效果要好。膳食蛋白质摄入量取决于临床症状和肾功能受损害程度,具体见表7-1。

表 7-1　慢性肾衰竭不同阶段蛋白质摄入的推荐量

病情分期	肌酐清除率(Cr)/(mL/min)	血清肌酐(Scr)/(mg/dL)	蛋白质/(g/d)	蛋白质/[g/(kg·d)]
肾功能代偿期	80～50	1.6～2.0	50～70	0.8～1.0
肾功能失代偿期	50～20	2.1～5.0	40～60	0.8～0.9
肾功能衰竭期	20～10	5.1～8.0	30～50	0.6～0.8
尿毒症期	<10	>8.0	30～40	0.6～0.7

(2) 保证能量供应:采用低蛋白质饮食时,能量必须供给充足,以提高蛋白质的利用率。每日总能量应达到 8.37～12.56 MJ(2000～3000 kcal)为宜。

(3) 限制钾和钠摄入量:若病人合并有水肿和高血压时,饮食中应限制钠盐的摄入量。无水肿和严重高血压时则不必限制食盐以防止低钠血症的发生。当使用利尿剂或伴有呕吐、腹泻时应适当增加钠的摄入量。病人有高钾血症时,应限制饮食中钾的摄入量,慎用含钾量高的蔬菜和水果。出现低钾血症时则要注意补钾。

(4) 高钙低磷膳食:病人常合并低钙血症和高磷血症。膳食应提高钙含量,降低磷含量。低蛋白质饮食可降低磷的摄入量,缓解肾衰竭的进程。必要时给病人口服氢氧化铝或碳酸铝乳胶,使之与磷结合促使磷排出。为防治血钙水平降低,膳食中应注意补充含钙丰富的食物,必要时可补充钙剂。

(5) 维生素与微量元素:贫血是肾衰竭晚期病人常出现的并发症,除此之外,肾衰竭晚期还会出现多种维生素缺乏,因此,膳食中应注意补充水溶性维生素和铁、锌等微量元素,可适当使用维生素制剂。

(6) α-酮酸疗法:在低蛋白质饮食基础上加用 α-酮酸(α-KA)治疗慢性肾衰竭,可通过改善蛋白质代谢,减少氮代谢产物,减轻残余肾单位过度滤过而达到降低血磷浓度和降低甲状旁腺激素(PTH)水平的效果,进而达到缓解症状,减缓病程进展,保护和改善肾功能的目的。应用此疗法的病人应给予低蛋白质(0.5～0.7 g/d)、高能量(35～45 kcal/kg·d)膳食。

2. 注意事项 ①为慢性肾衰竭病人设计食谱时应密切结合病情,随时观察病情变化,包括肾功能以及其他血液生化检查结果,观察病人进食情况,以便及时调整食谱内容。②忌用或少用食物:凡含非必需氨基酸高的食物如干豆类、豆制品、硬果类及谷类等应限制。高血钾时应慎用含钾量高的蔬菜和水果。忌用动物内脏,油煎油炸食物,忌用刺激性食物。膳食中少用盐和酱油。③加用 α-酮酸疗法时膳食中钙不应过多。

(李秋香)

<h1 align="center">第四节　感染性疾病与营养</h1>

一、病毒性肝炎

肝炎是各种原因引起的以肝实质细胞变性坏死为主要病变的肝功能损害,其中,由肝炎病

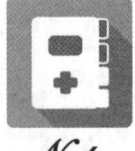

毒引起的病毒性肝炎最为常见。病毒性肝炎是法定乙类传染病,具有传染性强、传播途径复杂、流行面广泛、发病率较高的特点。根据病源可将病毒性肝炎分为甲型、乙型、丙型、丁型和戊型五种,其中甲型和乙型发病率较高,病毒性肝炎多经血液传播、母婴传播及密切接触传染。

（一）膳食营养因素

1. 蛋白质 肝脏是蛋白质合成和分解的主要场所,也是合成白蛋白唯一的部位。肝脏功能受损,蛋白质合成代谢减少,病人易出现低白蛋白血症。同时机体免疫球蛋白、补体、凝血系统等蛋白质合成也不足,病人易出现乏力、感染、消化道出血等症状。机体呈负氮平衡状态,组织蛋白消耗增加。患病毒性肝炎时,血浆中丙氨酸和谷氨酸浓度增加,血氨浓度上升;缬氨酸、亮氨酸和异亮氨酸等支链氨基酸浓度降低,苯丙酸和酪氨酸等芳香族氨基酸浓度上升。

2. 脂肪 脂蛋白的合成、脂肪酸的氧化和酮体的生成等脂肪代谢活动均在肝脏内进行。病毒性肝炎病人肝脏功能受损,胆汁合成和分泌减少,脂肪的消化吸收功能发生障碍,同时脂肪不能释出肝脏而蓄积在肝脏,形成脂肪肝,使肝内结缔组织增生,最终导致肝硬化。

3. 糖类 在病毒作用下,病人出现胰岛素抵抗及糖耐量异常,对内源性胰岛素和外源性胰岛素均不敏感,最终发展成为糖尿病。由于肝脏受损,糖原合成减少甚至耗竭,肝脏糖异生作用减弱,糖代谢相关激素分泌失调,也可导致低血糖发生,常见于饥饿时。

4. 维生素 多种维生素储存于肝脏中,并参与肝脏内的生理、生化代谢。病毒性肝炎急性期易出现高维生素血症,多在1～2周恢复正常。慢性肝炎时,水溶性维生素和脂溶性维生素缺乏很常见。

5. 微量元素 绝大多数微量元素在运转过程中需要与蛋白质相结合,肝脏发生病变时,微量元素的代谢也会受到影响。最容易出现的是血清锌、血清铁及血清硒水平的降低,而低血钾是肝病病人糖耐量异常的原因之一。

（二）营养治疗

1. 急性期 此时病人常厌食、纳差,应给予低脂肪、易消化、高维生素、高糖类的清淡饮食,选用易消化吸收的流质膳食或半流质膳食,逐渐过渡至普食,少量多次用餐,当食物摄入不足时,可给予肠外营养支持,以提供必需的营养物质。

2. 慢性期 病毒性肝炎病人能量供给应适度,不宜过高。蛋白质的供给应根据病情变化随时调整。

（1）能量:肝炎病人的能量供给应以适量、能够保持理想体重为宜。能量过低不利于肝细胞的修复和再生,还会增加蛋白质的消耗。成人每天以 8.4 MJ（2000 kcal）为宜,并结合病人的具体情况及时调整。

（2）蛋白质:这是肝细胞修复和再生的主要原料,应保证其供应以利于肝细胞的修复和再生,弥补因肝功能降低造成的蛋白质利用不足。蛋白质的供给能量应占总能量的 15%,并以优质蛋白质为主,同时要注意限制芳香族氨基酸的摄入。合并感染、腹水、消化道出血等症状的病人每天蛋白质摄入量不少于 1.5 g/kg。

（3）脂肪:脂肪摄入量应适度,其供给能量以占每天总能量的 25%～30% 为宜,不宜超过40%。膳食中脂肪过多会增加肝脏负担,引起脂肪泻,还可导致急性蛋白质浓度下降;过分限制脂肪,又会影响食欲和脂溶性维生素的吸收。脂肪供给宜采用易消化的植物油,胆固醇高的食物应限制摄入。

（4）糖类:糖类的供给量应适量,一般以占总能量的 60%～70% 为宜。糖类对蛋白质有保护作用,并可促进肝脏对氨基酸的利用,促进肝脏细胞修复和再生,但总量也不宜过多,一旦过量容易加速转化成脂肪储存在体内,引起肥胖,不利于疾病恢复。

（5）维生素和矿物质:维生素和矿物质可以改善肝脏的解毒作用,调节免疫功能,有利于

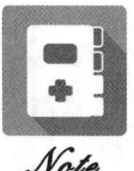

Note

125

疾病恢复。肝脏病变时易出现脂溶性维生素和铁、锌等微量元素的缺乏,可增加其摄入量,必要时应用膳食补充剂。

(6)膳食纤维和水:膳食纤维可促进肠胃蠕动,分泌消化液,有利于消化、吸收和排泄。肝炎病人如无腹水或水肿,应补充水分。

(7)少量多餐:养成良好的饮食习惯,少食多餐,定时定量。膳食应合理加工,烹调,以提高食品的色、香、味、形,增进食欲,促进消化吸收。同时兼顾病人的口味和饮食习惯。宜选用蒸、煮、烧、烩、炖、卤等烹调方法,菜肴制作要注意软、嫩、量少、质精。

(三)注意事项

(1)主食应粗细结合,但合并静脉曲张者应慎用全谷类食物或纯粗粮食物,以免造成食管或消化道出血。

(2)忌用或少用带皮鸡、猪肉、牛肉、羊肉及兔肉等含芳香族氨基酸多的食物。

(3)应严格限制饮酒和含酒精饮料,以免加重肝细胞损害。不食用煎炸、油腻食物及胡椒粉、辣椒等刺激性食物。

二、急性肠道传染病

临床常见的急性肠道传染病包括新型肠道病毒感染、细菌性痢疾、细菌性食物中毒、伤寒及副伤寒等,多数是由病人自身免疫功能低下并进食被细菌、病毒等病原微生物感染的食物所致。病理表现为肠道黏膜全部或局限性充血、水肿、出血、糜烂,严重者可形成溃疡。临床表现多为由肠蠕动功能失调、消化吸收功能障碍引起的恶心、呕吐、腹泻等,病人出现水、电解质紊乱,酸碱平衡失调等营养不良状况。

(一)膳食营养因素

1. 能量 急性肠道传染病属感染性疾病,多伴有发热,基础代谢率增加,机体处于高代谢状态。同时,食欲不振使机体有效摄入减少,呕吐、腹泻等影响营养物质的吸收并加速其丢失,能量代谢处于负平衡状态。

2. 蛋白质 疾病原因造成膳食摄入量有限,蛋白质摄入减少,同时肠道黏膜损伤又影响蛋白质的吸收,导致蛋白质有效摄入量不足。肠道黏膜修复又需要大量蛋白质,而使蛋白质的需要量增加。最终导致蛋白质缺乏,机体出现负氮平衡。

3. 脂肪 脂肪摄入会刺激肠道,加剧腹泻。因此,急性肠道传染病病人多存在脂肪摄入不足问题,从而导致必需脂肪酸和脂溶性维生素的缺乏。

4. 糖类 足量的糖类还可以减少蛋白质分解供能,减轻负氮平衡,并利于防止刺激代谢性酸中毒的发生。

5. 维生素 膳食有效摄入量的减少也会引起维生素的摄入量不足,恶心、呕吐、腹泻又使维生素大量丢失,尤其是水溶性维生素。最终可出现某些维生素缺乏。

6. 水、电解质 由于呕吐、腹泻等临床症状的出现,体液和离子大量丢失,病人常出现水、电解质紊乱和酸碱平衡失调。临床上常见的有不同程度的脱水、低钠血症、代谢性酸中毒以及低血容量性休克,严重者可危及生命。

(二)营养治疗

营养治疗以预防或改善营养不良,促进肠道功能恢复、调节肠道免疫力,并减轻腹泻症状,纠正水、电解质紊乱为目的。

(1)重度失水或肠道症状严重者应完全禁食,进行肠外营养支持(一般3~5天),口服等渗性液体补液,需大量、快速补足液体者,可采用管饲途径。

(2)中度失水或症状缓解者可经肠道补充一部分能量和营养素,不足部分经肠外的营养

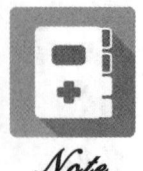

补充,以修复受损肠道,促进肠道功能恢复,逐渐过渡至全肠内营养支持,再从流质膳食依次经半流质膳食、软食过渡至普食。整个治疗过程中,肠外营养应在 7~10 天终止,以免出现并发症,造成病情恶化。

(3) 轻度失水或恢复期者经肠内营养治疗即可,但需注意膳食种类和结构的调整,以免加重肠道症状,可由流质膳食向半流质膳食、软食、普食依次过渡。

(4) 经肠外营养治疗时,能量可按疾病状态下的需要量供给,计算时应包括补液中葡萄糖提供的能量,肠内营养与肠外营养并用时能量供给量的计算应包括两种途径。单独使用肠内营养时,由于治疗初期要避免大量进食刺激肠道,以及流质、半流质膳食的特点,能量供给量低于能量需要量,随着饮食的逐渐过渡,能量可逐渐增至正常需要量。

(5) 配制肠外营养制剂时,可按正常比例添加供能营养素,按标准供给维生素和矿物质。出现低钾者需经静脉或口服途径补钾(一般为 3 g/L),宜在尿量超过 30 mL/h 之后进行,尿量超过 500 mL/h 时可酌情增加。

(6) 无论是经肠外营养治疗还是经肠内营养治疗,谷氨酰胺都可以给受损肠黏膜提供营养,保护其正常形态与功能,调节肠道免疫功能,防治肠道受损后易出现的肠道菌群移位,以及由此带来的脓毒血症、内毒素血症等。通常按 0.3~0.4 g/(kg·d) 的剂量供给。

(7) 出现代谢性酸中毒者,在药物治疗的同时,可增加果汁、菜汁等呈碱性食物的摄入量,以调节体液的酸碱性。

(8) 在完全治愈之前,尽管腹泻等临床症状可能已经好转,膳食中仍需控制脂肪和膳食纤维的摄入量,以免刺激肠道造成病情反复。普食也应细软、易咀嚼、易消化。

(三) 注意事项

(1) 忌用浓稠的汤、汁,油腻食物,以免加重腹泻症状。

(2) 忌用生冷、干硬、有刺激性的食物,减少膳食纤维的摄入,避免对肠道过度刺激。

(3) 乳糖不耐受症病人忌用牛乳。

三、获得性免疫缺陷综合征

获得性免疫缺陷综合征(acquired immunodeficiency syndrome,AIDS),也称为艾滋病,是由人类免疫缺陷病毒(HIV)引起的一种严重威胁人类生命的传染病,HIV 主要破坏辅助性淋巴细胞,引起免疫功能全面低下,并在此基础上出现机会性感染、恶性肿瘤及中枢神经系统损害等一系列临床症状。整个病程中,最突出的表现就是体重进行性下降和营养不良。

(一) 膳食营养因素

1. 营养不良 HIV 感染者常有厌食、慢性腹泻、发热等症状,从而影响了食物的摄入,当胃肠道受累时,又影响了营养物质的吸收。因此,蛋白质-能量营养不良是艾滋病常见的并发症。由于机体抵抗力降低,机会性感染的发生率大大增加,从而加重了营养物质的消耗;而各种营养素的缺乏又使免疫功能发生严重障碍,形成了恶性循环,使疾病发展加速直至死亡。

2. 静息代谢率增高 静息代谢率的增高增加了自身的能量消耗,而病人膳食摄入量减少,营养物质吸收减少,最终导致机体处于能量负平衡状态。

3. 糖代谢异常 糖类依靠无氧酵解提供能量,机体葡萄糖的生成及消化均增加,出现能量消耗增多、糖异生作用加强、肝糖原耗尽,以及糖耐量降低。而持续的高血糖和乳酸堆积被认为是厌食的原因之一。

4. 脂质代谢异常 HIV 感染者血清甘油三酯升高,这是由极低密度脂蛋白升高,血清甘油三酯清除率下降,外周组织利用脂肪能力下降所致,也可能是由细胞因子的介导作用所致。

5. 蛋白质代谢异常 主要表现为骨骼肌的消耗减少,蛋白质的合成率降低、分解率增加,

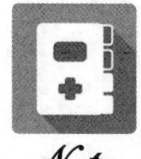

127

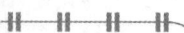
出现负氮平衡。

（二）营养治疗

合理的营养治疗对纠正病人的营养状况、改善病人的生活质量、增强抵御感染的能力均有明显的作用。

1. 能量供应　总能量的需要根据病程及并发症因人而异，通常能量消耗较普通疾病要大，其能量需要量应按下式计算：

能量需要量＝基础能量消耗(BEE)×活动系数×应激系数

应激系数为 1.2～1.5。还可根据原有体重按 35～40 kcal/(kg·d)供给能量。

2. 蛋白质　一般情况下，蛋白质摄入量按 1.0～1.5 g/(kg·d)供给，能量和氮元素之比（简称能氮比）以 150：1 为宜。如合并肾脏或肝脏疾病，蛋白质的量还要做相应的调整。

3. 脂肪　为防止或纠正脂肪代谢异常，应控制膳食中脂肪摄入量，以 60～80 g/d 为宜。病人如有腹泻或吸收不良，应选用适宜的肠内营养制剂，以减轻膳食脂肪对肠道的刺激，保证各种营养素的消化、吸收和利用。

4. 液体　摄入液量与健康人相同，如果出现严重腹泻、呕吐、盗汗、持续发热等症状，需要注意额外补充。

5. 维生素和矿物质　由于膳食摄入量减少，机体消耗增加，会出现相应的维生素和矿物质的缺乏。如维生素 A、维生素 E 和 B 族维生素，以及锌、铁、铜和硒等，都与机体的免疫功能调节相关，应注意及时补充。如果膳食摄入无法达到目标，可采用相关药物制剂补充。

四、营养支持方式

在选择口服、胃肠内营养或胃肠外营养支持时，应根据病人的消化能力、营养成分，所需费用与可行程度而异。

1. 胃肠功能正常　根据个体情况给予高能量、高蛋白质、低脂肪或无乳糖的普食，或者软食、半流质膳食。如难以达到营养需要，可补充高蛋白质饮料、匀浆膳或可口服的要素膳。

2. 胃肠功能受损　病人此时不能耐受普通口服膳食或口服摄入量无法满足营养需求的，可给予肠内营养支持。

3. 选用肠外营养支持的指标　近期体重下降 10% 或 9 kg 以上；严重腹泻，化疗及抗腹泻治疗无效；对口服膳食及鼻饲均不耐受；无中枢神经疾病，情绪稳定，能配合治疗，并能接受肠外营养支持者；具备接受肠外营养治疗的社会条件和经济条件。

获得性免疫缺陷综合征者的肠外营养制剂 1000 mL 约含 1200 kcal 和 50 g 蛋白质，能氮比为 150：1。

五、注意事项

（1）长期食用动物性蛋白质含量过高的食物可增加尿钙排出，易患骨质疏松症。因此，应保证膳食中植物性蛋白质的含量不低于 50%，这不仅可预防负钙平衡的发生，还可减少动物性食物中脂肪和胆固醇的摄入量，并可增加植物化学物的摄入量，起到增强免疫、抑制肿瘤等作用。

（2）避免食用干硬、有特殊气味或刺激性的食物，如膨化食品、烤面包、咖啡、辣椒、辣根等。如出现味觉改变，应避免食用金属罐装食物，如罐装饮料、罐头等。忌用高脂膳食，避免食用油炸、熏酱、腌渍食物。

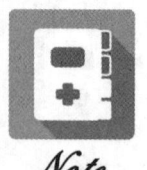

（李秋香）

第五节 外科疾病与营养

外科疾病本身及手术都将引起人体一系列内分泌和代谢的改变,导致能量消耗的增加,如何从营养方面提供保证已经成为现代外科治疗学中的重要研究课题。

一、烧伤

(一)烧伤的营养素代谢

烧伤后,在蛋白质、糖类及脂肪代谢方面出现一系列复杂的变化。主要是分解代谢增强和代谢紊乱,包括基础代谢率增加,氮排出增多、体重明显下降、对糖的不耐受性增加,脂肪动员增加等。

1. 能量代谢 烧伤后的代谢反应分为两个阶段,早期的反应为短时间的基础代谢率下降,称为代谢低潮期,在伤后 1～2 天出现。继之出现较长时间的高潮期,从伤后第 3 天起可长达数周至数月,称为代谢旺盛阶段。此期能量消耗及氧耗增加,同时有心动过速和发热,这种情况持续时间的长短与烧伤的严重程度有关。在代谢增加的同时,病人出现体重减轻,脂肪动员和蛋白质分解代谢增加,并由尿内排出非蛋白氮。目前认为,过度产生的能量,有 80% 来自脂肪组织,15%～20% 来自蛋白质。烧伤面积和代谢率增高的关系见表 7-2。

表 7-2 烧伤面积和代谢率增高的关系

项目	比例					
烧伤面积占体表面积的百分率/(%)	10	20	30	40	50	60
代谢率增高大于正常的百分率/(%)	28	54	70	85	93	98

2. 蛋白质代谢 烧伤后蛋白质分解代谢增强,合成代谢受到抑制。烧伤后第 2 天尿内氮排出量增加,并持续数天,甚至数周。同时有磷、钙、钾、镁、锌及硫的丢失。烧伤病人出现肌酸尿,表明肌肉发生分解,但心、肝、肾及其他器官不受影响。烧伤后蛋白质分解的主要部位是骨骼肌。烧伤病人尿中氮的排出与病人的年龄、性别、体重、烧伤程度、伤前营养状态、感染,以及蛋白质、糖类摄入都有一定的关系。除尿氮外,烧伤病人还可以经由烧伤创面丢失相当数量的氮。其数量和烧伤的严重程度和处理方法有关,烧伤病人的氮丢失量为 1.5～2 g/d,与正常人相同,如有腹泻,则丢失量增多。

3. 脂肪代谢 烧伤使体内脂肪发生分解,严重烧伤脂肪丢失量可达 600 g/d 以上。

4. 碳水化合物代谢 烧伤后,由于糖原分解加速及组织对葡萄糖的利用率相对下降,使血糖迅速升高。这主要与肾上腺素、肾上腺皮质激素、胰高血糖素的分泌增加有关。同时肌糖原无氧酵解,出现乳酸血症。有些病人出现不同程度的糖耐量降低,这是由烧伤后机体组织对胰岛素的反应降低,使胰岛素刺激组织摄取和利用葡萄糖的作用不能正常发挥(胰岛素抵抗)所致。

5. 水、电解质代谢 烧伤后高代谢常伴有矿物质的大量消耗,这是由于毛细血管通透性增加,大量水分和钠从创面丢失或潴留在组织间隙,导致血容量降低、血液浓缩、血黏度增加等一系列血流动力学改变。血清钠、血清氮、碳酸氢根离子水平均可下降,应注意补充含钠液体。另外,从尿及创面丢失的钾量也相当大,因此,应注意补钾。

6. 维生素代谢 烧伤病人的血中各种维生素含量均低。维生素是许多酶的辅酶,高分解

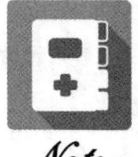

129

代谢必然会导致其消耗增加,同时,维生素也会从创面和尿中丢失。

(二)营养相关因素

一般来说,烧伤面积在30%以下的轻、中度烧伤,烧伤后机体的应激反应轻,不存在营养治疗的问题。但是,烧伤面积在30%以上的严重烧伤病人,应激反应剧烈,出现代谢的高分解状态,表现为能源物质分解增加、合成减少,外周组织葡萄糖利用受限、脂肪动员和利用增多、负氮平衡、肌肉组织分解等。许多疾病都可以造成高分解代谢状态,但烧伤后其升高的幅度最大。一方面人体消耗增加,另一方面又存在外源性营养物质利用障碍,因此,必须对烧伤病人进行充分有效的营养支持以补充消耗的营养素。烧伤病人的能量消耗增加可达基础代谢率的50%～100%;蛋白质分解,尿排出增加,中度烧伤病人每日氮丢失10～20 g,重度烧伤病人可达28～45 g。烧伤病人由于长时间的负氮平衡,体内基础能量消耗增加,饮食摄入减少,体重可迅速下降,烧伤痊愈时体重减轻更多。烧伤面积大于40%体表面积时,预测将可丢失20%的原有体重,在长时间的细菌感染后,体重可减少到原来的1/3。故控制体重丢失在10%以下是对病人加强营养支持的重要界限。增加膳食蛋白质和能量,可明显地改变负氮平衡和降低组织消耗。增加糖类可减少氮的丢失,但因糖耐量的降低,摄入过多的糖类可能会加重胰腺的负担而导致其功能障碍。脂肪组织是烧伤病人的重要能量来源,脂肪的动员和利用可减少糖异生,保留蛋白质,对烧伤病人有利。补充电解质维持酸碱平衡,防止酸中毒和碱中毒。补充维生素利于合成代谢,促进创面愈合。

(三)营养治疗

一般而言,烧伤越严重,发生营养障碍的可能性越大,营养不良程度越重。如果不能及时补充必需的营养物质,会导致体重下降、免疫功能低下、创面愈合延迟,最终影响病人预后。因此,烧伤病人的营养治疗是烧伤综合治疗的重要环节之一。营养治疗的原则:①休克期可不强调蛋白质和能量的供给,尽量保护食欲,可适当补充多种维生素;②感染期可给予富含维生素的膳食,逐渐增加能量和蛋白质的供给,补充消耗,改善负氮平衡;③康复期的膳食应以控制感染、调节免疫功能、增加抵抗力、促进康复为目的,给予高蛋白质、高能量、高纤维素的全面营养膳食。

1. 能量需要量 烧伤病人高代谢能量消耗大且持久,并随病情、治疗方法、并发症及个体差异等因素有很大的改变。而过高的能量摄入对病人的呼吸功能、水负荷和肝脏均有影响。因此,正确测算烧伤病人的能量需要非常重要。烧伤病人由于高分解状态,能量消耗很大,需要量也相应很大。Curreri提出,烧伤面积大于50%的烧伤病人每日能量需要量如下。

成人:每日能量需要量(kJ)=105 kJ/kg×体重(kg)+168 kJ×烧伤面积占比(%)

8岁以下儿童:每日能量需要量(kJ)=168～252 kJ/kg×体重(kg)+147 kJ×烧伤面积占比(%)

我国烧伤病人能量预测公式如下。

能量(kcal/d)=1000×体表面积(m²)+25×烧伤面积占比(%)

经临床验证表明该公式简便、实用,符合我国人群的特点及临床需要。

2. 蛋白质需要量 创面修复需要蛋白质,从尿、创面又大量丢失蛋白质,因此烧伤病人的蛋白质需要量很大。严重烧伤病人的蛋白质需要量为成人2～3 g/(kg·d),儿童6～8 g/(kg·d)。成人每日蛋白质摄入量最好维持在120～200 g,必须保证优质蛋白质占摄入总蛋白质的70%,这对维持氮平衡极为重要。也可按下列公式计算:

成人蛋白质需要量(g)=1 g/kg×体重(kg)+3 g×烧伤面积占比(%)

儿童蛋白质需要量(g)=3 g/kg×体重(kg)+1 g×烧伤面积占比(%)

某些氨基酸对烧伤病人是特别重要的,如蛋氨酸的甲基用于合成胆碱以防止脂肪肝,蛋氨酸又可转变为半胱氨酸而有解毒作用,在肝脏中毒时有保护作用。赖氨酸与色氨酸的比例也

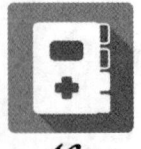

很重要,一般以(6~7):1为宜,可提高蛋白质的利用率。同时,赖氨酸是蛋白质合成时最需要的氨基酸,在烧伤病人膳食中必须注意供给。组织蛋白的合成只有在足够的能量供应时才能顺利进行。因此病人必须摄入足够的能量。另外,糖类的补给量不足时,氨基酸容易转变成葡萄糖以供给能量。烧伤后发生的负氮平衡、低蛋白血症及各种组织消耗,都需要从膳食中补充蛋白质。

3. 糖类需要量 糖类是能量比较经济且丰富的来源。烧伤后供给的糖类每日可在400~600 g。如果按体重计算,有人建议糖类的供给量最好为5 mg/(kg·min)。糖类补给不足时,病人可大量消耗体内脂肪,产生代谢性酸中毒,或消耗组织蛋白而使修复困难。

4. 脂肪需要量 脂肪摄入太多会使食欲减退,并引起胃肠功能紊乱,对肝脏不利。烧伤病人一日膳食中的脂肪量,以占总能量的30%左右为宜。肠外营养治疗时应用脂肪乳剂的剂量为1.5~2 g/(kg·d)。高质量、安全有效的脂肪乳剂不断进入市场,为临床治疗提供了有利条件。

5. 维生素需要量 烧伤后维生素的吸收发生障碍,故应大剂量补充各种维生素。综合国内外对烧伤病人维生素的各种补给剂量,并结合我国正常人体需要量,将成年烧伤病人维生素日需要量列于表7-3中。

表7-3 成年烧伤病人维生素日需要量

种类	正常膳食需要量	烧伤后需要量	主要功能
维生素 A	3300 IU	25000 IU	促进表皮生长与创伤愈合
维生素 D	400 IU	400 IU	钙、磷正常代谢所必需
维生素 E	男 15 mg 女 12 mg	200 mg	有抗氧化作用,防止烧伤瘢痕形成。缺乏可引起溶血性贫血,还可引起核酸代谢紊乱。并影响胶原代谢
维生素 K	—	1.0 mg	合成多种凝血因子
维生素 B_1	男 1.5 mg 女 1.2 mg	60~90 mg	促进糖代谢正常。缺乏时影响氮平衡,并使机体合成脂肪能力降低
维生素 B_2	男 1.5 mg 女 1.2 mg	30~60 mg	是人体许多重要辅酶的组成成分,可加速烧伤创面愈合
维生素 B_6	男 2.2 mg 女 2.0 mg	10 mg	参与氨基酸及不饱和脂肪酸的代谢,止吐
烟酸	男 15 mg 女 14 mg	100 mg	减少烧伤后血容量的丢失及水肿
泛酸	5~10 mg	20 mg	辅酶 A 的组成部分,与物质代谢过程中的酰化作用密切相关
叶酸	400 μg	1500 μg	与核酸血红素的生物合成有密切关系
维生素 B_{12}	3 μg	400 μg	促进核酸与蛋白质的合成,促进红细胞的成熟
维生素 C	60 mg	600~2000 mg	促进烧伤创面愈合,加速药物代谢,减少药物毒性,增强抗感染能力

6. 无机盐与微量元素需要量

(1)钠盐:在严重烧伤后的休克期内血液中的钠离子降低,伤后第3天血钠正常,伤后10天左右达到平衡。如果病人不发生水肿及肾功能障碍,可以不限制钠盐,从膳食中摄入食盐(6

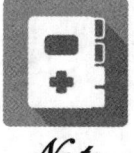

g/d)即可。

（2）钾盐：严重烧伤早期有钾升高，但在整个烧伤病程中较多出现的是低钾血症，从尿中及创面均丢失钾。钾的代谢常与氮代谢平行，钾丢失时常出现负氮平衡，每1 g蛋白质分解出钾0.5 mg，1 g糖分解代谢产生钾0.36 mg，如在补氮的同时给予钾可促进人体对氮的有效利用。

（3）磷：磷对烧伤病人非常重要。因为物质氧化供给能量的核心问题是如何将所释放的能量由腺苷二磷酸（ADP）转化为腺苷三磷酸（ATP），所以烧伤病人应查血磷，如血磷低，应立即补磷，推荐剂量为800～1200 mg/d。肉类、豆类都含有丰富的磷。

（4）镁：烧伤后尿中镁排出量增加。如病人有腹泻、呕吐、胃肠减压，血镁含量下降，应加以补充。含镁食物来源为大麦、小麦、豆类及肉类。在肠外营养时，成年人镁补充量为350 mg/d。

（5）锌：人体皮肤的锌约占全身锌含量的20%，创面渗出液的含锌量是血浆的2～4倍。在许多酶中，锌和蛋白质结合在一起。所以蛋白质丢失时，锌也跟着丢失，烧伤后，尿锌排出量明显增高，可持续2个月，锌可促进烧伤创面愈合，故烧伤后应补锌，畜肉类、鱼类、海产类、豆类含锌量都较高，肠外营养时成年人锌补充量为15 mg/d。

（6）铁：铁是血红蛋白和肌红蛋白的组成部分，参与氧和二氧化碳的运输。铁又是细胞色素系统和过氧化物酶的组成成分，在呼吸及生物氧化过程中起重要作用，烧伤后应注意补给铁。食物中铁的良好来源是动物肝脏、瘦肉、蛋黄和绿色蔬菜。肠外营养时补充量为10～15 mg/d。

（7）铜：烧伤后尿铜排出量明显增高。缺铜早期可使蛋白质合成受阻，血浆铜蓝蛋白减少，并可使铁蛋白中的铁利用率受阻，易出现贫血，缺铜后期可使腺苷三磷酸（ATP）生成减少，使体内合成反应降低。食物均含有铜，丰富的食物来源为动物肝、肾，甲壳类、坚果类和干豆类，肠外营养补充量为2.0～3.0 mg/d。

7. 水分需要量 严重烧伤后，维持体液平衡至关重要。病人输液量减少后，每日食物含水量及饮水量应有2500～3500 mL。烧伤早期创面丢失很多水分，约为正常皮肤的4倍。肥胖病人比消瘦病人水分蒸发量更多。烧伤病人长期发热也蒸发很多水分。在管饲给予高浓度的营养液时，病人更应多饮水，以免引起高渗性脱水。

（四）营养支持

营养支持是烧伤救治的重要环节，烧伤的营养支持依靠肠内营养和肠外营养两条途径，肠内营养主要通过口服和管饲进行，而肠外营养则需要通过周围静脉输注和中心静脉输注。二者各有利弊及适应证。严重烧伤后内脏血液灌流不足，尤以消化道缺血、缺氧最为严重。烧伤后可导致肠黏膜屏障功能严重受损，同时黏膜上皮细胞增殖和移行的速度也明显降低。如何减轻烧伤后肠黏膜受损程度，加速肠黏膜修复是目前烧伤治疗中的关键问题。大量研究证实，肠内营养在保护肠黏膜结构的功能方面具有优势，早期肠道营养可减轻严重烧伤后肠道功能紊乱，维护肠黏膜屏障，促进肠黏膜细胞的增殖与修复。肠内营养的优势还包括增强肠道相关淋巴组织的功能，维持肠道固有菌群的正常生长，减少感染和并发症的发生。目前，大家对经肠道摄入营养的重要性及合理性已达成共识。不过，由于严重烧伤病人的病情特点，胃肠功能常因伤势严重而受影响，烧伤后一段时间内支持高代谢状态的大量能量及营养成分不可能完全由肠道摄入。因此，目前认为，联合应用肠内营养与肠外营养在临床实际中更为可行。至于如何分配肠内营养和肠外营养各自在总摄入量中所占的比例，则要根据临床病人的实际情况来确定。

1. 肠内营养 烧伤后早期进行肠内营养，即使是低剂量的肠内营养也可减轻严重烧伤后

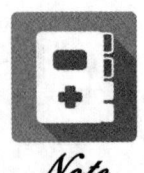

肠道功能紊乱,维护肠黏膜屏障,促进肠黏膜细胞的增殖与修复。肠道还有部分或全部功能的烧伤病人都可进行肠内营养。但实践中因病情复杂,很难依靠完全的肠内营养来满足大面积烧伤病人早期的营养支持。肠内营养可以通过两种途径实现:其一是经口营养。一般休克期后,肠蠕动已恢复,可先给予休克期流质膳食,如淡茶、绿豆汤、西瓜水、维生素饮料、果汁等,每日6～8餐。感染期和康复期,可根据不同病情及病人饮食习惯制定食谱,一日可进食5～8次。要注意病人的消化能力,不可单纯追求高质量,以免因给予大量食物而导致胃肠功能紊乱。食欲不振时,可用调理脾胃的中药以改善食欲、改善胃肠功能。面部烧伤影响咀嚼功能的,食物可用高速捣碎机打碎后给病人食用。其二是管饲营养。管饲营养主要用于病人胃肠功能良好,但有口腔烧伤尤其是会厌烧伤进食困难者、其他进食困难者、老年人及小儿进食不合作者,管饲方式有鼻饲、胃肠造瘘。在临床实践中,管饲营养通常是主要的肠内营养形式。管饲的营养液有匀浆食物、标准配方、要素膳、组件配方。可以根据病人的胃肠功能进行选择。严重烧伤早期,胃肠功能紊乱,管饲可用要素膳;严重烧伤的感染期及康复期可用匀浆食物和标准配方;合并肝、肾并发症时可考虑添加组件配方,要注意监测肠内营养常见的并发症,除腹泻、腹胀、恶心呕吐、胃潴留、肠痉挛、腹痛和便秘等外,还有高血糖,水、电解质紊乱,置管机械刺激引起的疼痛、炎症和出血,以及最严重的因营养液和胃肠道内容物逆流误吸导致的吸入性肺炎。

2. 肠外营养 大部分烧伤病人具有一定的肠道功能,可以进行肠内营养,但由于烧伤的多种并发症,特别是消化道并发症的存在以及频繁的手术和合并损伤等,大部分病人早期不能进食或不能进行肠内营养,即使可以进行肠内营养,其量也很难达到肠内治疗的需要量,因此肠外营养是烧伤病人营养治疗不可缺少的一部分。除极少数病人需要完全肠外营养外,肠外营养大多数作为肠内营养不足的补充,其提供的能量可达到病人总摄入量的50%～75%或75%以上。肠外营养可以用于烧伤病人病程中的不同阶段。一般休克期以后开始,但也有主张在休克期即开始实施的。肠外营养应用的时间大致与分解代谢期相同,疗程为烧伤后一个月或一个半月,在病人胃功能逐渐恢复后,应转入完全肠内营养。肠外营养可以通过两种途径来实现,即通过周围静脉输入和通过中心静脉输入。临床实践中选择何种途径取决于计划输入的容量,也取决于准备插管部位及邻近区域的皮肤有无烧伤,烧伤是否影响插管,一般经周围静脉输入是烧伤病人的首选途径,但如果计划输入量大,病人的颈部、胸部有插管条件时宜采用中心静脉插管。必要时也可以交替应用这两种途径。由于烧伤病人肠外营养是为了补充肠内营养的不足,因此经周围静脉途径进行肠外营养就可以满足或基本满足严重烧伤病人的营养需要。这种途径的最大优点是可以避免中心静脉插管而发生的血管损伤、肺损伤、感染等并发症,比较安全。与中心静脉插管相比,周围静脉插管技术操作简单,对护理和设备的要求低,并发症少。另外,周围静脉输入营养易被病人接受。因此经周围静脉进行的肠外营养是烧伤病人的首选。经中心静脉输入的优点在于不需要反复穿刺插管,可耐受高渗透压的营养液,可以在短时间内输入大剂量的营养素,病人的体位和活动不受影响,方便可靠。其主要不足是导管感染率高,易出现血胸、气胸和动脉刺伤等严重并发症,危重病人的危险性较高。

作为肠外营养的氮源,烧伤病人使用平衡型的氨基酸注射液即可,除非有肝功能不全,肝功能不全者需要使用肝功能不全和肾功能不全专用的氨基酸。能量的供给应该采取脂肪乳剂和葡萄糖双能源,葡萄糖以300～350 g/d为宜,输入速度,初期应限制在2 mg/(kg·min),并缓慢增加速度,每24 h增加0.5～1 mg/kg,最快不超过5 mg/(kg·min)。脂肪乳剂在非蛋白质能量中所占比例以30%为宜,用量为1.5～2 g/(kg·d)。危险病人应选用中链或长链混合脂肪乳剂,这对代谢更有利。还要注意使用适量的维生素和矿物质,并监测水在烧伤后出现的代谢变化,以预防营养治疗并发症的发生。

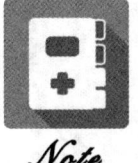

Note

二、外科围手术期

围手术期是指手术前后的一段时期,分术前准备和术后恢复这两个阶段。手术治疗本身也是一种创伤,可以引起一系列内分泌和代谢的变化,导致机体营养物质消耗增加及免疫功能受损,外科病人经常伴有蛋白质-能量营养不良,可引起病人对手术的耐受力下降,预后差,如果不及时补充营养,术后易出现感染及切口愈合不良或裂开等并发症。同时,机体的营养储备情况也是决定手术病人能否顺利康复的重要因素之一。因此,合理地补充营养,改善围手术期病人的营养状况,对于提高病人手术的耐受力,减少并发症的发生,促进术后恢复有十分重要的意义。

(一)围手术期营养支持原则

应根据病情及胃肠功能情况,选择合适的营养支持的途径和方法。胃肠功能允许时,尽可能应用肠内营养支持,尤其是需要长时间营养支持的病人,更应设法应用肠内营养支持,肠内营养不能满足需要时,应用肠外营养补充。肠外营养支持时,应首先选经周围静脉营养。

(二)术前营养支持

1. 适应证 术前营养支持不是每一个病人都必须实施的,这取决于病人术前的营养状况、脏器损害情况、拟施手术的类型等。术前营养支持的主要适应证如下。

(1)食管梗阻、幽门梗阻,反复发作性、粘连性、不全性肠梗阻。

(2)炎性肠道疾病,克罗恩病及溃疡性结肠炎。

(3)器官移植。

(4)反复胆道感染再次手术。

(5)大肠肿瘤特别是合并有不全梗阻的情况,肠道准备需要较长时间。

(6)术前严重营养不良,特别是体重在短时间内下降过快,以及血浆白蛋白低于 35 g/L 的肿瘤病人;或者虽然营养不良程度不严重,但拟行复杂手术或者大手术时。

2. 营养支持 术前营养支持的目的在于尽量改善病人的血红蛋白、血清总蛋白等各项营养指标,以提高对手术的耐受力。营养支持时,供给途径可根据需要选择经口摄食、管饲、肠内营养或肠外营养。应尽量采用肠内营养,在严重营养不良伴有消化功能障碍时可选用要素营养制剂或采用肠外营养以减轻胃肠道的负担,也可联合使用肠内营养和肠外营养。如果预计术后需要较长时间,肠外营养应在中心静脉置管。对于术前没有足够时间纠正营养不良的病人,多采用肠外营养。术前营养支持的时间要依病情而定,一般为 7~10 天,否则难以达到营养治疗的目的。对于卧床病人,营养支持的能量供给可按基础代谢的 110% 供给;可进行室内外活动的病人,供给的能量可以达到基础代谢率的 115%~120%;如果是发热的病人,体温每升高 1 ℃,按基础代谢率的 10% 增加供给能量,一般能量为 8.4~10.5 MJ/d(2000~2500 kcal/d),蛋白质为 15 g/(kg·d),其中 50% 以上应是优质蛋白质,同时要补充维生素。术前营养支持时,要充分考虑既往的内科疾病,如糖尿病病人应按糖尿病膳食要求供给,高血压病人要给予低盐低脂肪膳食,肾功能不全的病人应给予高能量低蛋白质低盐膳食。术前营养支持期间,要密切监测病人完成营养支持的情况和病人营养状况的改善情况,一旦病人不能完成营养支持或者营养状况有恶化的倾向,宜尽早手术。

(三)术后营养支持

外科手术作为对人体的一种创伤,使人体呈现出短期的高分解状态,此时给予营养支持的目的在于使人体尽快恢复代谢平衡,维持机体免疫功能,防止感染和发生并发症。

1. 适应证

(1)术前营养不良时,无论术前是否给予营养支持,术后均应给予营养支持。

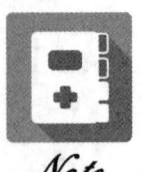

（2）术后需要禁食超过一周的情况。

（3）术后发生并发症,如消化道瘘、胰瘘、消化道梗阻、严重感染与胃潴留等。

（4）复杂手术或大手术后,胰十二指肠切除、全胃切除、肝癌切除或短期内多次手术时。

（5）全结肠切除术后。

（6）器官移植术后。

（7）脑外科术后昏迷。

（8）其他,如炎性肠道疾病、急性重症胰腺炎术后等。

2. 营养支持 针对术后人体内分泌和代谢的变化,能量的供给可按如下公式计算:基础能量消耗(BEE)×应激系数(轻度应激为1.3,中度应激为1.5,重度应激为2.0)。蛋白质供给要充足,按能氮比418 kJ(100 kcal)∶1 g计算。糖脂比为(1～2)∶1,术后营养支持有肠外营养和肠内营养两大途径,基本模式是肠外营养过渡至肠外营养和肠内营养结合,先停肠外营养,改为肠内营养,最后停肠内营养,改口服膳食,胃肠功能允许的病人应首选肠内营养,肠内营养不足的部分由肠外营养补充。手术创伤比较大,估计术后需要较长时间营养支持的病人,如胰十二指肠切除、全胃切除等可通过空肠造瘘管饲,管饲时要依据病人消化功能来选择肠内营养制剂,消化道功能完整的,可使用安素、瑞素、能全力等;胃肠功能有障碍的,可用百普力、百普素等。在病人可以经口摄食后,要遵循由流质膳食到半流质膳食到软食到普食的过程,应选择富含优质蛋白质、维生素、膳食纤维的食物,如瘦肉、鸡蛋、乳类及其制品、新鲜蔬菜和水果。对那些手术损伤较小的,估计肠道功能完全恢复时间不会超过1周的手术病人,可不经肠外营养和肠内营养阶段,待肠道排气后,直接进入流质膳食到半流质膳食到软食到普食的过程。

（李秋香）

第六节 代谢性疾病与营养

一、痛风

痛风是嘌呤合成代谢紊乱和尿酸排泄减少,血尿酸增高所致的一组代谢性疾病。临床特点为高尿酸血症及尿酸盐结晶、沉积所引起的特征性关节炎、痛风结石、间质性肾炎和尿酸性肾结石,严重者可致关节活动功能障碍和畸形。

痛风分为原发性和继发性两大类,前者多由先天性嘌呤代谢的一些酶的缺陷引起,大多数病因不明,属遗传性疾病,常伴有肥胖、糖尿病、高脂血症、原发性高血压、动脉硬化和冠心病等合并发生;后者则由某些系统性疾病如慢性肾病、血液病、药物、高嘌呤食物或者药物等多种因素引起。

痛风多见于体形肥胖的中老年男性,女性很少发病,如有发病多在绝经期后。发病前常有无症状的高尿酸血症,但只有出现关节炎和痛风结石时才叫痛风。可因疲劳、感染、酗酒、饮食过多、局部受伤诱发。

（一）膳食营养因素

1. 嘌呤代谢 嘌呤是核酸的组成成分,也是核酸分解代谢后的产物,尿酸是嘌呤代谢的终产物,约20%来自富含核酸或核蛋白食物在体内的消化代谢,约80%源于体内核酸或核蛋

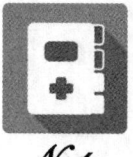

白的分解,高尿酸血症主要是内源性嘌呤代谢紊乱、尿酸排出减少与生成增多所致,虽然高嘌呤饮食并不是痛风的原发病因,但可使血尿酸水平升高,甚至达到相当于痛风病人的水平。

2. 相关慢性病　肥胖是痛风常见伴发病之一,人群调查证明血尿酸值与体质指数成正相关关系,高脂血症在痛风中也十分突出,75%~84%的痛风病人伴有高甘油三酯血症,约82%的高甘油三酯血症者伴有高尿酸血症。而痛风病人合并糖量异常也较为多见。同时高血压病人痛风患病率为2%~12%。

（二）营养治疗

痛风营养治疗的目的是尽快终止急性症状,预防急性关节炎的复发,并减少并发症的产生或逆转并发症,阻止或逆转伴发病。主要通过减少外源性和内源性的尿酸生成,促进体内尿酸的排泄来实现。

1. 限制总能量,保持理想体重　由于体质指数与高尿酸血症成正相关,因此,对于肥胖者应限制总能量的摄入,以达到并维持理想体重的目的。能量供给平均为25~30 kcal/(kg·d)。能量的减少应循序渐进,切忌猛减,否则引起酮体分解过快会导致酮症,抑制尿酸的排除,诱发痛风症急性发作。

2. 限制嘌呤　病人应长期控制摄入嘌呤。根据病情,限制膳食中嘌呤的含量。在急性期应严格限制嘌呤摄入量少于150 mg/d,可选择嘌呤含量低(小于30 mg/100 g)的食物。在缓解期,视病情可限量选用嘌呤含量中等的食物,但仍要注意禁用嘌呤含量太高(超过150 mg/100 g)的食物。

3. 适量蛋白质　食物中的核酸多与蛋白质合成核蛋白且存在于细胞内,适量限制蛋白质供给可控制嘌呤的摄取。其供给量为0.8~1.0 g/(kg·d)或50~70 g/d,并以植物性蛋白质为主,动物性蛋白质可选用嘌呤含量很少的乳类、干酪、鸡蛋等。瘦肉和禽类可经煮沸后弃汤食用,以减少其含量,但摄入量仍需限制。在痛风性肾病时,应根据尿蛋白的丢失和血浆蛋白质水平适量补充蛋白质;但在肾功能不全,出现氮质血症时,应严格限制蛋白质的摄入量。

4. 限制脂肪　为控制病人体重,避免肥胖,需限制脂肪的摄入,脂肪每日摄入量为40~50 g/d,占总能量的20%~25%。脂肪有阻碍肾脏排泄尿酸的作用,急性发作期更应限制。应采用蒸、煮、炖、卤、煲、灼等用油少的烹调方法。

5. 合理供给糖类　糖类有抗生酮作用和增加尿酸排泄的倾向,是能量的主要来源,占总能量的66%~70%。由于果糖可增加尿酸的生成,应减少糖和果糖的摄入量。

6. 充足的维生素和矿物质　各种维生素,尤其是B族维生素和维生素C应足量供给,维生素能促进组织内尿酸盐的溶解。多供给富含矿物质的蔬菜和水果等碱性食物,使尿液碱性化,增加尿酸在尿中的可溶性,有利于尿酸排出,但由于痛风病人易患有高血压、高脂血症和肾病,所以应限制钠盐摄入,通常用量为2~5 g/d。

7. 多饮水　摄入液量应保持在2500~3000 mL/d,以维持一定的尿量,促进尿酸排泄,防止结石生成。但若伴有肾功能不全,水分应适量。

8. 限制刺激性食物　酒精可使体内乳酸增多和酮体积聚,控制尿酸排出,并促进嘌呤分解使尿酸含量增高,诱发痛风发作,故禁忌饮酒。此外,辣椒、胡椒、花椒、芥末和生姜等调味品均能兴奋自主神经,诱使痛风急性发作,应避免食用。

9. 选择嘌呤含量少的食物　根据食物中嘌呤含量的不同,可将食物分为四类。

(1) 1类,含嘌呤最多的食物(每100 g含嘌呤150~1000 mg):肝、脑、肾、牛肚、羊肚、沙丁鱼、鱼子、胰腺、浓肉汤、肉精、浓肉汁、火锅汤等。

(2) 2类,含嘌呤较多的食物(每100 g含75~150 mg):扁豆、干豆类、鲤鱼、大比目鱼、鲈鱼、贝壳类(水产)、熏火腿、猪肉、牛肉、牛舌、野鸡、鸽子、鸭、鹌鹑、鹅、绵羊肉、兔、鹿肉、火鸡、

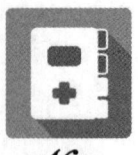

鳗鱼、淡鸡汤、淡肉汤、淡肝汤等。

（3）3类，含嘌呤较少的食物（每 100 g 含嘌呤 30～75 mg）：芦笋、菜花、龙须菜、四季豆、青豆、鲜豆、鲜豌豆、菜豆、菠菜、蘑菇、麦片，青鱼、鲑鱼、金枪鱼、白鱼、龙虾、鸡肉、火腿、羊肉、花生、麦麸面包等。

（4）4类，含嘌呤很少的食物（每 100 g 含嘌呤少于 30 mg）：奶类、奶酪、蛋类、豆腐、水果类、可可、咖啡、茶、海参、果汁饮料、豆浆、糖果、果酱、蜂蜜，以及精制谷类如富强粉、精磨稻米、玉米，蔬菜类如紫菜头、卷心菜、胡萝卜、芹菜、黄瓜、茄子、冬瓜、土豆、山芋、莴笋、西红柿、葱头、白菜、南瓜。

10. 急性发作期 只能选择牛奶、鸡蛋、精制面粉、蔬菜，多吃水果，大量饮水。禁食一切肉类和嘌呤含量丰富的食物（禁用 1、2、3 类食物，任选 4 类食物）。

11. 慢性痛风 蛋白质摄入量范围内的牛奶和鸡蛋清可不限量。瘦肉类每天少于 100 g，水煮弃汤后食用。避免食用高嘌呤食物（1 类食物），嘌呤中等含量食物适量选择（2、3 类）。

（三）营养护理

1. 加强健康教育意识 对病人及家属要加强饮食管理教育，了解痛风的预防和发病知识，饮食的不良习惯与疾病。

2. 鼓励病人多饮水 鼓励病人多喝水，每天沐浴，有利于尿酸的排出。

3. 正确选用低嘌呤食物 指导病人少用或不用富含嘌呤食物，改变不良习惯。

4. 食物的选择 根据病情选用食物。

二、骨质疏松症

骨质疏松症是一种以骨量降低和骨组织微结构破坏为特征，导致骨脆性增加和易于骨折的代谢性骨病。按病因可分为原发性和继发性、特发性骨质疏松症三类。

1. 原发性骨质疏松症 随年龄增长而出现的骨骼生理性退行性病变。①绝经后骨质疏松：常见于绝经不久的 51～65 岁女性，为高转换型，由破骨细胞介导，以骨吸收增加为主，小梁骨丢失大于皮质骨丢失，多发生在脊柱和骨远端。②老年性骨质疏松：多在 65 岁以后发生，为低转换型，以骨形成不足为主，小梁骨、皮质骨丢失同等，主要侵犯椎骨和髋骨。

2. 继发性骨质疏松症 由其他疾病如内分泌疾病、血液病、长期卧床等继发。

3. 特发性骨质疏松症 多见于 8～14 岁青少年，常伴有家族遗传史。临床主要症状是骨痛，尤以腰背部痛最常见，主要并发症是骨折，以椎体骨折最常见。

（一）膳食营养因素

1. 钙 钙是骨的主要成分，机体总钙量的 99% 存在于骨质和牙齿中，钙摄入量与骨的生长发育密切相关，在青少年时期开始就有足够的钙供给，增加骨矿化程度，使成年后获得理想的骨密度峰值。长期保持足量钙摄入，使女性闭经后以及进入老年时期的骨密度较高，骨质疏松发生速度减慢，骨折的危险性也会降低。随年龄增长而出现的骨矿物质丢失可能是长期钙摄入不足、吸收不良和排泄增多综合作用的结果。调节体内钙代谢的因素主要包括维生素 D、甲状旁腺素、降钙素和雌激素等。

2. 磷 机体内磷总量的 85% 存在于骨骼和牙齿中，与钙同为其重要组成成分。摄入过多的磷，可引起血磷偏高，抑制 1,25-二羟基维生素 D_3 生成，最终使钙吸收下降；但增加磷摄入可减少尿钙丢失，这些影响相互抵消，故对钙平衡影响不大。磷摄入过高或过低都不利于骨质疏松症的防治。

3. 维生素 1,25-二羟基维生素 D_3 促进小肠对钙、磷的吸收和转运，减少肾对钙、磷的排泄，有利于骨质钙化，维生素 A 和维生素 C 参与骨胶原和黏多糖的合成，后两者是骨基质的成

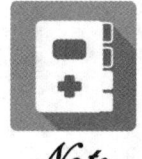

分,对骨钙化有利。维生素 K 的异常可伴有骨质疏松。

4. 蛋白质 蛋白质是组成骨骼有机质的原料,有些氨基酸有利于钙的吸收,长期蛋白质缺乏会造成骨基质蛋白合成不足并伴有钙缺乏,继而出现骨质疏松症,但摄入高蛋白质膳食可增加尿钙排泄,同时由于高蛋白质膳食常伴有大量的磷,后者可减少尿钙排出,故对钙平衡影响相互抵消,不会产生明显的尿钙。

5. 其他膳食因素 大量膳食纤维可以影响钙的吸收,增加粪便中钙的排出。植物性食物中的草酸和植酸,可与钙形成不溶性盐类,阻止其吸收。

(二) 营养治疗

骨质疏松症的预防比治疗更为重要,平衡膳食与积极运动均为防治骨质疏松症的有效手段。

1. 充足的钙 生长期儿童加强钙的摄入以达到理想的骨密度峰值,壮年期成年人每日参考摄入量为 800 mg,青春期少年及中老年人每日参考摄入量为 1000 mg,孕妇和乳母每日参考摄入量可达到 1200 mg。食物补钙最为安全,奶和奶制品含钙量多且吸收率也高,是优先选用的食物,对于伴有高脂血症的病人可选用脱脂奶,乳糖不耐受症者可选用酸奶。必要时可适量补充钙剂,但总钙摄入量不超过 2000 mg/d,过量摄入会增加肾结石等的危险性。

2. 适量的矿物质 合适的钙磷比例有利于钙的利用和减慢骨钙丢失,因此,磷的摄入量应适当。其他矿物质,如铁、锌、铜和锰等都与骨代谢相关,应注意适量补充。

3. 充足的维生素 维生素 D 能促进钙的吸收和利用,适量多晒太阳,以增加体内维生素 D 的合成。维生素 A 促进骨骼发育,维生素 C 促进骨基质中胶原蛋白的合成,故应足量供给。适量地补充维生素 K 和维生素 E 对预防骨质疏松症有益。

4. 适量的蛋白质 蛋白质可促进钙的吸收和储存,但过量的蛋白质也将促进钙的排泄,故应适量供给。健康成年人摄入 1.0 g/(kg·d) 比较合适。其中,奶中的乳白蛋白、蛋类的白蛋白、骨中的骨白蛋白、核桃的核白蛋白,都含胶原蛋白和弹性蛋白,是合成骨基质的重要原料,均适宜选用。

5. 科学烹调 谷类含有植酸,某些蔬菜富含草酸,它们与钙结合成不溶性钙盐可减少钙的吸收,故在烹调上应采取适当措施去除干扰钙吸收的因素。对含草酸高的蔬菜,可以先在沸水中灼一下,部分草酸溶于水后,再烹调,同时避免摄入过多的膳食纤维而干扰钙的吸收。

(三) 注意事项

1. 宜选食物 富含钙和维生素 D 的食物,如奶、奶制品、小虾皮、海带、豆类及其制品、沙丁鱼、鲑鱼、青鱼、鸡蛋等;各种主食,特别是发酵的谷类;各种畜禽肉类、鱼类;各种水果和蔬菜(草酸含量高的除外)。

2. 忌(少)用食物 含草酸高的菠菜、空心菜、冬笋、茭白、洋葱头等,应先灼后烹调,含磷量高的肝脏(磷比钙高 25～50 倍)和含高磷酸盐添加剂的食物不宜选用。

(李秋香)

第七节　其他疾病与营养

一、贫血

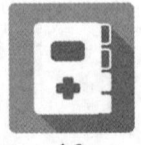

贫血是指人体外周红细胞容量减少,低于正常范围下限的一种常见的临床症状。依据发

病机制和(或)病因可分为红细胞生成减少性贫血、红细胞破坏过多性贫血和失血性贫血。其中与营养密切相关的贫血,是由造血原料不足或利用障碍所致的缺铁性贫血和巨幼红细胞性贫血。

(一)缺铁性贫血

铁是人体必需的微量元素之一。当机体对铁的供需关系失衡时,会使机体储存铁(ID)减少并耗尽,继而发生红细胞生成缺铁,最终导致缺铁性贫血,表现为缺铁引起的小细胞低色素性贫血,缺铁性贫血是世界性营养缺乏病之一,也是我国主要公共营养问题。

1. 红细胞生成缺铁发生的原因

(1)铁需求量增加而铁摄入量不足:多见于婴幼儿、青少年、孕妇和乳母。婴幼儿主要以乳类喂养,而乳类属于贫铁食物,若不及时补充含铁量高的辅食或铁制剂,易造成铁缺乏。青少年在生长发育阶段易因挑食或膳食不均衡造成铁缺乏。孕妇和乳母因需铁量增加,若摄入量未相应增加,也会导致机体铁缺乏。经济不发达地区摄入含铁的动物性食物较少,也会造成铁摄入不足。膳食铁主要分为两种,一种是来源于动物性食物的血红素铁,另一种主要来源于植物性食物的非血红素铁,后者的吸收利用受膳食因素影响。如"肉类因子"(尚未找到其成分)、某些氨基酸和维生素 C 可促进铁的吸收,而植酸、膳食纤维、卵黄高磷蛋白等则会降低铁的吸收率。

(2)铁吸收利用障碍:疾病、抗酸药物或胃部手术引起的胃酸分泌不足会影响铁的吸收。多种原因造成的胃肠道功能紊乱导致铁的吸收障碍而发生缺铁性贫血。

(3)铁丢失过多:由疾病导致的长期慢性铁丢失且得不到纠正会造成缺铁性贫血。机体失血过多的原因有慢性胃肠道失血,包括痔疮、消化性溃疡、寄生虫感染或食管胃底静脉曲张破裂等;月经失血过多,包括节育环刺激、子宫肌瘤等妇科疾病;咯血,如肺结核、肺癌等;慢性肾衰竭行血液透析等。此外,在高温条件下作业大量出汗、感染、恶性肿瘤等也会造成铁的丢失。

2. 红细胞生成缺铁的营养治疗 根据病情去除导致缺铁的病因,选择适当的途径补充铁及相关缺乏的营养素,纠正贫血,给予高蛋白质、高维生素膳食。

(1)能量和三大营养素:能量供给应满足机体正常需要,特殊人群供给量应相应增加以满足其特殊生理需要;蛋白质供给量应充足,成人可按 1.5 g/(kg·d)供给,蛋白质是合成血红蛋白的原料,其中,所含的氨基酸和"肉类因子"能促进铁的吸收;适量的脂肪摄入对铁的吸收有利,摄入过多或摄入过少均会减少铁的吸收。

(2)矿物质:增加膳食铁尤其是血红素铁的摄入量,必要时应补充铁制剂。缺铁性贫血病人应多摄入富含血红素铁的动物性食物,如瘦肉、动物血、动物内脏等。需要注意的是,牛奶是贫铁食物。蛋类虽然含铁不算少,但其所含卵黄高磷蛋白可抑制鸡蛋中铁的吸收,因此,牛奶和蛋类不是补铁的良好食物来源。铜能促进铁的吸收利用,故补铁时注意补铜;而钙、锌可影响铁的吸收,应避免同时应用。

(3)维生素:维生素 C 作为还原剂可将三价铁还原为二价铁,促进食物中非血红素铁的吸收,与富含铁的蔬菜同时食用,可大大提高铁的吸收率。参与红细胞生成的维生素 B_{12} 和叶酸也应充足摄入。同时维生素 A、维生素 E 和维生素 B_2 也应足量供应。

(4)避免食物干扰因素:植物性食物中的草酸、植酸、膳食纤维以及多酚类物质均影响铁的吸收利用,应避免与含铁丰富的食物同食。膳食纤维摄入应适量,AI 值为 25~35 g/d。

3. 注意事项

(1)宜用食物:畜禽肉类、鱼类、动物血、肝脏、肾脏、西红柿、青椒、橘子、猕猴桃、酸枣等。可以采用铁强化食品,如铁强化面粉、铁强化酱油等。

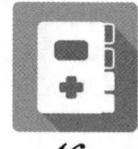

（2）忌用食物：含草酸较多的菠菜、韭菜、苋菜等；浓茶，咖啡。

（3）餐次：一日至少三餐，食欲差者可少食多餐。

（二）巨幼红细胞性贫血

巨幼红细胞性贫血的发生是由于缺乏叶酸和维生素 B_{12}，使红细胞发育过程中 DNA 合成障碍、细胞的分裂受阻，形成畸形的巨幼红细胞，并伴有神经症状。巨幼红细胞性贫血多发生于孕妇和婴儿。

1. 膳食营养因素

（1）叶酸缺乏：叶酸可参与细胞的复制，缺乏叶酸可导致 DNA 合成和细胞分裂减少，造成红细胞体积增大，发生巨幼病变并导致贫血。叶酸缺乏的主要原因是加工不当或挑食导致的膳食摄入不足；特定人群（如婴幼儿、孕妇和乳母）对叶酸的需求量增加而未及时补充；腹泻、小肠炎症和肿瘤等疾病；某些药物（如磺胺药、苯妥英钠和抗核苷酸合成药物等）影响了叶酸的吸收和利用；甲状腺功能亢进、慢性感染、血液透析和肿瘤等疾病使叶酸消耗量增加。

（2）维生素 B_{12} 缺乏：维生素 B_{12} 参与 DNA 的合成和细胞分裂过程，促进红细胞的发育和成熟，维生素 B_{12} 还可以提高叶酸的利用率，还是神经功能健全不可缺少的维生素。因此，神经精神症状是维生素 B_{12} 缺乏引起的。维生素 B_{12} 缺乏主要见于膳食中摄入量不足的完全素食者；先天性或疾病状态导致的内因子缺乏、胃蛋白酶和胰蛋白酶缺乏。另外，药物以及肠道疾病也会影响维生素 B_{12} 的吸收利用。

2. 营养治疗

（1）保证蛋白质的供应：在平衡膳食的基础上，蛋白质按 $1.5\ g/(kg \cdot d)$ 供给，可提高优质蛋白质的比例，增加蛋白质的利用率，保证红细胞合成代谢顺利进行。

（2）补充叶酸：多选用富含叶酸的食物，增加叶酸的膳食摄入量。必要时需补充叶酸制剂，可根据情况选择口服或肌内注射。

（3）补充维生素 B_{12}：增加膳食中维生素 B_{12} 的摄入。维生素 B_{12} 主要来源于动物性食物，植物性食物几乎不含维生素 B_{12}，对于素食者和行胃部手术的病人，应补充维生素 B_{12} 制剂。前者可口服，后者因吸收障碍需要通过肌内注射补充。

（4）其他矿物质和维生素：要注意补充其他与造血功能相关的矿物质，如铁、铜等；也要注意补充维生素 C 和 B 族维生素，其中维生素 C 可以促进叶酸吸收。

3. 注意事项

（1）新鲜蔬菜和水果是叶酸的良好来源，还包括鱼类、豆类、粗粮及肉类等；维生素 B_{12} 主要来源于动物肉类、肝脏、肾脏、奶类、蛋类及豆类等。

（2）对于单纯维生素 B_{12} 缺乏者不宜大量采用叶酸治疗，否则会加重维生素 B_{12} 的缺乏。

（3）通过向病人进行营养宣教，使其了解营养与疾病的关系，掌握合理配餐和选择食物的要点，养成良好的饮食习惯。

二、蛋白质-能量营养不良

蛋白质和（或）能量的供给不能满足机体维持正常生理功能的需要时，就会发生蛋白质-能量营养不良。根据发生原因蛋白质-能量营养不良可分为原发性和继发性两种。原发性蛋白质-能量营养不良由贫困和饥饿引起，主要见于经济落后地区，也是发展中国家重要的健康问题之一。

（一）临床上分类

1. 水肿型营养不良　水肿型营养不良也称为蛋白质营养不良综合征，或恶性营养不良，主要与长期蛋白质摄入不足有关，表现为水肿、腹泻，常伴突发性感染，病人生长迟缓、表情冷

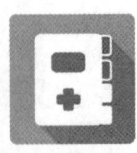

漠、动作缓慢等。由于全身水肿,有时体重可正常。

2. 干瘦型营养不良 此型也称为消瘦症,由能量严重摄入不足所致,表现为纳差、低体重、肌肉萎缩、消瘦无力、皮下脂肪消失(但无水肿)、注意力不集中等。

3. 混合型营养不良 能量和蛋白质长期摄入不足,具有以上两种类型营养不良特征的称为混合型营养不良。主要表现为皮下脂肪消失、肌肉萎缩、消瘦明显,病人生长迟滞、体重下降,有水肿,免疫力降低,并常伴有其他营养素缺乏。

(二) 膳食营养因素

1. 能量供应不足 人体维持各种生命活动所需要的能量均来源于食物中的营养素。当食物摄入不足、长期处于饥饿状态、机体能量供应处于负平衡时,为保证生命活动,机体会动员体内的脂肪和蛋白质来提供能量,最终导致代谢紊乱。处于生长发育期的儿童和青少年,以及烧伤、发热性疾病、手术等状态下的人群,对能量的需求量有所增加,如果摄入量未调整也会造成能量供应不足。

2. 蛋白质缺乏 蛋白质是人体必需的三大营养素之一,蛋白质不仅能够提供能量,更主要的是,它还能构成和修复机体组织、结构,并作为生理活性的物质参与机体的各种生理活动。蛋白质缺乏会导致机体的合成代谢减弱,同时引起血清蛋白减少导致低蛋白血症继而发生水肿。由于蛋白质合成不足,还可能导致贫血。当能量不足时,蛋白质会首先用于供能,从而影响其他生理活动的正常进行。糖类摄入不足或发生胃肠道疾病时也会影响蛋白质的吸收和利用。

(三) 营养治疗

营养治疗的原则是去除病因,采取有效合理的营养支持,尽快纠正能量与营养素的缺乏以及相关并发症。

1. 纠正水和电解质紊乱 如有水和电解质紊乱存在,应首先纠正。对严重蛋白质-能量营养不良病人可根据口干,唇、舌干燥,低血压,肢冷等判断其有无失水。

2. 补充足够的能量 能量的补充是首要的,但应缓慢进行。儿童每天需要至少 355 kJ/(kg·d)(80 kcal/kg·d),但不要高于 419 kJ/(kg·d)(100 kcal/(kg·d))。食欲恢复后维持 419 kJ/(kg·d)(100 kcal/(kg·d)),直至达到体重稳定增加。

3. 补充蛋白质 应选择高生物学价值并且易于消化吸收的蛋白质。初始阶段按照 1.5～2.0 g/(kg·d)提供,逐步增加至 3.0～4.5 g/(kg·d),其中至少 1/3 为优质蛋白质。

4. 补充糖类 补充糖类不但能为机体提供能量,同时还能促进蛋白质的吸收利用,起到节约蛋白质的作用,并且能改善低体重情况。

5. 补充必需的矿物质和维生素 应及时补充脂溶性维生素和水溶性维生素,纠正因摄入不足造成的维生素缺乏。同时还要注意钠、钾、钙、镁等矿物质的补充。

(四) 注意事项

(1)营养素补充应由少到多,循序渐进,不宜操之过急。

(2)能量和蛋白质应同时予以补充,否则单独过快补充能量可引起水、钠潴留,严重水肿和心力衰竭。

(3)开始时应少用脂肪以防止腹泻。

(4)营养补充开始 1 周后才给予铁,过早给予铁不会有生血反应,反而会促进细菌生长、产生自由基反应。

(5)根据病人胃肠道情况合理选择营养支持途径,普通食物、管饲肠内营养或者联合肠外营养。经口进食宜少食多餐,管饲时浓度不宜过高。

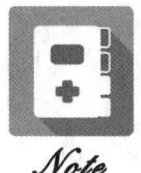

三、恶性肿瘤

恶性肿瘤是由细胞遗传信息改变导致难以控制的以细胞增殖为特点的100多种疾病的总称,目前已成为威胁人类生命的主要疾病之一。大多数恶性肿瘤是由环境与细胞遗传物质相互作用造成的结果,环境因素包括膳食结构及有关因素(如大量饮酒、肥胖)、生活方式(如吸烟、嚼烟草和体力活动较少等)和环境中的致癌物(如致癌化学物、病毒等)。其中,膳食营养因素对恶性肿瘤的发生和发展的影响可能最为重要。从作用机制上看,恶性肿瘤的发生是一个渐进的过程,分为启动、促进、进展三个阶段,膳食和营养素主要影响其启动和促进过程。

(一)膳食营养因素与恶性肿瘤的关系

1. 能量 能量是反映三大产能营养素摄入水平的间接指标。总能量的减少反映了食物摄入量的减少,蛋白质等营养素的摄入减少,会影响人体的抵抗力,促使肿瘤易于发生。流行病学资料表明,能量摄入过多、超重、肥胖、有久坐习惯的人群,其乳腺癌、结肠癌、胰腺癌、胆囊癌、子宫内膜癌和前列腺癌的患病危险性增加,而有规律的体力活动和瘦型体质可降低结肠癌的危险性,并有可能降低乳腺癌、肺癌的危险性。

导致肿瘤病人恶病质的一个常见原因是机体代谢率改变。早期的一些研究发现,恶性肿瘤病人机体的静息能量消耗明显高于正常人群,由于能量消耗增加,导致病人进行性能量缺乏,从而引起机体各组织群不断消耗,产生恶病质。肿瘤病人机体三羧酸循环增加,葡萄糖转化为脂肪增加,蛋白质转化增加,糖原合成增加等均是机体能量消耗增高的原因。

2. 脂肪 流行病学和实验资料显示,膳食脂肪摄入量影响恶性肿瘤的发病危险性。一些非吸烟因素导致的恶性肿瘤(如乳腺癌、结肠癌、前列腺癌、子宫内膜癌等),与脂肪摄入量,尤其是动物脂肪(主要是饱和脂肪酸)摄入量成正相关。由于脂肪与能量摄入量之间存在着高度的相关性,因此,很容易混淆脂肪、能量或二者共同对癌症危险性的影响。一般来说,高脂膳食能量含量也高,所以,看起来好像是高能量膳食产生的作用,而实际上很可能是由高脂肪产生的,反之亦然。关于胆固醇与癌的关系,以往报道癌症病人的血胆固醇低于正常对照组,但我国几十个县的生态学调查发现,血浆胆固醇水平与肝癌、结肠癌、直肠癌、肺癌、白血病、脑肿瘤的发生成正相关。

脂肪消耗是恶病质的主要特征之一,并可发生在肿瘤早期。脂肪代谢异常主要表现为内源性脂肪水解增高,外源性甘油三酯水解低于正常,有恶病质的肿瘤病人其甘油和脂肪酸的转化率增加。其机制可能包括:①摄入减少和营养不良;②肾上腺髓质受刺激至血儿茶酚胺水平升高和产生胰岛素抵抗;③肿瘤本身或髓样组织产生并释放脂肪分解因子。

3. 蛋白质 流行病学调查研究和动物实验表明,膳食蛋白质摄入过低和过高均会促进肿瘤的发生,食管癌和胃癌病人发病前的膳食蛋白质摄入量较正常对照组低。动物实验证实牛奶蛋白对胃内致癌物亚硝胺的合成有抑制作用。动物实验显示,摄入高蛋白质饲料的大鼠与摄入低蛋白质饲料的大鼠相比,前者被诱发乳腺癌和胰腺癌发病率均高于后者。

恶性肿瘤病人蛋白质代谢异常表现为蛋白质合成和分解增加,蛋白质转变率增加,血浆氨基酸谱异常,机体呈现负氮平衡。骨骼肌蛋白消耗是恶性肿瘤病人蛋白质代谢的特征之一,也是导致恶病质的主要原因之一。血浆色氨酸浓度增高则在进行性营养物质消耗中起关键性作用。

4. 糖类 有资料表明,摄食精制糖与乳腺癌、结肠癌、直肠癌的危险性增加有关,高淀粉食物可能增加胃癌的危险性。近年来,膳食纤维与人类健康的关系日益受到人们的重视。大量的流行病学调查研究进一步证实了膳食纤维摄入量与肠癌发病危险性呈负相关。不溶性膳食纤维不能被发酵,可以通过吸收水分增加排便体积,稀释和吸附潜在的致癌物,改善肠蠕动

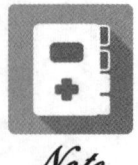

功能,缩短食物残渣残留在体内的时间。可溶性膳食纤维在结肠内易被细菌发酵,分解纤维素产生短链脂酸(如丁酸、丙酸和乙酸),增加肠道酸性,抑制结肠癌、直肠癌的发生。恶性肿瘤病人糖类代谢异常主要表现在:葡萄糖转化增加和外周组织利用葡萄糖障碍;糖异生作用和三羧酸循环增强为无效代谢,该代谢增加了病人的基础能量消耗,从而导致了恶病质的产生;葡萄糖利用障碍还导致了糖耐量异常和周围组织胰岛素抵抗。恶性肿瘤病人三大营养物质代谢异常情况见表7-4。

表 7-4 恶性肿瘤病人三大营养物质代谢异常情况

项目	糖类	脂肪	蛋白质
异常情况	葡萄糖不耐受	体脂丢失	总体蛋白质更新率增高
	胰岛素抵抗	脂肪分解增强	肝内蛋白质合成率增加
	胰岛素分泌异常	游离脂肪酸和甘油三酯更新增强	肌肉蛋白质合成率下降,持续性分解
	葡萄糖清除延迟	脂肪合成减少	肌肉蛋白质
	葡萄糖生成增加	高脂血症	
	葡萄糖更新增加	外源性葡萄糖不能抑制脂肪酸氧化	
	三羧酸循环增强	胰岛素水平正常,但血清脂蛋白酶(LPL)活性下降	

5. 维生素

(1) 维生素 A:膳食中的维生素 A 包括存在于动物脂肪及其制品中的已经形成的视黄醇和来源于植物性食物中的类胡萝卜素(主要为 β-胡萝卜素)。有雪貂实验显示,大剂量 β-胡萝卜素在香烟烟雾下形成氧化代谢产物,破坏视黄酸而引起促癌作用;小剂量 β-胡萝卜素无此作用,但能供给足够的视黄酸。可见 β-胡萝卜素的防癌作用及其适宜剂量有待进一步研究。专家建议最好通过食物补充维生素 A 和胡萝卜素,而不要大量补充人工合成的胡萝卜素和维生素 A。

(2) 维生素 E:关于癌症危险性与富含维生素 E 膳食之间关系的流行病学调查研究为数不多,结果也不一致。维生素 E 可以抑制机体自由基的形成,保护细胞的正常分化,阻止上皮细胞过度增生角化,进而减少细胞癌变、抑制癌细胞的增殖、诱导细胞向正常细胞分化、提高机体的免疫功能,这可能是维生素 E 的防癌机制。调查研究发现,可预防的癌症包括食管癌、胃癌、结肠癌及前列腺癌。

(3) 维生素 C:维生素 C 具有很强的抗癌作用,这主要表现在如下几个方面。①阻断致癌物质亚硝胺的合成;②促进淋巴细胞的形成;③大剂量维生素 C 能增强机体免疫功能;④增加胶原物质的生成,增强机体自身对癌细胞的抵抗能力;⑤加速机体致癌化合物的排出,抵消凋亡细胞的毒素的作用;⑥促进机体干扰素的合成;⑦通过对癌细胞能量代谢的影响直接抑制癌细胞生长。维生素 C 最明显的抗癌作用是降低胃癌的危险。

(4) 叶酸:叶酸可减轻遗传物质损伤。人群调查研究表明,膳食和血浆中高叶酸水平可使大肠癌的发病危险性下降。

(5) 其他:维生素 B_2、泛酸和烟酸对于调节新陈代谢的关键酶的合成起重要作用,对预防消化系统恶性肿瘤有重要意义。维生素 B_2 缺乏对二乙基亚硝胺诱发肝癌有促进作用。维生素 B_6 可抑制膀胱癌的进展和转移。维生素 D 可抑制肿瘤细胞的增殖,还可通过钙的作用来抑制肠道胆汁酸及其衍生物的促癌作用。

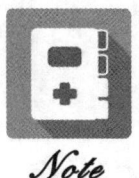

6. 微量元素

(1) 碘：有资料表明，碘过多和碘缺乏都会增加甲状腺癌的危险性。另外，碘缺乏也是乳腺癌、子宫内膜癌和卵巢癌的发病因素之一。缺碘可导致乳腺组织上皮细胞发育不良，增加乳腺组织对致癌物质的敏感性。

(2) 锌：锌和身体中许多酶及蛋白质的生物合成有关，锌摄入过少和过多都会降低机体免疫功能，增加患癌危险性。锌摄入过多还可影响硒的吸收。流行病学资料显示，锌过量可能与食管癌和胃癌有关。

(3) 硒：硒的防癌作用是比较肯定的。研究资料显示，硒的营养状况与癌症发病率呈负相关，动物实验也强烈支持硒对许多部位癌症的保护作用。硒是一种抗氧化剂，维持谷胱甘肽过氧化酶的活性。这种酶通过催化有机过氧化物分解而预防细胞受损伤。硒可以抑制细胞增生，加强免疫反应，还可以改变致癌物代谢，使之转变为毒性较低的化合物。

7. 植物化学物

(1) 类胡萝卜素：番茄红素是一种重要的类胡萝卜素，主要存在于番茄、紫红色葡萄柚、木瓜等红色蔬菜水果中。番茄红素摄入量或血浆中番茄红素的浓度和癌症发病的危险性成明显负相关。流行病学研究表明，多吃番茄、番茄制品与降低前列腺癌发生率明显相关，也对肺癌、胃癌、胰腺癌、直肠癌、食管癌、口腔癌、宫颈癌、乳腺癌、皮肤和子宫内膜癌都有抑制作用，但其抗癌机制还需深入研究。

(2) 类黄酮化合物：类黄酮化合物广泛存在于蔬菜、水果、茶叶、大豆中。这类化合物大部分具有抗氧化性及金属螯合性，其中，有些化合物有抗癌活性，能抑制致癌物的致癌作用。

(3) 有机硫化合物：十字花科蔬菜(如绿菜花、紫甘蓝、白菜、花菜等)都含有含硫化合物前体，有报告称，有机硫化合物可阻止实验动物体内致癌物的致癌作用，阻断致癌物的代谢，引起癌细胞死亡，阻止癌细胞转移等。其他有机硫化合物来自蒜、葱、洋葱、韭菜等，有抑制体内代谢活性的作用，从而与降低多种致癌物的致癌作用有关。

(4) 萜类化合物：此类物质主要存在于水果、蔬菜及全谷类、豆类食物中，能抑制实验动物的化学致癌物的致癌作用，甚至能使癌细胞逆转。

(5) 多酚化合物：多酚化合物多存在于大蒜、黄豆、绿茶等食物中，是一类抗氧化剂，有清除自由基、抗氧化、抗诱变发生的作用，其中，茶多酚能阻止多环芳烃和杂环等致癌物所造成的 DNA 损伤，阻止内源性致癌物形成和活化，动物实验表明，绿茶对肿瘤具有化学预防作用。

8. 酒精　一般认为，饮酒和八个部位肿瘤发生有密切关系，即舌癌、口腔癌、咽喉癌、食管癌、胃癌、胰癌、肺癌及肾癌。酒精致癌可能与酒精造成消化道黏膜损伤，使致癌物容易被吸收，抑制人体的免疫功能，造成人体营养缺乏有关。

(二) 营养治疗

1. 营养治疗的目的　对恶性肿瘤病人进行营养支持的目的并非治疗肿瘤，而是在于通过预防和治疗营养不良来改善病人功能状况，从而提高抗癌治疗的效果，减少抗癌治疗的副作用，改善生活质量，尽可能地延长病人的生存期。

2. 营养素需要量

(1) 能量：能量供给要适量，过多易引起肥胖，且多种恶性肿瘤的发生都与能量摄入过多有关；过少又易引起或加重营养不良，甚至导致恶病质。能量供给应视营养状况、活动量、性别、年龄而定，轻体力活动者每日需要量为 30～35 kcal/(kg·d)，卧床病人为 20～25 kcal/(kg·d)。低体重病人可取高限，超重病人则取低限。

(2) 蛋白质：蛋白质供给要充足，能控制肌肉分解，同时保证基础氮平衡，尤其保证和免疫相关蛋白质的合成。在肿瘤负荷下，病人有效摄入量减少，又伴有高代谢，蛋白质消耗增加，

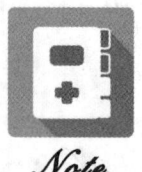

因此恶性肿瘤病人多伴有不同程度的蛋白质缺乏,另外手术、放疗、化疗也会对机体正常组织造成不同程度的损伤,损伤组织的修复仍需要大量的蛋白质。蛋白质供给量应占总能量的15%～20%,或按 1.0～2.0 g/(kg·d)计算,其中,优质蛋白质应占 1/3 以上。

(3)糖类和脂肪:作为恶性肿瘤病人能量的主要来源,应按标准比例供给,以改善病人的营养情况,保证蛋白质的充分利用,其摄入量不应过多,也不应过分限制。如果胃肠道条件允许,可以增加膳食纤维的供给。

(4)维生素和矿物质:多种恶性肿瘤的发生都与机体某些维生素和物质缺失密切相关。对于此类病人应严格检测、及时补充。若膳食调整不能满足需要,可直接补充相应制剂,保证病人摄入足够的维生素和矿物质。

3. 营养支持实施 营养治疗已成为现代抗癌治疗重要的辅助手段之一,针对不同情况的恶性肿瘤病人应采取相应的营养治疗手段。

(1)放疗病人:对准备进行放疗的病人首先应进行营养风险评估,对于预期可能发生营养摄入不足的病人,应在治疗一开始或治疗前进行营养指导等干预,发现进食明显减少即可进行营养支持,适合放疗病人的营养支持方法包括口服或管饲营养支持,应首选饮食指导和口服补充肠内营养制剂,口服不足部分由管饲补充。对于不能或不愿进行肠内营养支持的病人可酌情使用肠外营养支持治疗。

(2)化疗和干细胞移植病人:应定期对化疗病人进行营养风险筛查。营养支持的原则是尽量经口进食,摄入不足时才考虑通过口服或管饲肠内营养制剂来补充营养。对于干细胞移植的病人,如果口服摄入量下降,又伴有管饲相关并发症(如出血和感染)风险增加,也可以考虑肠外营养支持。

(3)围手术期病人:对于围手术期病人的营养支持治疗,建议同样适用于恶性肿瘤病人。围手术期如果合并严重营养不良将使术后感染的发生率大大增加,伤口愈合不良,住院时间延长。因此合理的饮食营养对于术后病人的恢复意义重大。

(4)进展期(包括晚期)病人:此期病人多数不能被治愈,常伴有食欲差、疼痛、味觉改变、便秘等症状。这一阶段应积极对症治疗,膳食应能满足机体基本需要,维持体力,减轻进食相关的副作用。虽不能治愈,但可以提高病人的良好感觉、增强抵抗力、减少感染、提高生活质量。临终肿瘤病人由于机体严重消耗,器官衰竭,已不能从营养支持获益,一般不推荐常规的营养支持,只需普通输液维持水、电解质平衡。

(三)预防恶性肿瘤的发生

世界癌症研究基金会在 2007 年出版的《食物、营养、身体活动和癌症预防》(第二版)报告中提出了 10 条预防癌症的新建议。

1. 针对普通人群的八条建议

(1)确保体重维持在正常范围内(体质指数 BMI 为 21～23),在整个成年期避免体重增长和腰围增加。

(2)每天至少进行 30 min 中强度的身体活动,随着身体适应能力的增加,适当增加活动的时间和强度,即 60 min 或以上的中强度或 30 min 或以上的重度身体活动,避免如久坐、看电视等不良习惯。

(3)少吃高能量(高脂肪、高糖、低纤维)的食物,避免含糖饮料(包括果汁),尽量少吃快餐。

(4)每天吃多种非淀粉类蔬菜和水果(至少 400 g),每天都吃全谷类(如燕麦、大麦、麦、玉米等)和豆类,每天至少摄入 25 g 非淀粉多糖。

(5)每周摄入猪肉、牛肉、羊肉等红肉的量要少于 500 g,尽可能少吃烟熏、腌制或加入化

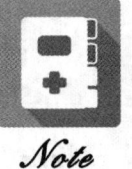

学防腐剂保存的熟肉类制品。

（6）如果喝酒，男性每天不超过 2 份，女性不超过 1 份（1 份酒含酒精 10～15 g）。

（7）避免吃盐腌的食物，保证盐的摄入量低于 6 g/d（钠 2.4 g/d），不吃发霉的谷类或豆类。

（8）不推荐使用膳食补充剂预防癌症，强调通过膳食本身满足营养需要。

2. 两条特殊建议

（1）完全母乳喂养婴儿 6 个月后要添加辅食。

（2）癌症幸存者要特别注意合理膳食、保持健康体重、坚持适度活动。切忌吸烟。

（李秋香）

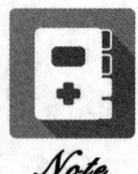

第八章 项目化实训技能参考

能力目标

1. **掌握**：个人食谱编制的原则、方法与步骤，营养调查的方法与步骤。
2. **熟悉**：营养健康宣传教育程序与方法。
3. **了解**：食物中毒案例讨论的组织实施以及资料分析思维过程。

扫码看 PPT

第一节 合理膳食配置与食谱编制实训

一、概述

（一）定义

合理膳食是按人们的身体需要，根据食物中各种营养物质的含量，设计食谱，使人体摄入的营养素种类齐全、数量充足、比例合适，即达到平衡膳食。营养配餐是实现合理膳食的一种措施。

营养配餐的分类 $\begin{cases} 个人营养配餐 \\ 群体营养配餐 \end{cases}$

（二）合理膳食的目的和意义

（1）将营养素需要落实到膳食，使营养配餐的对象摄入足够的能量和各种营养素，同时防止能量和营养素的过高摄入。

（2）根据群体对各种营养素的需要，结合实际情况合理选择各类食物，达到平衡膳食。

（3）通过编制营养食谱，可指导食堂膳食的管理和家庭膳食的管理。

（三）合理膳食的依据

（1）中国居民膳食营养素参考摄入量（量的目标确定和评价）。

（2）中国居民膳食指南和平衡膳食宝塔（食谱设计的原则）。

（3）食物成分表（食谱的计算）。

（4）营养平衡理论（食谱的评价）——三大营养素比例、蛋白质来源比例等。

（5）合理的饮食制度——把全天的食物按一定的数量、质量、次数、时间进行合理分配的一种制度。

（6）食物的合理加工烹调。

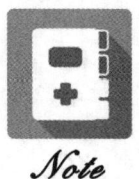

Note

二、个人食谱编制

（一）概述

1. 定义　将每日各餐主、副食的品种、数量、烹调方法、用餐时间排列成表，称为食谱。

2. 分类

按时间分：餐食谱、日食谱、周食谱、月食谱。

按进餐对象分：个人食谱、家庭食谱、单位食谱（食堂）。

3. 食谱编制的目的

（1）编制食谱是家庭和社区营养的重要工作内容。

（2）对正常人来说是保证其合理营养的具体措施。

（3）对营养性疾病病人来说是一项基本的治疗措施。

（4）对食堂来说食谱是烹调人员配餐的依据。

（5）可提高烹调人员工作效率，保证工作质量。

（二）食谱编制原则

总的原则是平衡膳食和合理营养的要求。

（1）保证营养平衡

①满足每日膳食营养素及能量的供给。

②各营养素之间比例适当。

③食物要多样，搭配要合理。

④主副食搭配、精细搭配、荤素搭配、颜色搭配、形状搭配等。

（2）合理的饮食制度　饮食制度是把全天的食物按一定的数量、质量、次数、时间进行合理分配的一种制度。一般以每天三餐较为合适；在三餐分配上，一般早餐占全天总能量的 25%～30%，午餐占 40%，晚餐占 30%～35%。特殊情况下，可根据具体情况进行合理安排。

制定合理的饮食制度的原则如下。

①注意食物消化生理。

②适当安排两餐的间隔时间。

③能满足生理和劳动的需要，适应生活和工作。

（3）选择合适的食物烹调方法　需要权衡食物加工烹调的各种影响，结合个人的饮食习惯，选择合适的烹调方式。不管是何种烹调方法，都不能一成不变，需要经常变换烹调方法。

（4）照顾饮食习惯，注意饭菜的口味　在制订食谱的过程中，在不违反营养学原则的前提下，应尽量照顾就餐人员的饮食习惯。

（5）联系市场供应的实际。

（6）兼顾经济条件。

（三）个人食谱编制的方法

食谱的编制方法如下。

（1）计算法——考试内容。

（2）食物交换份法——制订周食谱。

（3）膳食指南与膳食宝塔应用法——实际应用（成年人）。

（4）进食量确定法——实际应用（婴儿、儿童）。

计算法食谱编制的步骤如下。

1. 确定用餐对象全日能量供给量

（1）查表法：根据用餐对象的年龄、性别、劳动强度（职业、工作性质）查表确定。

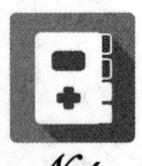

（2）计算法：根据实际体重、个体营养状况（正常、胖、瘦）（评估）、劳动强度，使用单位体重的能量（kcal/kg）需要进行计算确定。

2. 计算三大营养素应提供的能量

（1）确定三大营养素的供能比（基础理论知识）：

蛋白质：10%～15%。

脂肪：20%～30%。

碳水化合物：55%～65%。

（2）计算三大营养素应提供的能量：

公式：总能量（已知）×供能比

举例：已知某人的每日能量需要量为 2700 kcal（可根据资料查表确定），三大营养素的供能比为 15%、25%、60%（一般设定）。

计算：

蛋白质的供能为：2700 kcal×15%=405 kcal

脂肪的供能为：2700 kcal×25%=675 kcal

碳水化合物的供能为：2700 kcal×60%=1620 kcal

3. 计算三大营养素的每日需要量（用于下一步的计算和食谱的总体评价）

（1）公式：三大营养素提供的能量÷生热系数

三大营养素提供的能量（上述计算已知）/三大营养素的生热系数（基础理论知识已知）

（2）计算：

蛋白质：405 kcal÷4 kcal/g≈101(g)

脂肪：675 kcal÷9 kcal/g=75(g)

碳水化合物：1620 kcal÷4 kcal/g=405(g)

4. 计算三大营养素三餐分配量（用于下一步确定主副食的量）

一般三餐的营养分配为 30%、40%、30%（基础理论知识已知）

早餐（30%）

蛋白质：101 g×30%≈30(g)

脂肪：75 g×30%≈23(g)

碳水化合物：405 g×30%≈122(g)

午餐（40%）：

蛋白质：101 g×40%≈40(g)

脂肪：75 g×40%≈30(g)

碳水化合物：405 g×40%≈162(g)

晚餐（30%）：

蛋白质：101 g×30%≈30(g)

脂肪：75 g×30%≈23(g)

碳水化合物：405 g×30%≈122(g)

5. 主食和副食品种的确定（主食和副食品种和数量的确定）

一般主食和副食的确定是根据日常生活知识（饮食习惯）和营养知识要求来确定。一般的早餐选择原则是干湿结合，荤素结合，品种多样（2～4 种）。一般的午、晚餐主食的选择原则是品种要多样，粗细结合。一般的午、晚餐副食的选择原则是品种要多样、荤素结合、干稀结合、避免重复。

一般的早餐品种：牛奶、豆浆、稀饭、馒头、包子（蒸）、面包（烤）、炒粉、肠粉、小菜（青菜、榨菜、煮黄豆）、鸡蛋（煮、煎）、面条（炒、煮）、粉条（煮、炒）等。

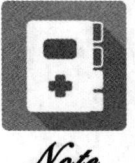

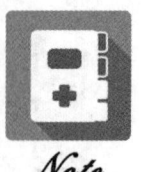

一般的午、晚餐主食:米饭、面食(粮谷类)。

一般的午、晚餐副食:鱼、肉、蛋类、青菜(分别计算,组合烹调)。

6. 主食和副食数量的确定

(1) 主食量的确定公式:需要量×供应比例(2 种主食)÷食物含量

★一般按餐次分别以碳水化合物的需要量确定主食量。

假如某人的早餐主食品种选择为小米粥和馒头,副食为牛奶。

设定小米粥提供的碳水化合物为 20%,馒头提供的碳水化合物为 80%(注意:根据经验设定)。

查食物成分表可知:100 g 小米粥的碳水化合物含量为 8.4 g;100 g 馒头的碳水化合物含量为 44.2 g。

所需主食的重量公式:需要量×供应比例÷食物含量

所需小米粥重量为:122×20%÷(8.4/100)≈290 g

所需馒头的重量为:122×80%÷(44.2/100)≈221 g

假如某人以米饭为主食。上述计算已知午餐的碳水化合物需要量为 162 g,查食物成分表可知米饭的碳水化合物含量为 25.9 g/100 g。

所需米饭量为:162×100%÷(25.9/100)≈625 g(相当于大米 230 g,米饭与大米的比例一般为(2.5~3)∶1)

假如某人以米饭和馒头为主食,并且分别提供 50%的碳水化合物。上述计算已知午餐的碳水化合物需要量为 162 g,查食物成分表可知米饭的碳水化合物含量为 25.9 g/100 g,馒头的碳水化合物含量为 44.2 g/100 g。

所需米饭量为:162×50%÷(25.9/100)≈313 g

所需馒头量为:162×50%÷(44.2/100)≈183 g

(2) 副食量的确定:副食量的确定一般以蛋白质需要量确定。

①确定午餐(或晚餐)的蛋白质量(上述计算已知)。

②计算主食蛋白质量的公式:主食量×主食的蛋白质含量。

由食物成分表可知,馒头的蛋白质含量为 6.2 g/100 g,米饭的蛋白质含量为 2.6 g/100 g。

午餐馒头的蛋白质供给量为:183×(6.2/100)≈11.3 g

午餐米饭的蛋白质供给量为:313×(2.6/100)≈8.1 g

主食提供的蛋白质的量:11.3+8.1=19.4 g

③确定副食的蛋白质供给量公式:餐次蛋白质总量－主食蛋白质量

副食的蛋白质供给量为:40 g－19.4 g=20.6 g

④设定各种副食的蛋白质供给比例(人为根据营养学知识或经验设定)

由于蔬菜类蛋白质含量低,计算过程为图简单而往往先忽略。而用动物性食品和豆类食品进行计算。上例设定蛋白质供给比例为动物性食品供给比例为 2∶3,豆类食品供给比例为 1∶3。

假如某人的动物性食物选择为猪肉(里脊),豆类食品选择为豆腐干(熏)。

猪肉供应的蛋白质重量为:20.6×2/3≈13.7 g

豆腐干(熏)供应的蛋白质重量为:20.6×1/3=6.9 g

查食物成分表可知:猪肉(里脊)的蛋白质含量为 20.2 g/100 g,豆腐干的蛋白质含量为 15.8 g/100 g。

猪肉的需要重量为:13.7÷(20.2/100)≈68 g

豆腐干的需要量为:6.9÷(15.8/100)≈44 g

确定了动物性食品和豆制品的重量,就可以保证蛋白质的摄入。最后是选择蔬菜的品种和数量。蔬菜的品种和数量由市场的供应情况、配菜的需要、平衡膳食宝塔的要求等确定。

7. 确定纯能量食品的量(烹调用油的量)

总脂肪量－食物中的脂肪含量＝植物油的量

8. 食谱的初步确定 食物搭配和烹调方法的确定。

例如:初定午餐食谱为米饭(625 g)、椒丝(50 g)、炒豆腐干(44 g)、菜心(150 g)、炒肉片(64 g)

9. 食谱的计算(复核) 食谱初订后,应根据食物成分表对食谱进行营养素计算(有条件的个人或单位可进行电脑营养计算)。

10. 食谱的评价

(1)食物多样化评价:食谱中食物的种类是否包括五大类食物。

(2)食物量的评价:与平衡膳食宝塔的食物比较。

(3)能量和营养素的摄入量的评价:将食谱的能量和营养素计算结果与膳食营养素参考摄入量进行比较,一般在相差10%的范围内,可认为能量和营养素符合要求。否则应增加或减少食物的品种和数量。

(4)三餐的能量摄入分配的评价:尤其是早餐的能量和蛋白质供给是否达到要求。

(5)蛋白质来源的评价(优质蛋白质的比例)。

(6)三大营养素的供能比的评价。

11. 食谱的调整 根据食谱的评价结果对食谱中的食物品种和数量进行调整。

(宁　超)

第二节　营养调查与评价实训

一、概述

(一)定义

营养调查(nutritional survey)是运用科学手段来了解某个群体或个体的膳食营养水平,以判断其膳食营养摄入是否合理和营养状况是否良好。

营养评价(nutritional assessment)是根据营养调查的结果,对被调查者的营养状况进行综合分析和评价。

(二)调查的目的与意义

(1)了解不同地区、不同人群的膳食种类和数量,评价居民膳食结构和营养现状,以预测今后发展的趋势。

(2)发现与膳食营养因素有关的营养问题,跟进监测或进行原因探讨。

(3)为制定营养政策法规、研究与营养相关疾病、制定营养素供给标准提供参考和依据。

(三)调查对象与时间

1. 调查对象 以调查目的、视人力物力而定,选择的原则应具有代表性。

2. 调查时间 最好每季一次,如人力物力受限,可夏秋和冬春各一次,每次3～7天。

调查膳食结构、能量与营养素摄入、烹调方法、一日三餐分配是否合理。

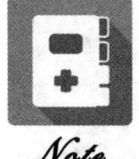

（四）膳食调查方法

（1）称重(量)法。

（2）记账(查)法。

（3）24 h 回顾法(询问法)。

（4）化学分析法：对食物进行化学分析。

（5）食物频率法(食物频数法)。

每种方法都有优点和不足,有时使用两种或多种方法相结合才能提供更准确的结果。实际调查时应多采取组合方法效果更好。

二、调查方法

（一）称重(量)法

称重法也常称为称量法,是指通过准确称量掌握调查对象在调查期间(4～7 天)每日每餐各种食物的消耗量,从而计算出每人每日的营养素摄入量。

优点：比较准确。称重法准确性高,可作为膳食调查的"金标准",用以衡量其他方法的准确性。

缺点：环节多、工作量大,需要较多的人力和经费；忽略了烹调加工对营养素的损失或影响。称重法一般用于比较严格的调查研究。

【调查步骤】

（1）准确记录每餐各种食物及调味品的名称。

（2）准确称量食物的生重、熟重、剩余量、零食。从市场买回的食物(称市品)；去掉不可食部分后所剩余的食物(称食部)；食物烹调后的食品重量(称熟重)；吃剩饭菜的重量(称剩余量)。

（3）有关"称重法"计算公式

＊生熟比＝生食物重量/熟食物重量

＊生食物的摄入量＝熟食摄入量×生熟比

（4）将食物按品种分类,求得平均每人每日的食物消耗量。

（5）查食物成分表计算平均每人每日的营养素摄入量。

【注意事项】

（1）准确称重和记录熟食的实际摄入量：进行称重记录时,调查者要在调查对象每餐食用前准确称量和记录各种食物,吃完后还要将剩余或废弃部分称重并加以扣除,得出每种食物的实际摄入量。

（2）零食也要称重并记录：三餐之外的水果、糖果和花生、瓜子等零食也要称重并记录。

（3）膳食调查的时间不宜太长,但也不能太短,太长消耗人力物力,太短又不能反映真实水平,一般定为 4～7 天。

（4）在不同季节分次调查,不同地区不同季节的人群膳食营养状况往往有明显差异,为了使调查结果具有良好的代表性和真实性,最好在不同季节分次调查。

（二）记账法(查账法)

适用于有详细膳食账目的集体单位,也可用于家庭。

开始调查前需记录现存(库存)的食物量,调查过程中详细记录各种食物的采购量,在调查结束时记录剩余(库存)的食物量。集体调查要记录每日每餐进食人数,以计算日总人数。对于有膳食账目的集体食堂等单位,可查阅过去一定时期内全体人员的食物消费量,并除以同一时期的进餐人数,算出平均每人每日各种食物的摄入量。

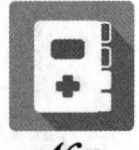

优点:容易掌握、手续简便、节省人力和经费,可以调查较长的时间,减少时间和季节间的误差。

缺点:只有平均数据,没有个人资料;不能反映某一个体的实际摄入水平和个体间的差异;不能对出现营养问题的个体进行评估和解释;不太准确。

【调查步骤】

(1) 个体数据收集:设计表格,记录个体食物的摄入量。

(2) 群体数据的收集和计算:群体数据的基础是个体数据,其收集方式参考个体数据的收集;在只收集到调查期间总的食物摄入量的情况下,还须登记就餐人数,以方便计算平均摄入量。

【举例】

某被调查人群由三类人员组成,其中能量供给量为 2000 kcal 的有 12 人、2400 kcal 的有 8 人,2600 kcal 的有 6 人,对三类人员均进行了为期 3 天的膳食调查,请计算该人群的折合标准人系数及混合系数。若查表得知该类人群每日蛋白质平均摄入量是 75 g,则该人群的折合标准人的蛋白质摄入量应该是多少克?

解:计算步骤

①分别计算三类人员的折合标准人系数;

②运用公式再计算混合系数;

③最后计算该人群的蛋白质平均摄入量。

＊折合系数＝能量供给量(kcal)/2400(kcal)

2000 kcal 人群(12 人)的折合标准人系数:2000 kcal/2400 kcal≈0.83

2400 kcal 人群(8 人)的折合标准人系数:2400 kcal/2400 kcal＝1.0

2600 kcal 人群(6 人)的折合标准人系数:2600 kcal/2400 kcal≈1.08

混合系数:(0.83×12×3＋1.0×8×3＋1.08×6×3)÷(12×3＋8×3＋6×3)＝0.94

假如调查该人群的蛋白质平均摄入量,查表知是 75 g/d,则该人群的折合标准人的蛋白质平均摄入量是:75÷0.94＝80 g。

(三) 24 h 回顾法

24 h 回顾法也称询问法,即通过询问并记录调查对象一天 24 h 内各种主副食品的摄入情况,一般调查 3 天以上,然后计算平均每天营养素的摄入量,并进行初步的评价。

优点:简便易行。

缺点:结果粗糙。

【24 h 回顾法调查误差较大的原因】

(1) 对食物量判断不准确。

(2) 回忆不清楚,存在误报、漏报或少报。

(3) 心理因素的影响,存在多报或少报。

(4) 被调查者不配合。

【注意事项】

(1) 调查人员必须明确调查目的,语言表达能力强,具有熟练的技能及诚恳的态度。

(2) 调查时应佩带或携带有效证件,遵守预约时间并尊重调查对象的习俗。

(3) 选用 24 h 回顾调查法应连续进行 3 天。

(4) 年龄太小的儿童或年龄太大的老年人不适合作为 24 h 回顾法的调查对象。

(5) 引导调查对象准确描述进餐情况,力求不遗漏、不多报或少报。

(四) 化学分析法

通过实验室化学分析方法,测定调查对象在一定时间内所摄入食品的能量和营养素的数

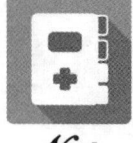

量及质量。收集样品的方法是双份饭菜法,即制作两份完全相同的饭菜,一份供调查对象食用,另一份作为分析样品,分析样品在数量和质量上必须与调查对象摄入的食物一致。

（五）频率法

频率法是估计被调查者在指定的一段时期内吃某些食物的频率的方法,以问卷的形式进行膳食调查,以调查个体经常性的食物摄入种类,根据每日、每周、每月甚至每年所食各种食物的次数或食物的种类来评价膳食营养状况。近年来被应用于了解一定时间内的日常摄入量,以研究既往膳食习惯和某些慢性病的关系。

常用五种调查方法的应用范围和优缺点见表8-1。

表8-1 常用五种调查方法的应用范围和优缺点

方法	优点	缺点	应用
称重法	准确	费时、费力,不适用大规模	家庭、个人、团体
记账法	简单易行,省时、人、物	时间短不够准确,代表性有影响	账目清楚的机关部队学校
询问法	简单易行,省时、人、物	主观,不太准确,回忆偏倚	家庭、个人
化学分析法	准确	费时、力、财	科研、治疗膳食
频率法	被调查者负担轻,应答率高,经济、方便;可长期调查	量化不准确（一般偏高）,易遗漏	调查个人膳食习惯与某些慢性疾病的关系

三、营养评价

（一）膳食结构的评价

膳食结构是指膳食中各类食物的数量及其在膳食中的比例。一般指提供的能量占总能量的比例。膳食结构的评价一般可以参考平衡膳食宝塔的模式进行评价。

膳食结构的评价要特别注意以下几点。

（1）种类要求:膳食食物是否多样化。

（2）数量要求-差距描述:平衡膳食宝塔是理想化的模式,与个人现实有差距。

（3）适用条件:平衡膳食宝塔是长期模式,不适用于个人短期的评价。

（二）能量和营养素摄入量的评价

应用"中国居民膳食营养素参考摄入量（DRIs）"对个体和群体的能量和营养素摄入量进行评价。如何具体应用DRIs评价膳食营养素摄入量参考相关章节。

（三）能量来源分布评价

一般包括食物来源和营养素来源分布评价。

（1）食物来源:我国推荐的"2000年膳食目标"要求总能量60%来自谷类,动物性食物占比为14%。

（2）营养素来源:

蛋白质供能比:11%~15%为宜（婴幼儿为12%~15%,成人为11%~14%）。

脂肪供能比:25%~30%。

碳水化合物供能比:55%~65%。

（四）蛋白质的来源分布评价

对膳食蛋白质的评价不但要考虑其数量,还要对其质量进行分析评价。一般认为,合理膳食中蛋白质数量应足够（成人70 g）,优质蛋白质（动物性蛋白及豆类蛋白）应占总蛋白质的1/3

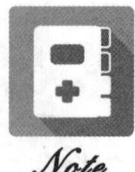

以上。

（五）能量餐次分配的评价

一般认为三餐能量分配的适宜比例为:早餐30％、午餐40％、晚餐30％。

四、体格检查

人体测量的内容包括:①身(长)高(对3岁以下儿童需要量身长);②体重;③皮脂厚度(测量皮脂厚度的常用部位有肱三头肌部、肩胛下部、腹部);④上臂围;⑤腰围;⑥臀围;⑦头围(对3岁以下儿童测量头围);⑧胸围。

（一）成年人最常用的体格检查

测量指标是身高、体重、上臂围、腰围、臀围和皮褶厚度等,其中以身高和体重最重要,因为它综合反映了蛋白质、能量以及其他一些营养素的摄入、利用和储备情况,反映了机体、肌肉、内脏的发育和潜在能力。对于成年人而言,由于身高已基本无变化,当蛋白质和能量供应不足时体重的变化更灵敏,因此常作为了解蛋白质和能量摄入状况的重要观察指标。

（二）儿童生长发育检查

测量常用的指标有体重、身高、坐高、头围、胸围、上臂围等,而其中身高、体重、头围和胸围是儿童体格测量的主要指标。婴幼儿由于不能站立或站立时不能保持正确的身高测量姿势,也不能自主端坐保持正确的坐高测量姿势,故采用卧位分别测量头顶至臀部、足底的距离。除了测量方法选用的差异性外,还要注意测量方法的标准化。

（宁　超）

第三节　营养健康宣传教育程序与方法实训

一、概述

营养健康宣传教育是营养干预的一种有效手段,具有成本低廉、方便实施、受众广泛等特点,对居民营养状况的改善和营养水平的提高发挥着重要作用。按照世界卫生组织(WHO)的定义,其是通过改变人们的饮食行为习惯而达到改善营养状况目的的一种有计划活动。

二、相关原理及程序

（一）教育对象

(1) 个体:主要指公共营养和临床营养工作的对象。

(2) 各类组织机构:包括学校、部队或食品企业等。

(3) 社区:包括街道、居委会、餐馆、食品店、社区保健等各种社会职能机构。

(4) 政府部门:包括政府部门的有关领导和工作人员。

（二）基本形式

(1) 讲座。

(2) 小组活动。

(3) 个别劝导。

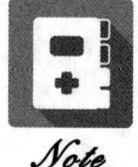

Note

（4）培训。

（5）咨询。

（三）实施步骤

（1）了解教育对象。

（2）制订教育计划。

（3）确定教育途径和资料。

（4）教育前期准备。

（5）实施营养教育计划。

（6）进行效果评价。

（四）各类食品安全卫生及管理

各类食品安全卫生及管理见表8-2。

表8-2　各类食品安全卫生及管理

食品种类	卫生及管理
粮豆、蔬菜、水果	安全仓储的卫生要求，运输、销售过程的卫生要求，控制农药残留，防止无机有害物质污染
畜、禽及鱼类	养殖环境的卫生要求，屠宰的卫生要求，保鲜剂卫生检疫，腐败变质
奶及奶制品	乳品场、奶牛的卫生要求，挤奶的卫生要求，奶的消毒
食用油脂	油脂酸败

三、营养教育

（一）宣传教育工作程序及宣传教育内容提纲

工作准备：收集相关的营养教育资料；设计教育形式及环节。

程序一：介绍营养教育讲座参加对象、讲座内容、讲座目的、主持人自我介绍。

程序二：讲座开始。

（1）宣传营养平衡理论。

（2）宣传健康生活方式的相关知识。

（3）选择食物的依据《中国居民膳食指南（2016）》。

（4）搭配膳食的比例参照中国居民膳食宝塔（2016）。

程序三：略做总结，讲座结束。

（二）案例分析

某社区服务机构计划邀请一位营养师在本社区开展一次糖尿病饮食的营养宣教，本小区修建时间久远，居民多为中老年人，文化程度低，且没有基本营养知识，也未受过任何营养或健康教育。请你分析以下该营养师的营养宣教讲稿提纲，分析存在哪些问题。

（1）什么是糖尿病？

（2）糖尿病病人相关营养素的获取量。

（3）糖尿病病人的营养治疗。

（4）糖尿病病人的营养护理。

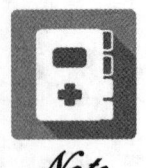

（宁　超）

第四节 食物中毒案例讨论

一、概述

食物中毒是指摄入含有生物性、化学性有毒有害物质的食品或把有毒有害物质当作食品摄入后所出现的非传染性的急性、亚急性疾病。食物中毒属于食源性疾病,是食源性疾病中最为常见的疾病。

二、食物中毒的特点及分类

（一）特点

（1）发病与特定的食物有关。

（2）发病潜伏期短,来势急剧,呈暴发性。

（3）无人与人之间直接传染。

（4）中毒表现和治疗方法相似。

（二）分类

（1）细菌性食物中毒。

（2）真菌毒素和霉变食品中毒。

（3）有毒动植物性食物中毒。

（4）化学性食物中毒。

三、案例分析

案例过程1:2016年5月12日下午4时,某市疾控中心接该市某区疾控中心电话报告:该区某大学多名学生进食了学校早餐之后,先后出现恶心、剧烈呕吐、腹痛、腹泻等不适症状,已分别送到校医院就诊。

问题1:如果你作为一名医院门诊医生,接到第一例病人时,首先可能会做何诊断? 当在短时间内接到数例类似症状或体征的病人时,应如何处理? 如果经询问病史后,怀疑是食物中毒,应如何处理?

案例过程2:据某医院医生询问数例病人后,发现大多数病人是在早晨进食学校提供的早餐之后,先后出现不适,因此怀疑食物中毒,立即电话报告了该区疾病预防控制中心。经该区疾控中心调查,5月12上午6点30分,某大学食堂开始提供早餐(豆浆、包子、红豆糕、鸡蛋等)。从上午7点5分开始,先后有135名学生出现头晕、剧烈呕吐、腹痛、腹泻等消化道症状,分别到该大学校医院就诊,后转至该区医院就诊。其中125人经补液及对症治疗,病情好转,并于当天出院。另外有10人仍住院观察,病情稳定,无重症病人。

问题2:按食物中毒的处理原则,如果怀疑该起事件是食物中毒,现场的处理工作包括哪些?

案例过程3:该区疾控中心接报后,立刻赴现场进行了流行病学调查,得到以下资料。

（1）时间分布:首例病人的发病时间为5月12日7时5分,末例病人发病时间为5月12日18时30分。潜伏期最短为35 min,最长为12 h。

（2）地域分布:病人是分布在某大学的135名学生。

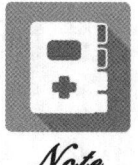

（3）性别、年龄、职业分布：学生，男性 70 人，女性 65 人，学生年龄 18～23 岁。

（4）进食场所：135 名病人全部有进食学校提供的早餐的相同经历。进餐时间为 5 月 12 日早上 6 点 30 分后；可疑食物为豆浆和红豆糕。

（5）主要临床表现和治疗措施：135 名病人以剧烈呕吐、腹痛、腹泻等临床症状为主。135 名病人全部出现呕吐，其中 53 人出现剧烈呕吐（呕吐次数 10～15 次/天）；腹痛腹泻的有 23 人，腹泻次数最多为 5 次/天，最少为 1 次/天；发热 2 人，体温 37.8～38.3 ℃。各医院对病人主要采取止吐、抗菌和对症、支持疗法，治疗后病情均有好转，除 10 人需留院观察以外，其余 125 人均于当天出院。

（6）现场卫生学调查：该区卫生监督所对可疑肇事单位和早餐供餐公司进行了检查，发现该校早餐均由某供餐公司提供，每天早上约 5 点 30 分用专用食品车送货到该校后勤集团。对供餐公司现场检查发现存在生熟混放，加工预进间的感应式水龙头已坏；15 名加工人员中有 3 名未办健康证，1 名健康证过期。

（7）采样情况：该区疾控中心采集了早餐剩余可疑食物 20 宗、供餐公司员工用具 12 宗、病人呕吐物样本 10 宗，实验室按食物中毒常见致病菌检验常规，经分离、培养和血清学及毒素鉴定后，在 7 份豆浆中检出金黄色葡萄球菌，其中 3 份检出肠毒素；并在病人呕吐物中检出相同类型的肠毒素。

问题 3：该次事件是否是食物中毒？如果是，是哪一类食物中毒，造成中毒的原因是什么？可疑食物和可疑餐次如何确定？

问题 4：对此类食物中毒的病人处理，应注意哪些方面？

问题 5：在食物中毒的现场处理工作中，如何采样？采样过程中应注意哪些方面？对细菌性食物中毒，一般要做哪些方面的实验室检验？

问题 6：本次事件中该供餐公司应承担什么责任？应如何处理？

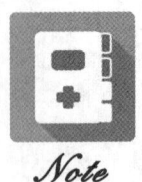

附　录

附录 A　常见食物一般营养成分

附表 A-1　常见食物一般营养成分表

类别	食物名称	食部/(%)	能量/kcal	蛋白质/g	脂肪/g	糖类/g	膳食纤维/g	钙/mg	磷/mg	铁/mg	胡萝卜素/μg	视觉醇/μg	硫胺素/mg	核黄素/mg	烟酸/mg	抗坏血酸/mg	水分
粮谷类	稻米(X)	100	347	7.4	0.8	77.9	0.7	13	110	2.3	—	—	0.11	0.05	1.9	—	13.3
	粳米(标一)	100	345	7.7	0.6	77.4	0.6	11	121	1.1	—	—	0.16	0.08	1.3	—	13.7
	灿米(标一)	100	348	7.7	0.7	77.9	0.6	7	146	1.3	—	—	0.15	0.06	2.1	—	13.0
	小麦标准粉	100	349	11.2	1.5	73.6	2.1	31	188	3.5	—	—	0.28	0.08	2.0	—	12.7
	小麦富强粉	100	351	10.3	1.1	75.2	0.6	27	114	2.7	—	—	0.17	0.06	2.0	—	12.7
	高粱米	100	360	10.4	3.1	74.7	4.3	22	329	6.3	—	—	0.29	0.10	1.6	—	10.3
	小米	100	361	9.0	3.1	75.1	1.6	41	229	5.1	100	—	0.33	0.10	1.5	—	11.6
	玉米面(黄)	100	352	8.1	3.3	75.2	5.6	22	196	3.2	40	—	0.26	0.09	2.3	—	12.1
	荞麦	100	337	9.3	2.3	73.0	6.5	47	297	6.2	20	—	0.28	0.16	2.2	—	13.0
	糯米	100	350	7.3	1.0	78.3	0.8	26	113	1.4	—	—	0.11	0.04	2.3	—	12.6
干豆类	黄豆(大豆)	100	390	35.0	16.0	34.2	15.5	191	465	8.2	220	—	0.41	0.20	2.1	—	10.2
	黑(大)豆	100	401	36.0	15.9	33.6	10.2	224	500	7.0	30	—	0.20	0.33	2.0	—	9.9
	青(大)豆	100	398	34.5	16.0	35.4	12.6	200	395	8.4	790	—	0.41	0.18	3.0	—	9.5
	豇豆	100	336	19.3	1.2	65.6	7.1	40	344	7.1	60	—	0.16	0.08	1.9	—	10.9
	绿豆	100	329	21.6	0.8	62.0	6.4	81	337	6.5	130	—	0.25	0.11	2.0	—	12.3
	蚕豆	100	338	21.6	1.0	61.5	1.7	31	418	8.2	—	—	0.09	0.13	1.9	—	13.2
	豆腐	100	82	8.1	3.7	4.2	0.4	164	119	1.9	—	—	0.04	0.03	0.2	—	82.8

续表

类别	食物名称	食部/(%)	能量/kcal	蛋白质/g	脂肪/g	糖类/g	膳食纤维/g	钙/mg	磷/mg	铁/mg	胡萝卜素/μg	视觉醇/μg	硫胺素/mg	核黄素/mg	烟酸/mg	抗坏血酸/mg	水分
干豆类	豆腐丝	100	203	21.5	10.5	6.2	1.1	204	220	9.1	30	—	0.04	0.12	0.5	—	58.4
	豆浆	100	16	1.8	0.7	1.1	1.1	10	30	0.5	90	—	0.02	0.02	0.1	—	96.4
	豆腐脑	100	15	1.9	0.8	0.0	—	18	5	0.9		—	0.04	0.02	0.4	—	96.7
	腐竹	100	461	44.6	21.7	22.3	1.0	77	284	16.5			0.13	0.07	0.8	—	7.9
鲜豆类	豆角	96	34	2.5	0.2	6.7	2.1	29	55	1.5	200	—	0.05	0.07	0.9	18	90.0
	刀豆	92	40	3.1	0.3	7.0	1.8	49	57	4.6	220	—	0.05	0.07	1.0	15	89.0
	黄豆芽	100	47	4.5	1.6	4.5	1.5	21	74	0.9	30		0.04	0.07	0.6	8	88.8
	绿豆芽	100	19	2.1	0.1	2.9	0.8	9	37	0.6	20		0.05	0.06	0.5	6	94.6
	四季豆	96	31	2.0	0.4	5.7	1.5	42	51	1.5	210		0.04	0.07	0.4	6	91.3
	毛豆	53	131	13.1	5.0	10.5	4.0	135	188	3.5	130		0.15	0.07	1.4	27	69.6
根茎类	甘薯（红心）	90	102	1.1	0.2	24.7	1.6	23	39	0.5	750	—	0.04	0.04	0.6	26	73.4
	甘薯（白心）	86	106	1.4	0.2	25.2	1.0	24	46	0.8	220	—	0.07	0.04	0.6	24	72.6
	胡萝卜（红）	96	39	1.0	0.2	8.8	1.1	32	27	1.0	4130		0.04	0.03	0.6	13	89.2
	白萝卜	95	23	0.9	0.1	5.0	1.0	36	26	0.5	20		0.02	0.03	0.3	21	93.4
	马铃薯	94	77	2.0	0.2	17.2	0.7	8	40	0.8	30		0.08	0.04	1.1	27	79.8
	藕	88	73	1.9	0.2	16.4	1.2	39	58	1.4	20		0.09	0.03	0.3	44	80.5
	竹笋	63	23	2.6	0.2	3.6	1.8	9	64	0.5	—		0.08	0.08	0.6	5	92.8
	豆薯	91	57	0.9	0.1	13.4	0.8	21	24	0.6	—		0.03	0.03	0.3	13	85.2
蔬菜类	大白菜（白梗）	92	22	1.7	0.2	3.7	0.6	69	30	0.5	250	—	0.06	0.07	0.8	47	93.6
	大白菜（青白口）	83	17	1.4	0.1	3.0	0.9	35	28	0.6	80	—	0.03	0.04	0.4	28	95.1
	白菜苔	84	28	2.8	0.5	4.0	1.7	96	54	2.8	960		0.05	0.08	1.2	44	91.3
	菠菜	89	28	2.6	0.3	4.5	1.7	66	47	2.9	2920		0.04	0.11	0.6	32	91.2
	洋葱（葱头）	90	40	1.1	0.2	9.0	0.9	24	39	0.6	20		0.03	0.03	0.3	8	89.2
	韭菜	90	29	2.4	0.4	4.6	1.4	42	38	1.6	1410		0.02	0.09	0.8	24	91.8
	芹菜	66	17	0.8	0.1	3.9	1.4	48	50	0.8	60		0.01	0.08	0.4	12	94.2

续表

类别	食物名称	食部/(%)	能量/kcal	蛋白质/g	脂肪/g	糖类/g	膳食纤维/g	钙/mg	磷/mg	铁/mg	胡萝卜素/μg	视觉醇/μg	硫胺素/mg	核黄素/mg	烟酸/mg	抗坏血酸/mg	水分
蔬菜类	蕹菜	76	23	2.2	0.3	3.6	1.4	99	38	2.3	1520	—	0.03	0.08	0.8	25	92.9
	青蒜	84	34	2.4	0.3	6.2	1.7	24	25	0.8	590	—	0.06	0.04	0.6	16	90.4
	莴笋(苣)	62	15	1.0	0.1	2.8	0.6	23	48	0.9	150	—	0.02	0.02	0.5	4	95.5
	莴笋(苣)叶	89	20	1.4	0.2	3.6	1.0	34	26	1.5	880	—	0.06	0.10	0.4	13	94.2
	苋菜(紫)	73	35	2.8	0.4	5.9	1.8	178	63	2.9	1490	—	0.03	0.10	0.6	30	88.8
	圆白菜(卷心菜)	86	24	1.5	0.2	4.6	1.0	49	26	0.6	70	—	0.03	0.03	0.4	40	93.2
	菜花(花椰菜)	82	26	2.1	0.2	4.6	1.2	23	47	1.1	30	—	0.03	0.08	0.6	61	92.4
	油菜苔(菜苔)	82	24	3.2	0.4	3.0	2.0	156	51	2.8	540	—	0.08	0.07	0.8	65	92.4
瓜茄类	黄瓜	92	16	0.8	0.2	2.9	0.5	24	24	0.5	90	—	0.02	0.03	0.2	9	95.8
	冬瓜	80	12	0.4	0.2	2.6	0.7	19	12	0.2	80	—	0.01	0.01	0.3	18	96.6
	南瓜	85	23	0.7	0.1	5.3	0.8	16	24	0.4	890	—	0.03	0.04	0.4	8	93.5
	丝瓜	83	21	1.0	0.2	4.2	0.6	14	29	0.4	90	—	0.02	0.04	0.4	5	94.3
	茄子	93	23	1.1	0.2	4.9	1.3	24	23	0.5	50	—	0.02	0.04	0.6	5	93.4
	辣椒(青,尖)	84	27	1.4	0.3	5.8	2.1	15	33	0.7	340	—	0.03	0.04	0.5	62	91.9
	辣椒(红,小)	80	38	1.3	0.4	8.9	3.2	37	95	1.4	1390	—	0.03	0.06	0.8	144	88.8
	甜椒(灯笼椒)	82	25	1.0	0.2	5.4	1.4	14	20	0.8	340	—	0.03	0.03	0.9	72	93.0
	西红柿	97	20	0.9	0.2	4.0	0.5	10	23	0.4	550	—	0.03	0.03	0.6	19	94.4
	甜瓜	78	27	0.4	0.1	6.2	0.4	14	17	0.7	30	—	0.02	0.03	0.3	15	92.9
咸菜类	榨菜	100	33	2.2	0.3	6.5	2.1	155	41	3.9	490	—	0.03	0.06	0.5	2	75.0
	酱大头菜	100	41	2.4	0.3	8.4	2.4	77	41	6.7	—	—	0.03	0.08	0.8	5	74.8
	腌芥菜头	100	44	2.8	0.1	9.3	2.7	87	41	2.9	—	—	0.07	0.02	0.8	—	70.5
	腌雪里蕻	100	29	2.4	0.2	5.4	2.1	294	36	5.5	50	—	0.05	0.07	0.7	4	77.1
	酱黄瓜	100	26	3.0	0.3	3.4	1.2	52	73	3.7	180	—	0.06	0.01	0.9	—	76.2
	辣萝卜条	100	41	1.4	0.5	8.5	1.8	118	34	3.3	100	—	0.03	0.06	0.5	—	77.8

续表

类别	食物名称	食部/（%）	能量/kcal	蛋白质/g	脂肪/g	糖类/g	膳食纤维/g	钙/mg	磷/mg	铁/mg	胡萝卜素/μg	视觉醇/μg	硫胺素/mg	核黄素/mg	烟酸/mg	抗坏血酸/mg	水分
菌藻类	鲜蘑菇	99	24	2.7	0.1	4.1	2.1	6	94	1.2	10	—	0.08	0.35	4.0	2	92.4
	干香菇	95	274	20.0	1.2	61.7	31.6	83	258	10.5	20	—	0.19	1.26	20.5	5	12.3
	紫菜（干）	100	250	26.7	1.1	44.1	21.6	264	350	54.9	1370	—	0.27	1.02	7.3	2	12.7
	海带（干）	98	90	1.8	0.1	23.4	6.1	348	52	4.7	240	—	0.01	0.10	0.8	—	70.5
	木耳（干）	100	265	12.1	1.5	65.6	29.9	247	292	97.4	100	—	0.17	0.44	2.5	—	15.5
水果类	菠萝	68	44	0.5	0.1	10.8	1.3	12	9	0.6	20	—	0.04	0.02	0.2	18	88.4
	柑橘	77	51	0.7	0.2	11.9	0.4	35	18	0.2	890	—	0.08	0.04	0.4	28	86.9
	橙	74	48	0.8	0.2	11.1	0.6	20	22	0.4	160	—	0.05	0.04	0.3	33	87.4
	蜜橘	76	45	0.8	0.4	10.3	1.4	19	18	0.2	1660	—	0.05	0.04	0.2	19	88.2
	鸭梨	82	45	0.2	0.2	11.1	1.1	4	14	0.9	10	—	0.03	0.03	0.2	4	88.3
	苹果	76	54	0.2	0.2	13.5	1.2	4	12	0.6	20	—	0.06	0.02	0.2	4	85.9
	葡萄	86	44	0.5	0.2	10.3	0.4	5	13	0.4	50	—	0.04	0.02	0.2	25	88.7
水果类	桃	86	51	0.9	0.1	12.2	1.3	6	20	0.8	20	—	0.01	0.03	0.7	7	86.4
	杏	91	38	0.9	0.1	9.1	1.3	14	15	0.6	450	—	0.02	0.03	0.6	4	89.4
	香蕉	59	93	1.4	0.2	22.0	1.2	7	28	0.4	60	—	0.02	0.04	0.7	8	75.8
	鲜枣	87	125	1.1	0.3	30.5	1.9	22	23	1.2	240	—	0.06	0.09	0.9	243	67.4
动物性食物	猪肉（肥）	100	807	2.4	88.6	0.0	—	3	18	1.0	—	29	0.08	0.05	0.9	—	8.8
	猪肉（肥瘦）	100	395	13.2	37	2.4	—	6	162	1.6	—	18	0.22	0.16	3.5	—	46.8
	瘦猪肉	100	143	20.3	6.2	1.5	—	6	189	3.0	—	44	0.54	0.10	5.3	—	71.0
	瘦牛肉	100	106	20.2	2.3	1.2	—	9	172	2.8	—	6	0.07	0.13	6.3	—	75.2
	兔肉	100	102	19.7	2.2	0.9	—	12	165	2.0	—	26	0.11	0.10	5.8	—	76.2
	瘦羊肉	90	118	20.5	3.9	0.2	—	9	196	3.9	—	11	0.15	0.16	5.2	—	74.2
	鸡	66	167	19.3	9.4	1.3	—	9	156	1.4	—	48	0.05	0.09	5.6	—	69.0
	鸭	68	240	15.5	19.7	0.2	—	6	122	2.2	—	52	0.08	0.22	4.2	—	63.9
	鹅	63	245	17.9	19.9	0.0	—	4	144	3.8	—	42	0.07	0.23	4.9	—	61.4
	猪肝	99	129	19.3	3.5	5.0	—	6	310	22.6	—	4927	0.21	2.08	15.0	—	70.7
	猪血	100	55	12.2	0.3	0.9	—	4	16	8.7	—		0.03	0.04	0.3	—	85.8
	牛肝	100	139	19.8	3.9	6.2	—	4	152	6.6	—	*	0.16	1.30	11.9	—	68.7
	鸡肝	100	121	16.6	4.8	2.8	—	7	263	12.0	—	* *	0.33	1.10	11.9	—	74.4

续表

类别	食物名称	食部/(%)	能量/kcal	蛋白质/g	脂肪/g	糖类/g	膳食纤维/g	钙/mg	磷/mg	铁/mg	胡萝卜素/μg	视觉醇/μg	硫胺素/mg	核黄素/mg	烟酸/mg	抗坏血酸/mg	水分
动物性食物	牛奶	100	54	3.0	3.2	3.4	—	104	73	0.3	—	24	0.03	0.14	0.1	—	89.8
	鸡蛋（白皮）	87	138	12.7	9	1.5	—	48	176	2.0	—	310	0.06	0.59	0.6	—	75.8
	鸡蛋（红皮）	88	156	12.8	11.1	1.3	—	44	182	2.3	—	194	0.13	0.32	0.2	—	73.8
	鸭蛋	87	180	12.6	13	3.1	—	62	226	2.9	—	261	0.17	0.35	0.2	—	70.3
	鹅蛋	87	196	11.1	15.6	2.8	—	34	130	4.1	—	192	0.08	0.30	0.4	—	69.3
	鹌鹑蛋	86	160	12.8	11.1	2.1	—	47	180	3.2	—	337	0.11	0.49	0.1	—	73.0
	松花蛋（鸭蛋）	90	171	14.2	10.7	4.5	—	63	165	3.3	—	215	0.06	0.18	0.1	—	68.4
	鲤鱼	54	109	17.6	4.1	0.5	—	50	204	1.0	—	25	0.03	0.09	2.7	—	76.7
	鲫鱼	54	108	17.1	2.7	3.8	—	79	193	1.3	—	17	0.04	0.09	2.5	—	75.4
	草鱼	58	112	16.6	5.2	0.0	—	38	203	0.8	—	11	0.04	0.11	2.8	—	77.3
	鳊鱼	59	135	18.3	6.3	1.2	—	89	188	0.7	—	28	0.02	0.07	1.7	—	73.1
	鲢鱼	61	102	17.8	3.6	0.0	—	53	190	1.4	—	20	0.03	0.07	2.5	—	78.0
	青鱼	63	116	20.1	4.2	0.2	—	31	184	0.9	—	42	0.03	0.07	2.9	—	73.9
	小黄鱼	63	99	17.9	3	0.1	—	78	188	0.9	—	—	0.04	0.04	2.3	—	77.9
	带鱼	76	127	17.7	4.9	3.1	—	28	191	1.2	—	29	0.02	0.06	2.8	—	73.3
	鲳鱼	70	142	18.5	7.8	0.0	—	46	155	1.1	—	24	0.04	0.07	2.1	—	72.8
	干墨鱼	82	287	65.3	1.9	2.1	—	82	413	23.9	—	—	0.02	0.05	3.6	—	24.8
	干鱿鱼	98	313	60.0	4.6	7.8	—	87	392	4.1	—	—	0.02	0.13	4.9	—	21.8
	河虾	86	84	16.4	2.4	0.0	—	78	293	8.8	—	48	0.04	0.12	2.2	—	78.1
	海虾	51	79	16.8	0.6	1.5	—	146	196	3.0	—	—	0.01	0.05	1.9	—	79.3
	虾皮	100	153	30.7	2.2	2.5	—	991	582	6.7	—	19	0.02	0.14	3.1	—	42.4
调味品	醋	100	31	2.1	0.3	4.9	—	17	96	6.0	—	—	0.03	0.05	1.4	—	90.6
	酱油	100	63	5.6	0.1	10.1	0.2	66	204	8.6	—	—	0.05	0.13	1.7	—	67.3
	豆瓣酱	100	181	13.6	6.8	17.1	1.5	53	154	16.4	—	—	0.11	0.46	2.4	—	46.6
	辣椒酱	100	36	0.1	2.8	3.2	2.6	117	30	3.8	790	—	0.01	0.09	1.1	—	71.2
	精盐	100	0	0.0	0	0.0	0	22	—	1.0	—	—	—	—	—	—	0.1
	味精	100	268	40.1	0.2	26.5	—	100	4	1.2	—	—	0.08	—	0.3	—	0.2
	植物油	100	899	—	99.9	—	—	—	—	—	—	—	—	—	—	—	0.1

附录 B　中国居民膳食营养素参考摄入量表

附表 B-1　中国居民膳食能量需要量(EER)

人群	能量/(MJ/d)						能量/(kcal/d)					
	身体活动水平（轻）		身体活动水平（中）		身体活动水平（重）		身体活动水平（轻）		身体活动水平（中）		身体活动水平（重）	
	男	女	男	女	男	女	男	女	男	女	男	女
0 岁～	—ª	—	0.38 MJ /(kg·d)	0.38 MJ /(kg·d)					90 kcal /(kg·d)	90 kcal /(kg·d)		
0.5 岁～	—	—	0.33 MJ /(kg·d)	0.33 MJ /(kg·d)					80 kcal /(kg·d)	80 kcal /(kg·d)		
1 岁～	—	—	3.77	3.35	—	—	—	—	900	800	—	—
2 岁～	—	—	4.60	4.18	—	—	—	—	1100	1000	—	—
3 岁～	—	—	5.23	5.02	—	—	—	—	1250	1200	—	—
4 岁～	—	—	5.44	5.23	—	—	—	—	1300	1250	—	—
5 岁～	—	—	5.86	5.44	—	—	—	—	1400	1250	—	—
6 岁～	5.86	5.23	6.69	6.07	7.53	6.90	1400	1250	1600	1450	1800	1650
7 岁～	6.28	5.65	7.11	6.49	7.95	7.32	1500	1350	1700	1550	1900	1750
8 岁～	6.90	6.07	7.74	7.11	8.79	7.95	1650	1450	1850	1700	2100	1900
9 岁～	7.32	6.49	8.37	7.53	9.41	8.37	1750	1550	2000	1800	2250	2000
10 岁～	7.53	6.90	8.58	7.95	9.62	9.00	1800	1650	2050	1900	2300	2150
11 岁～	8.58	7.53	9.83	8.58	10.88	9.62	2050	1800	2350	2050	2600	2300
14 岁～	10.46	8.37	11.92	9.62	13.39	10.67	2500	2000	2850	2300	3200	2550
18 岁～	9.41	7.53	10.88	8.79	12.55	10.04	2250	1800	2600	2100	3000	2400
50 岁～	8.79	7.32	10.25	8.58	11.72	9.83	2100	1750	2450	2050	2800	2350
65 岁～	8.58	7.11	9.83	8.16	—	—	2050	1700	2350	1950	—	—
80 岁～	7.95	6.28	9.20	7.32	—	—	1900	1500	2200	1750	—	—
孕妇(早)	—	+0	—	+0ᵇ	—	+0	—	+0	—	+0	—	+0
孕妇(中)	—	+1.26	—	+1.26	—	+1.26	—	+300	—	+300	—	+300
孕妇(晚)	—	+1.88	—	+1.88	—	+1.88	—	+450	—	+450	—	+450
乳母	—	+2.09	—	+2.09	—	+2.09	—	+500	—	+500	—	+500

注：ª　未制定参考值用"—"表示；

ᵇ　"+"表示在同龄人群参考值基础上额外增加量

附表 B-2　中国居民膳食蛋白质参考摄入量(DRIs)

人群	EAR/(g/d)		RNI/(g/d)	
	男	女	男	女
0 岁～	—ª	—	9(AI)	9(AI)
0.5 岁～	15	15	20	20
1 岁～	20	20	25	25

人群	EAR/(g/d)		RNI/(g/d)	
	男	女	男	女
2 岁～	20	20	25	25
3 岁～	25	25	30	30
4 岁～	25	25	30	30
5 岁～	25	25	30	30
6 岁～	25	25	35	35
7 岁～	30	30	40	40
8 岁～	30	30	40	40
9 岁～	40	40	45	45
10 岁～	40	40	50	50
11 岁～	50	45	60	55
14 岁～	60	50	75	60
18 岁～	60	50	65	55
50 岁～	60	50	65	55
65 岁～	60	50	65	55
80 岁～	60	50	65	55
孕妇(早)	—	+0[b]	—	+0
孕妇(中)	—	+10	—	+10
孕妇(晚)	—	+25	—	+25
乳母	—	+20	—	+20

注：[a] 未制定参考值用"—"表示；

[b] "+"表示在同龄人群参考值基础上额外增加量

附表 B-3　中国居民膳食碳水化合物、脂肪酸参考摄入量（DRIs）

人群	总碳水化合物/(g/d)		亚油酸/(%E[b])	α-亚麻酸/(%E)	EAP+DHA/(g/d)
	EAR	AI	AI	AI	AI
0 岁～	60(AI)		7.3(0.15g[c])	0.87	0.1[d]
0.5 岁～	85(AI)		6	0.66	0.1[d]
1 岁～	120		4	0.6	0.1[d]
4 岁～	120		4	0.6	—
7 岁～	120		4	0.6	—
11 岁～	150		4	0.6	—
14 岁～	150		4	0.6	—
18 岁～	120		4	0.6	—
50 岁～	120		4	0.6	—
65 岁～	—[a]		4	0.6	—
80 岁～	—		4	0.6	—

人群	总碳水化合物/(g/d)	亚油酸/(%Eb)	α-亚麻酸/(%E)	EAP+DHA/(g/d)
	EAR	AI	AI	AI
孕妇(早)	130	4	0.6	0.25(0.20d)
孕妇(中)	130	4	0.6	0.25(0.20d)
孕妇(晚)	130	4	0.6	0.25(0.20d)
乳母	160	4	0.6	0.25(0.20d)

注:a 未制定参考值用"—"表示;

b %E 为占能量的百分比;

c 为花生四烯酸;

d DHA;

我国 2 岁以上儿童及成人膳食中来源于食品工业加工生产的反式脂肪酸的 UL 为<1%E

附表 B-4 中国居民膳食常量元素参考摄入量(DRIs)

人群	钙 /(mg/d)			磷 /(mg/d)			钾 /(mg/d)		钠 /(mg/d)		镁 /(mg/d)		氯 /(mg/d)
	EAR	RNI	UL	EAR	RNI	ULc	AI	PI	AI	PI	EAR	RNI	AI
0 岁～	—a	200 (AI)	1000	—	100 (AI)	—	350	—	170	—	—	20 (AI)	200
0.5 岁～	—	250 (AI)	1500	—	180 (AI)	—	550	—	350	—	—	65 (AI)	550
1 岁～	500	600	1500	250	300	—	900	—	700	—	110	140	1100
4 岁～	650	800	2000	290	350	—	1200	2100	900	1200	130	160	1400
7 岁～	800	1000	2000	400	470	—	1500	2800	1200	1500	180	220	1900
11 岁～	1000	1200	2000	540	640	—	1900	3400	1400	1900	250	300	2200
14 岁～	800	1000	2000	590	710	—	2200	3900	1600	2200	270	320	2500
18 岁～	650	800	2000	600	720	3500	2000	3600	1500	2000	280	330	2300
50 岁～	800	1000	2000	600	720	3500	2000	3600	1400	1900	280	330	2200
65 岁～	800	1000	2000	590	700	3000	2000	3600	1400	1800	270	320	2200
80 岁～	800	1000	2000	560	670	3000	2000	3600	1300	1700	260	310	2000
孕妇(早)	+0b	+0	2000	+0	+0	3500	+0	3600	+0	2000	+30	+40	+0
孕妇(中)	+160	+200	2000	+0	+0	3500	+0	3600	+0	2000	+30	+40	+0
孕妇(晚)	+160	+200	2000	+0	+0	3500	+0	3600	+0	2000	+30	+40	+0
乳母	+160	+200	2000	+0	+0	3500	+400	3600	+0	2000	+0	+0	+0

注:a 未制定参考值者用"—"表示;

b "+"表示在同龄人群参考值基础上额外增加量;

c 有些营养素未制定可耐受最高摄入量,主要是因为研究资料不充分,并不表示过量摄入没有健康风险

附表 B-5　中国居民膳食微量元素参考摄入量（DRIs）

人群	铁/(mg/d) EAR 男	EAR 女	RNI 男	RNI 女	UL[c]	碘/(μg/d) EAR	RNI	UL	锌/(mg/d) EAR 男	EAR 女	RNI 男	RNI 女	UL	硒/(μg/d) EAR	RNI	UL	铜/(mg/d) EAR	RNI	UL	氟/(mg/d) AI	UL	铬/(μg/d) AI	锰/(mg/d) AI	UL	钼/(μg/d) EAR	RNI	UL
0岁~	—[a]	—	0.3	(AI)	—	—	85(AI)	—	—	—	2.0	(AI)	—	—	15(AI)	55	—	0.3(AI)	—	0.01	—	0.2	0.01	—	—	2(AI)	—
0.5岁~	7	7	10	10	—	—	115(AI)	—	2.8	2.8	3.5	3.5	—	—	20(AI)	80	—	0.3(AI)	—	0.23	—	4	0.7	—	—	15(AI)	—
1岁~	6	6	9	9	25	65	90	—	3.2	3.2	4	4	8	20	25	100	0.25	0.3	2	0.6	0.8	15	1.5	—	35	40	200
4岁~	7	7	10	10	30	65	90	200	4.6	4.6	5.5	5.5	12	25	30	150	0.30	0.4	3	0.7	1.1	20	2.0	3.5	40	50	300
7岁~	10	10	13	13	35	65	90	300	5.9	5.9	7	7	19	35	40	200	0.40	0.5	4	1.0	1.7	25	3.0	5.0	55	65	450
11岁~	11	14	15	18	40	75	110	400	8.2	7.6	10	9	28	45	55	300	0.55	0.7	6	1.3	2.5	30	4.0	8.0	75	90	650
14岁~	12	14	16	18	40	85	120	500	9.7	6.9	11.5	8.5	35	50	60	350	0.60	0.8	7	1.5	3.1	35	4.5	10	85	100	800
18岁~	9	15	12	20	42	85	120	600	10.4	6.1	12.5	7.5	40	50	60	400	0.60	0.8	8	1.5	3.5	30	4.5	11	85	100	900
50岁~	9	9	12	12	42	85	120	600	10.4	6.1	12.5	7.5	40	50	60	400	0.60	0.8	8	1.5	3.5	30	4.5	11	85	100	900
65岁~	9	9	12	12	42	85	120	600	10.4	6.1	12.5	7.5	40	50	60	400	0.60	0.8	8	1.5	3.5	30	4.5	11	85	100	900
80岁~	9	9	12	12	42	85	120	600	10.4	6.1	12.5	7.5	40	50	60	400	0.60	0.8	8	1.5	3.5	30	4.5	11	85	100	900
孕妇（早）	—	+0[b]	—	0	42	+75	+110	600	—	+1.7	—	+2.0	40	+4	+5	400	+0.10	+0.1	8	+0	3.5	+1.0	+0.4	11	+7	+10	900
孕妇（中）	—	+4	—	4	42	+75	+110	600	—	+1.7	—	+2.0	40	+4	+5	400	+0.10	+0.1	8	+0	3.5	+4.0	+0.4	11	+7	+10	900
孕妇（晚）	—	+7	—	9	42	+75	+110	600	—	+1.7	—	+2.0	40	+4	+5	400	+0.10	+0.1	8	+0	3.5	+6.0	+0.4	11	+7	+10	900
乳母	—	+3	—	4	42	+85	+120	600	—	+3.8	—	+4.5	40	+15	+18	400	+0.50	+0.6	8	+0	3.5	+7.0	+0.3	11	+3	+3	900

注：a　未制定参考值者用"—"表示；
b　"+"表示在同龄人群参考值基础上额外增加量；
c　有些营养素未制定可耐受最高摄入量，主要是因为研究资料不充分，并不表示过量摄入没有健康风险

附表 B-6　中国居民膳食脂溶性维生素参考摄入量（DRIs）

| 人群 | 维生素A /(μg RAE/d)ᶜ | | | | | 维生素D /(μg/d) | | | 维生素E /(mgα-TE/d)ᵈ | | 维生素K /(μg/d) |
	EAR 男	EAR 女	RNI 男	RNI 女	UL	EAR	RNI	UL	AI	ULᵉ	AI
0 岁~	—ᵃ	—	300(AI)	—	600	20	10(AI)	—	3	—	2
0.5 岁~	—	—	350(AI)	—	600	20	10(AI)	—	4	—	10
1 岁~	220	310	700	8	10	20	6	150	6	150	30
4 岁~	260	360	900	8	10	30	7	200	7	200	40
7 岁~	360	500	1500	8	10	45	9	350	9	350	50
11 岁~	480	450	670	630	2100	8	10	50	13	500	70
14 岁~	590	450	820	630	2700	8	10	50	14	600	75
18 岁~	560	480	800	700	3000	8	10	50	14	700	80
50 岁~	560	480	800	700	3000	8	10	50	14	700	80
65 岁~	560	480	800	700	3000	8	15	50	14	700	80
80 岁~	560	480	800	700	3000	8	15	50	14	700	80
孕妇（早）	—	+0ᵇ	—	+0	3000	+0	+0	50	+0	700	+0
孕妇（中）	—	+50	—	+70	3000	+0	+0	50	+0	700	+0
孕妇（晚）	—	+50	—	+70	3000	+0	+0	50	+0	700	+0
乳母	—	+400	—	+600	3000	+0	+0	50	+3	700	+5

注：ᵃ 未制定参考值者用"—"表示；

b "+"表示在同龄人群参考值基础上额外增加量；

c 视黄醇当量活性(RAE，μg)＝膳食或补充剂纯品全反式视黄醇(μg)＋1/2补充剂纯品全反式β-胡萝卜素(μg)＋1/12膳食全反式β-胡萝卜素(μg)＋1/24其他膳食膳食维生素A原类胡萝卜素(μg)；

d 生育酚当量(α-TE，mg)，膳食中总α-TE当量(mg)＝1×α-生育酚(mg)＋0.1×γ-生育酚(mg)＋0.02×δ-生育酚(mg)＋0.3×α-三烯生育酚(mg)；

e α-生育酚当量(α-TE，mg)，膳食中总α-TE当量(mg)＝1×α-生育酚(mg)＋0.5×β-生育酚(mg)＋0.1×γ-生育酚(mg)＋0.02×δ-生育酚(mg)＋0.3×α-三烯生育酚(mg)；

有些营养素未制定可耐受最高摄入量，主要是因为研究资料不充分，并不表示过量摄入没有健康风险

附表 B-7　中国居民膳食水溶性维生素参考摄入量（DRIs）

人群	维生素B₁ EAR 男	维生素B₁ EAR 女	维生素B₁ RNI 男	维生素B₁ RNI 女	维生素B₂ EAR 男	维生素B₂ EAR 女	维生素B₂ RNI 男	维生素B₂ RNI 女	维生素B₆ EAR	维生素B₆ RNI	维生素B₆ UL[f]	维生素B₁₂ EAR	维生素B₁₂ RNI	泛酸 AI	叶酸 EAR	叶酸 RNI	叶酸 UL[d]	烟酸 EAR 男	烟酸 EAR 女	烟酸 RNI 男	烟酸 RNI 女	烟酸 UL	烟酰胺 UL	胆碱 AI 男	胆碱 AI 女	胆碱 UL	生物素 AI	维生素C EAR	维生素C RNI	维生素C PI	维生素C UL
（单位） /(mg/d)					/(mg/d)				/(mg/d)			/(μg/d)		/(mg/d)	/(μgDFE/d)[c]			/(mgNE/d)[e]					/(mg/d)	/(mg/d)		/(mg/d)	/(μg/d)	/(mg/d)			
0岁~	—[a]		0.1(AI)		—		0.4(AI)		—	0.2(AI)	—	—	0.3(AI)	1.7	—	65(AI)	—	—	—	2(AI)		—	—	120		—	5	—	40(AI)	—	400
0.5岁~	—		0.3(AI)		—		0.5(AI)		—	0.4(AI)	—	—	0.6(AI)	1.9	—	100(AI)	—	—	—	3(AI)		—	—	150		—	9	—	40(AI)	—	600
1岁~	0.5		0.6	0.6	0.5		0.6		0.5	0.6	20	0.8	1.0	2.1	130	160	300	5	5	6	6	10	100	200		1000	17	35	40	—	1000
4岁~	0.6		0.8	0.8	0.6		0.7		0.6	0.7	25	1.0	1.2	2.5	150	190	400	7	6	8	8	15	130	250		1000	20	40	50	—	1400
7岁~	0.8		1.0	1.0	0.8		1.0		0.8	1.0	35	1.3	1.6	3.5	210	250	600	9	8	11	10	20	180	300		1500	25	55	65	—	1800
11岁~	1.1	1.0	1.3	1.1	1.1	0.9	1.3	1.1	1.1	1.3	45	1.8	2.1	4.5	290	350	800	11	10	14	12	25	240	400		2000	35	75	90	—	2000
14岁~	1.3	1.1	1.6	1.3	1.3	1.0	1.5	1.2	1.2	1.4	55	2.0	2.4	5.0	320	400	900	14	11	16	13	30	280	500	400	2500	40	85	100	—	2000
18岁~	1.2	1.0	1.4	1.2	1.2	1.0	1.4	1.2	1.2	1.4	60	2.0	2.4	5.0	320	400	1000	12	10	15	12	35	310	500	400	3000	40	85	100	200	2000
50岁~	1.2	1.0	1.4	1.2	1.2	1.0	1.4	1.2	1.3	1.6	60	2.0	2.4	5.0	320	400	1000	12	10	14	12	35	310	500	400	3000	40	85	100	200	2000
65岁~	1.2	1.0	1.4	1.2	1.2	1.0	1.4	1.2	1.3	1.6	60	2.0	2.4	5.0	320	400	1000	11	9	14	11	35	300	500	400	3000	40	85	100	200	2000
80岁~	1.2	1.0	1.4	1.2	1.2	1.0	1.4	1.2	1.3	1.6	60	2.0	2.4	5.0	320	400	1000	11	8	13	10	30	280	500	400	3000	40	85	100	200	2000
孕妇（早）	+0[b]		+0		+0		+0		+0.7	+0.8	60	+0.4	+0.5	+1.0	+200	+200	1000	+0		+0		35	310	+20		3000	+0	+0	+0	+200	2000

续表

人群	维生素 B₁ /(mg/d) EAR 男	EAR 女	RNI 男	RNI 女	维生素 B₂ /(mg/d) EAR 男	EAR 女	RNI 男	RNI 女	维生素 B₆ /(mg/d) EAR	RNI	UL^f	维生素 B₁₂ /(µg/d) EAR	RNI	泛酸 /(mg/d) AI	叶酸 /(µgDFE/d)^c EAR	RNI	UL^d	烟酸 /(mgNE/d)^e EAR 男	EAR 女	RNI 男	RNI 女	UL	烟酰胺 /(mg/d) UL	胆碱 /(mg/d) AI 男	AI 女	UL	生物素 /(µg/d) AI	维生素 C /(mg/d) EAR	RNI	PI	UL
孕妇(中)	—	+0.1	—	+0.2	—	+0.1	—	+0.2	+0.7	+0.8	60	+0.4	+0.5	+1.0	+200	+200	1000	—	+0	—	+0	35	310	—	+20	3000	+0	+10	+15	200	2000
孕妇(晚)	—	+0.2	—	+0.3	—	+0.2	—	+0.3	+0.7	+0.8	60	+0.4	+0.5	+1.0	+200	+200	1000	—	+0	—	+0	35	310	—	+20	3000	+0	+10	+15	200	2000
乳母	—	+0.2	—	+0.3	—	+0.2	—	+0.3	+0.2	+0.3	60	+0.6	+0.8	+2.0	+130	+150	1000	—	+2	—	+3	35	310	—	+120	3000	+10	+40	+50	200	2000

注:
a 未制定参考值者用"—"表示;
b "+"表示在同龄人群参考值基础上额外增加量;
c 膳食叶酸当量(DFE,µg)=天然食物来源叶酸(µg)+1.7×合成叶酸(µg);
d 指合成叶酸摄入量上限,不包括天然食物来源的叶酸量。
e 烟酸当量(NE,mg)=烟酸(mg)+1/60色氨酸
有些营养素未制定可耐受最高摄入量,主要是因为研究资料不充分,并不表示过量摄入没有健康风险

主要参考文献

[1] 张爱珍.临床营养学[M].3版.北京：人民卫生出版社,2013.

[2] 王英霁,孙雪萍.临床营养学[M].北京：中国科学技术出版社,2014.

[3] 辛崇萍,索虹蔚,张志明.临床营养学[M].长春：吉林科学技术出版社,2014.

[4] 吕薇,郝西燕.女性必备营养学常识与健康指导[M].西安：西安电子科技大学出版社,2013.

[5] 中国营养学会.中国居民膳食指南（2016）[M].北京：人民卫生出版社,2016.

[6] 焦广宇,蒋卓勤.临床营养学[M].3版.北京：人民卫生出版社,2010.

[7] 全国卫生专业技术资格考试专家委员会.营养学[M].北京：人民卫生出版社,2012.

[8] 中国营养学会.中国老年人膳食指南[M].济南：山东美术出版社,2010.

[9] 李铎.食品营养学[M].北京：化学工业出版社,2011.

[10] 张爱珍.营养失衡性疾病的护理与康复[M].北京：人民卫生出版社,2011.

[11] 张晔,左小霞.张晔解读《中国居民膳食指南》[M].青岛：青岛出版社,2012.

[12] 中国科学技术协会,中国营养学会.2014—2015营养学学科发展报告[M].北京：中国科学技术出版社,2016.

[13] 《青春期健康》杂志社.生活与健康[M].北京：中国人口出版社,2017.

[14] 凌强.食品营养与卫生安全[M].3版.北京：旅游教育出版社,2012.

[15] 晏志勇,乌建平.预防医学[M].北京：北京出版社,2015.

[16] 葛可佑.中国营养师培训教材[M].北京：人民卫生出版社,2013.

[17] 何顺斌.人体健康新论[M].北京：中国书籍出版社,2014.

[18] 刘志皋.食品营养学[M].2版.北京：中国轻工业出版社,2011.

[19] 中国营养学会,王友发,孙明晓,杨月欣.中国肥胖预防和控制蓝皮书[M].北京：北京大学医学出版社,2019.

[20] 林杰,闫瑞霞.营养与膳食[M].北京：人民卫生出版社,2016.

[21] 孙长颢,凌文华,黄国伟.营养与食品卫生学[M].8版.北京：人民卫生出版社,2017.

[22] 周芸.临床营养学[M].4版.北京：人民卫生出版社,2017.

[23] 中国营养学会.中国居民膳食营养素参考摄入量（2013版）[M].北京：科学出版社,2014.

[24] 战则凤,宾映初.营养与膳食[M].北京：人民卫生出版社,2016.

[25] 景兴科,晏志勇.预防医学[M].武汉：华中科技大学出版社,2014.